彩　图

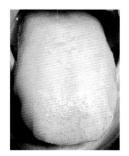

彩图 1-1-1

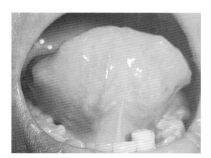

彩图 1-1-2

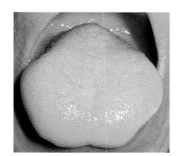

彩图 2-1-1

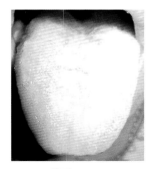

彩图 2-1-2

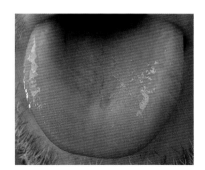

彩图 2-1-3

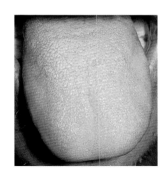

彩图 2-1-4

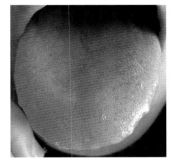

彩图 2-1-5

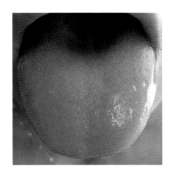

彩图 2-1-6

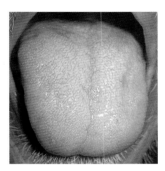

彩图 2-1-7

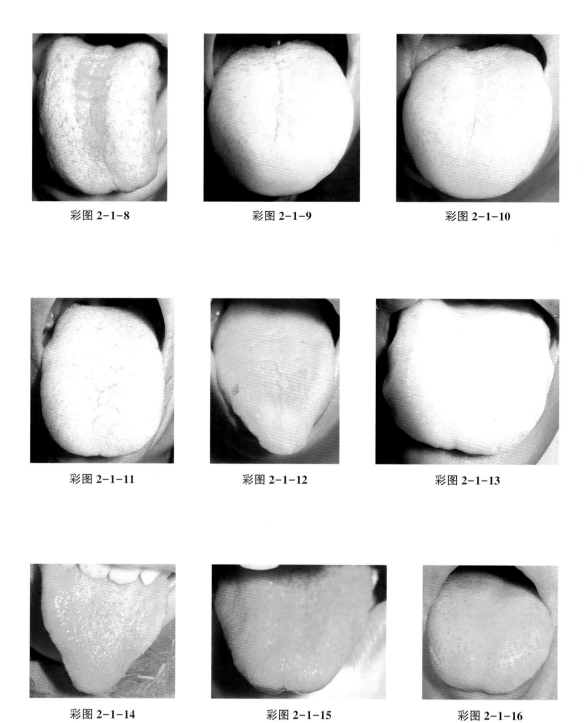

彩图 2-1-8　　　　　　　　彩图 2-1-9　　　　　　　　彩图 2-1-10

彩图 2-1-11　　　　　　　　彩图 2-1-12　　　　　　　　彩图 2-1-13

彩图 2-1-14　　　　　　　　彩图 2-1-15　　　　　　　　彩图 2-1-16

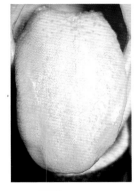
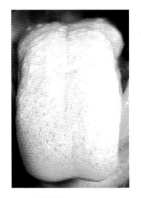
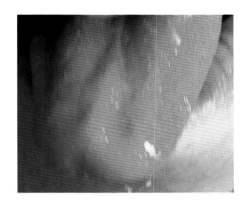

彩图 2-1-17　　　　　　　彩图 2-1-18　　　　　　　彩图 2-1-19

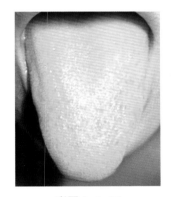
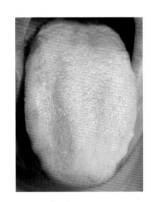
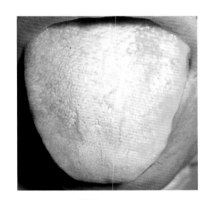

彩图 2-1-20　　　　　　　彩图 2-1-21　　　　　　　彩图 2-1-22

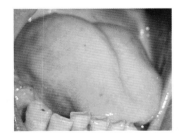
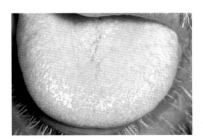
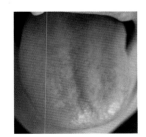

彩图 2-1-23　　　　　　　彩图 2-1-24　　　　　　　彩图 2-1-25

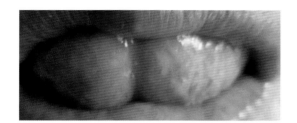

彩图 2-1-26

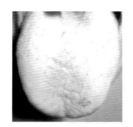

彩图 2-1-27

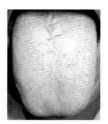

彩图 2-1-28

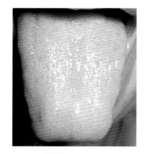

彩图 2-2-1

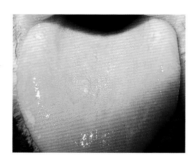

彩图 2-2-2

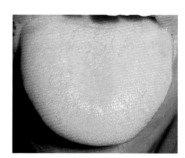

彩图 2-2-3

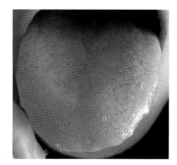

彩图 2-2-4

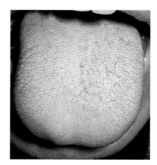

彩图 2-2-5

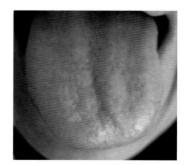

彩图 2-2-6

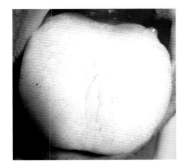

彩图 2-2-7

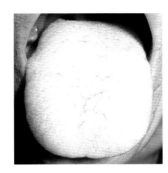

彩图 2-2-8

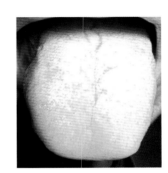

彩图 2-2-9

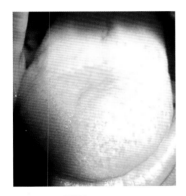

彩图 2-2-10

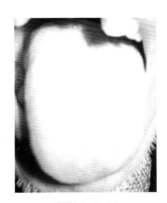

彩图 2-2-11

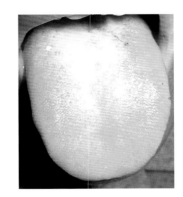

彩图 2-2-12

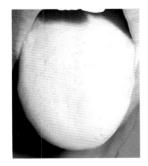

彩图 2-2-13

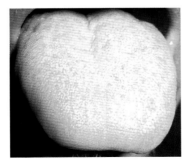

彩图 2-2-14

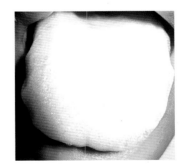

彩图 2-2-15

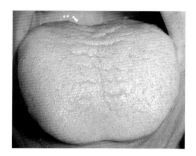

彩图 2-2-16

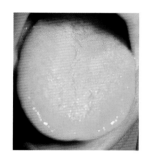

彩图 2-2-17

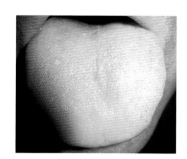

彩图 2-2-18

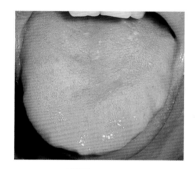

彩图 2-2-19

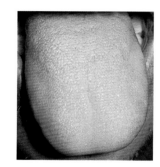

彩图 2-2-20

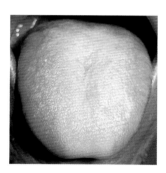

彩图 2-2-21

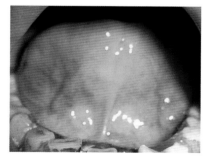

彩图 2-3-1

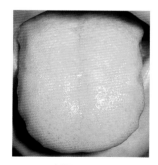

彩图 3-1-1

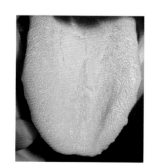

彩图 3-1-2

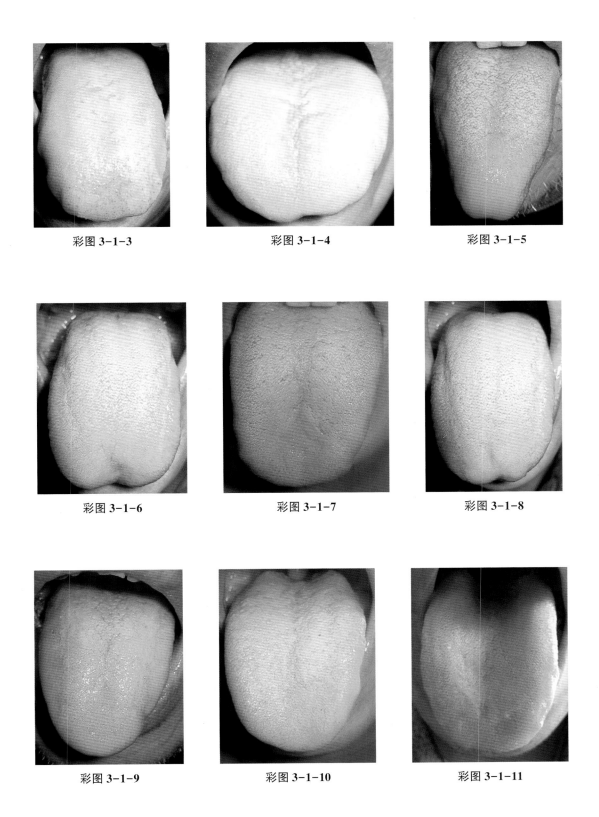

彩图 3-1-3   彩图 3-1-4   彩图 3-1-5

彩图 3-1-6   彩图 3-1-7   彩图 3-1-8

彩图 3-1-9   彩图 3-1-10   彩图 3-1-11

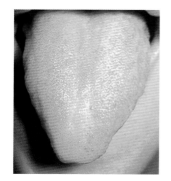

彩图 3-1-12

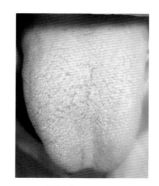

彩图 3-1-13

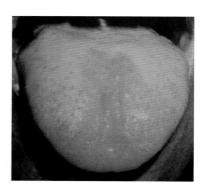

彩图 3-1-14

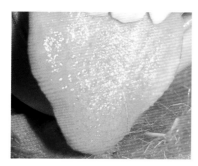

彩图 3-1-15

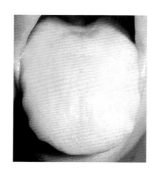

彩图 3-1-16

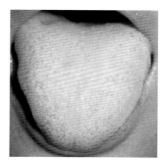

彩图 3-1-17

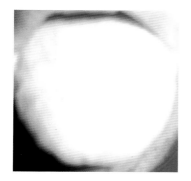

彩图 3-1-18

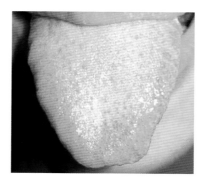

彩图 3-1-19

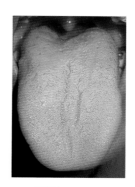

彩图 3-1-20

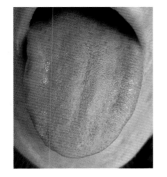

彩图 3-1-21

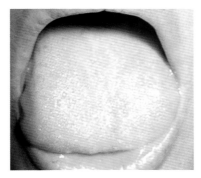

彩图 3-1-22

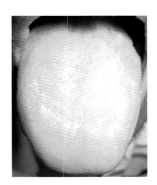

彩图 3-2-1

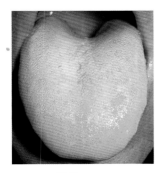

彩图 3-2-2

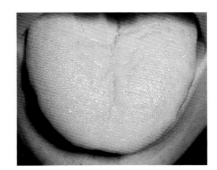

彩图 3-2-3

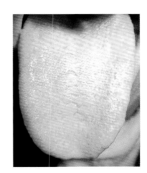

彩图 3-2-4

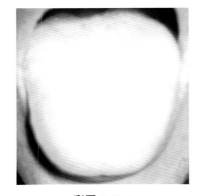

彩图 3-2-5

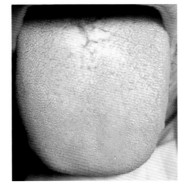

彩图 3-2-6

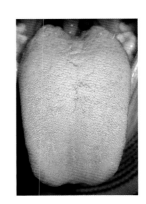

彩图 3-2-7

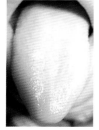 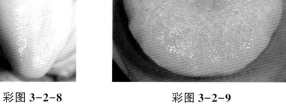 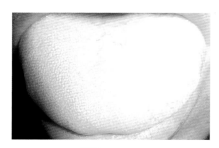

彩图 3-2-8　　　　　　　　彩图 3-2-9　　　　　　　　彩图 3-2-10

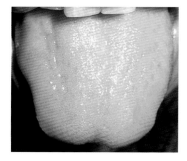 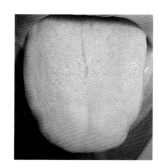 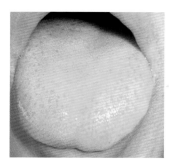

彩图 3-2-11　　　　　　　　彩图 3-2-12　　　　　　　　彩图 3-2-13

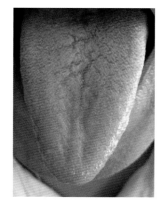 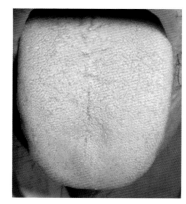 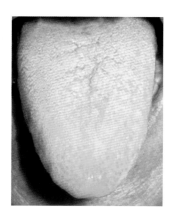

彩图 3-3-1　　　　　　　　彩图 3-3-2　　　　　　　　彩图 3-3-3

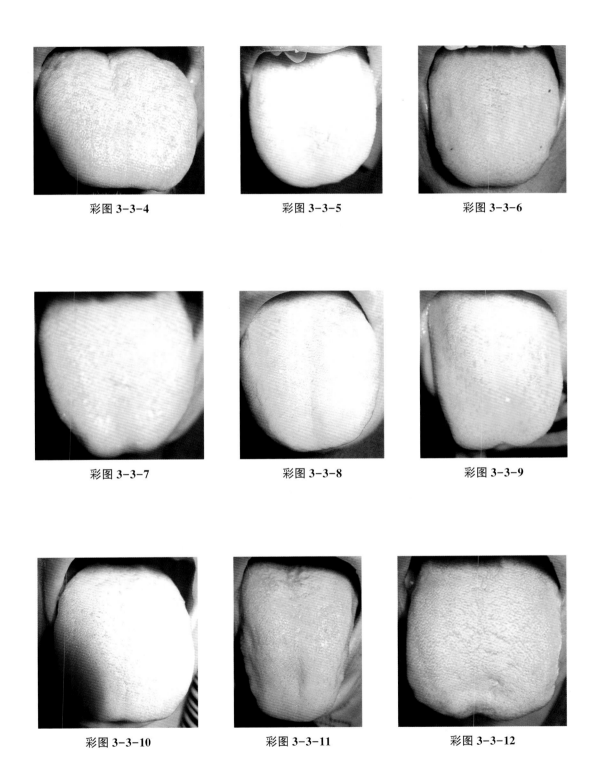

彩图 3-3-4

彩图 3-3-5

彩图 3-3-6

彩图 3-3-7

彩图 3-3-8

彩图 3-3-9

彩图 3-3-10

彩图 3-3-11

彩图 3-3-12

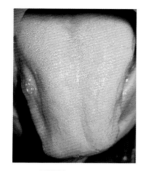
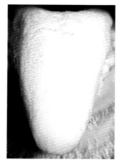
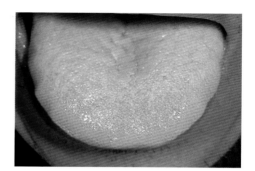

彩图 3-3-13　　　　　　　　彩图 3-3-14　　　　　　　　彩图 3-3-15

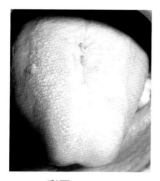
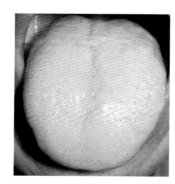
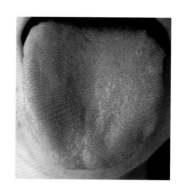

彩图 3-3-16　　　　　　　　彩图 3-3-17　　　　　　　　彩图 3-3-18

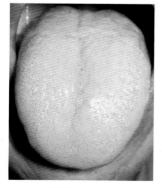
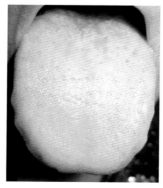
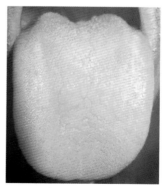

彩图 3-3-19　　　　　　　　彩图 3-3-20　　　　　　　　彩图 3-3-21

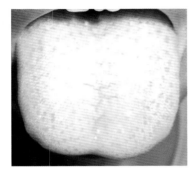

彩图 3-3-22

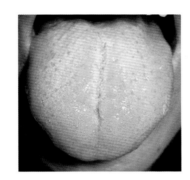

彩图 3-3-23

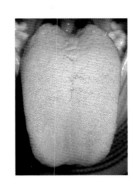

彩图 3-3-24

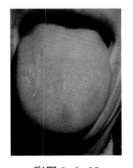

彩图 3-3-25

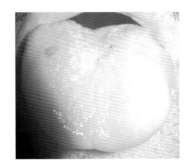

彩图 3-3-26

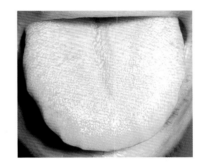

彩图 3-3-27

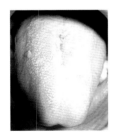

彩图 3-3-28

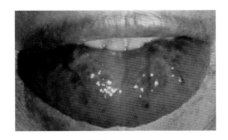

彩图 3-3-29

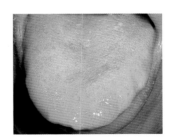

彩图 3-3-30

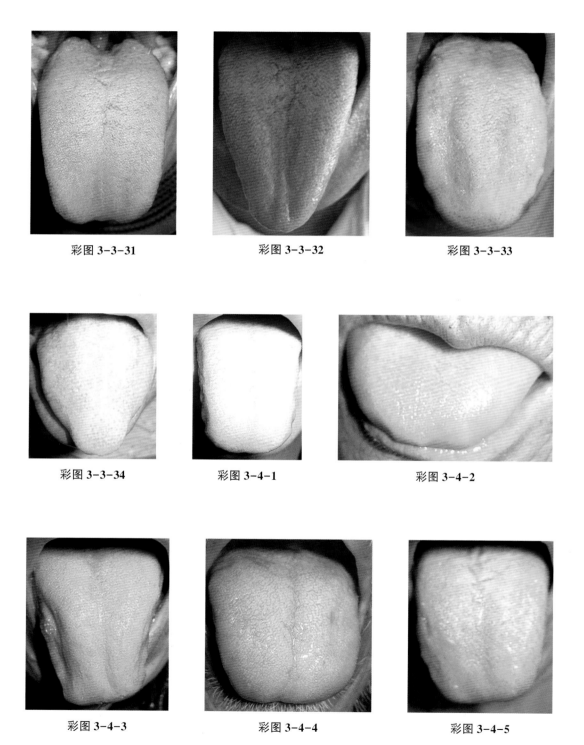

彩图 3-3-31

彩图 3-3-32

彩图 3-3-33

彩图 3-3-34

彩图 3-4-1

彩图 3-4-2

彩图 3-4-3

彩图 3-4-4

彩图 3-4-5

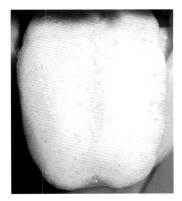

彩图 3-4-6

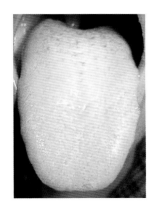

彩图 3-4-7

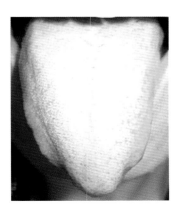

彩图 3-4-8

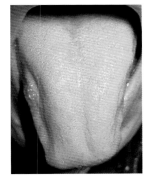

彩图 3-4-9

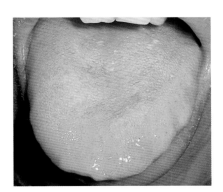

彩图 3-4-10

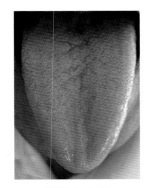

彩图 3-4-11

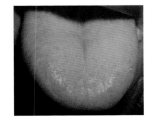

彩图 3-4-12

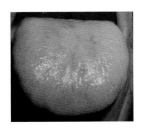

彩图 3-4-13

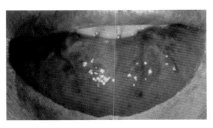

彩图 3-4-14

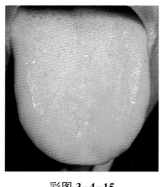

彩图 3-4-15

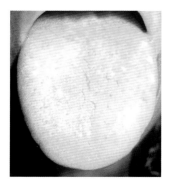

彩图 3-4-16

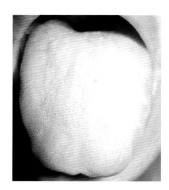

彩图 3-4-17

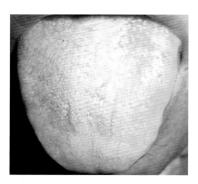

彩图 3-4-18

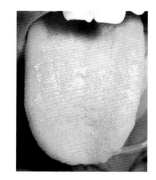

彩图 3-4-19

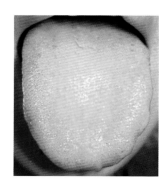

彩图 3-4-20

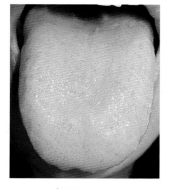

彩图 3-4-21

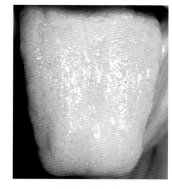

彩图 3-4-22

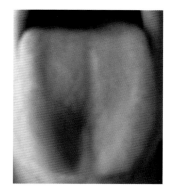

彩图 3-4-23

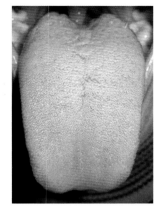

彩图 3-4-24

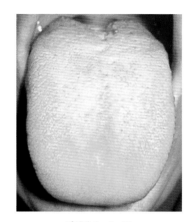

彩图 3-4-25

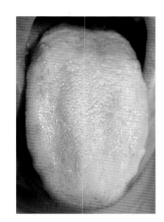

彩图 3-4-26

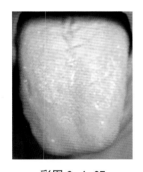

彩图 3-4-27

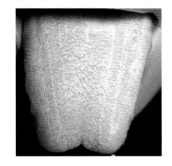

彩图 3-4-28

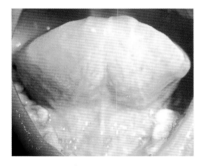

彩图 3-4-29

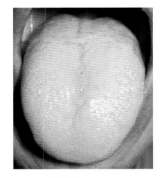

彩图 3-4-30

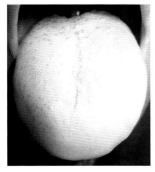

彩图 3-4-31

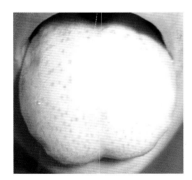

彩图 3-4-32

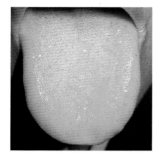

彩图 3-4-33

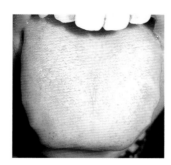

彩图 3-4-34

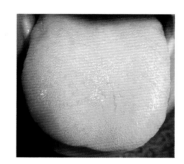

彩图 3-4-35

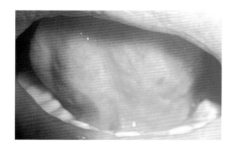

彩图 3-5-1

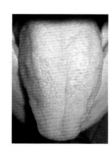

彩图 3-5-2

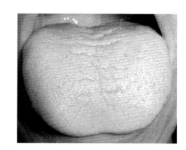

彩图 3-5-3

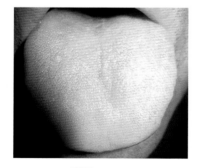

彩图 3-5-4

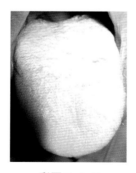

彩图 3-5-5

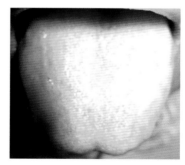

彩图 3-5-6

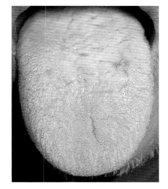

彩图 3-5-7

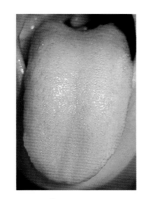

彩图 3-6-1

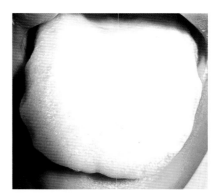

彩图 3-6-2

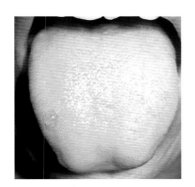

彩图 3-6-3

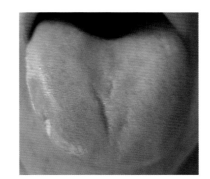

彩图 3-6-4

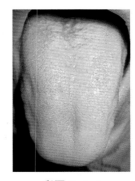

彩图 3-6-5

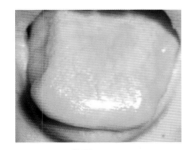

彩图 3-6-6

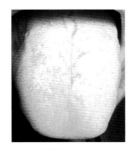

彩图 3-6-7

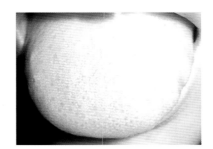

彩图 3-6-8

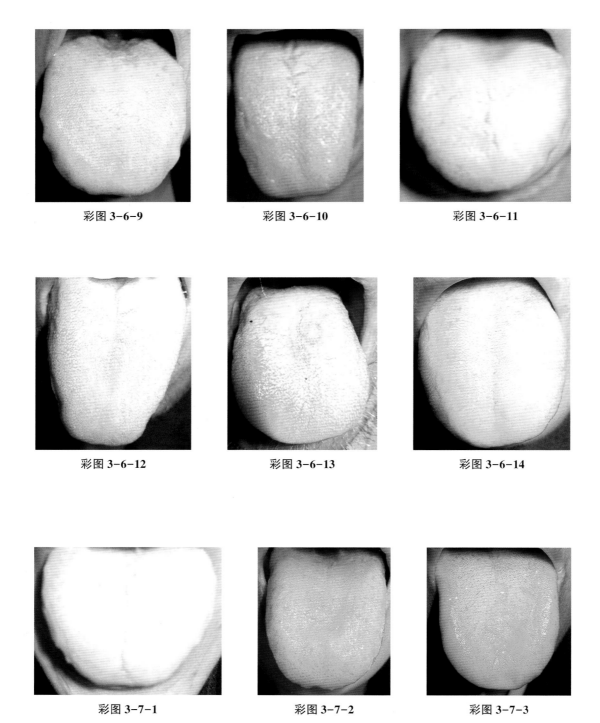

彩图 3-6-9　　　　　　　　彩图 3-6-10　　　　　　　　彩图 3-6-11

彩图 3-6-12　　　　　　　　彩图 3-6-13　　　　　　　　彩图 3-6-14

彩图 3-7-1　　　　　　　　彩图 3-7-2　　　　　　　　彩图 3-7-3

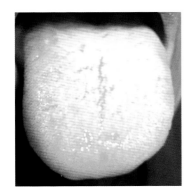

彩图 3-7-4

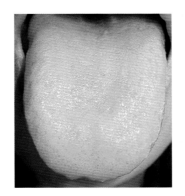

彩图 3-7-5

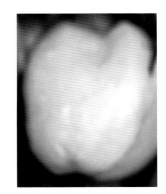

彩图 3-7-6

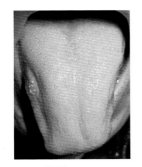

彩图 3-7-7

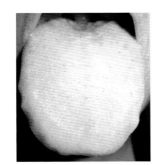

彩图 3-7-8

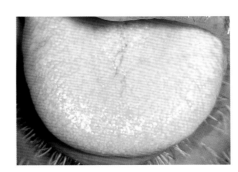

彩图 3-7-9

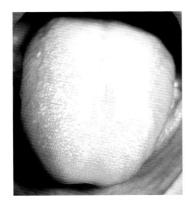

彩图 3-7-10

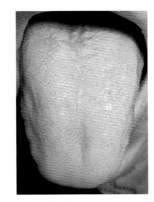

彩图 3-7-11

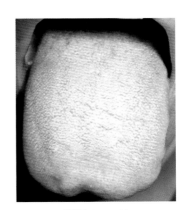

彩图 3-7-12

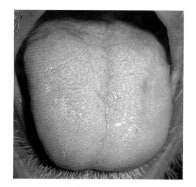

彩图 3-7-13

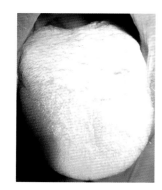

彩图 3-7-14

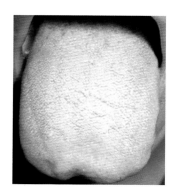

彩图 3-7-15

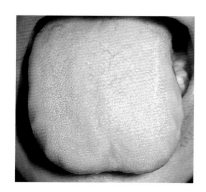

彩图 3-7-16

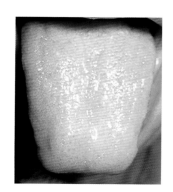

彩图 3-7-17

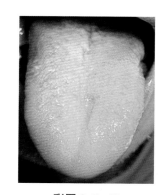

彩图 3-7-18

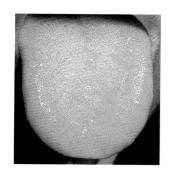

彩图 3-7-19

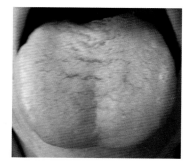

彩图 3-7-20

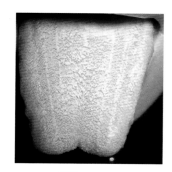

彩图 3-7-21

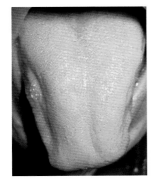

彩图 3-7-22

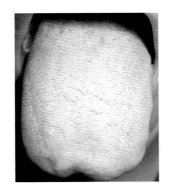

彩图 3-7-23

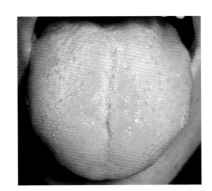

彩图 3-7-24

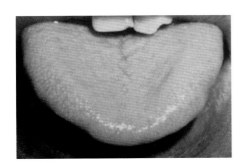

彩图 3-7-25

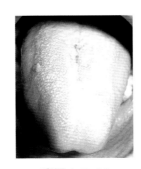

彩图 3-7-26

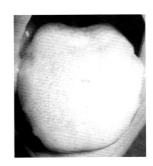

彩图 3-7-27

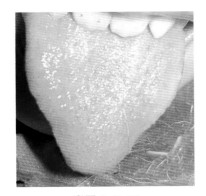

彩图 3-7-28

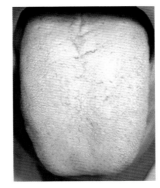

彩图 3-7-29

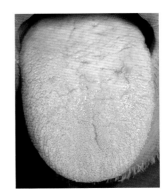

彩图 3-7-30

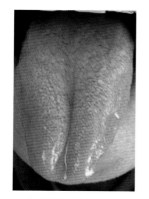

彩图 3-7-31

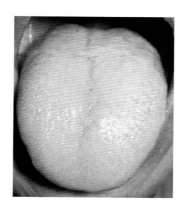

彩图 3-8-1

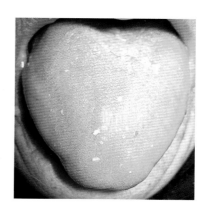

彩图 3-8-2

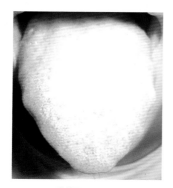

彩图 3-8-3

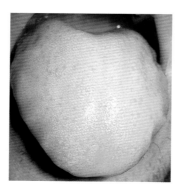

彩图 3-8-4

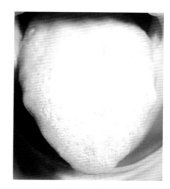

彩图 3-8-5

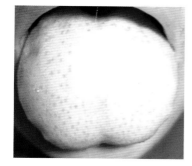

彩图 3-8-6

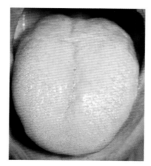

彩图 3-8-7

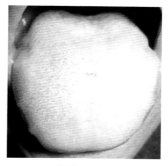

彩图 3-8-8

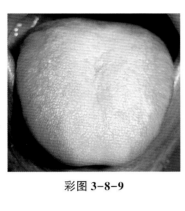

彩图 3-8-9

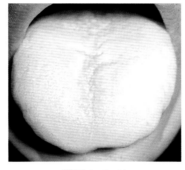

彩图 3-8-10

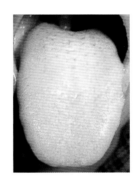

彩图 3-8-11

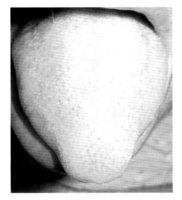

彩图 3-8-12

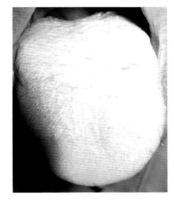

彩图 3-8-13

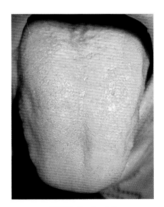

彩图 3-8-14

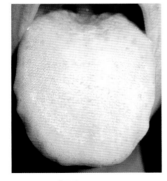

彩图 3-8-15

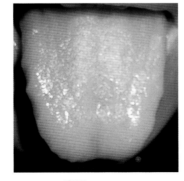

彩图 3-8-16

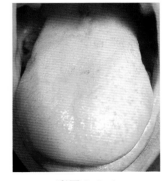

彩图 3-9-1

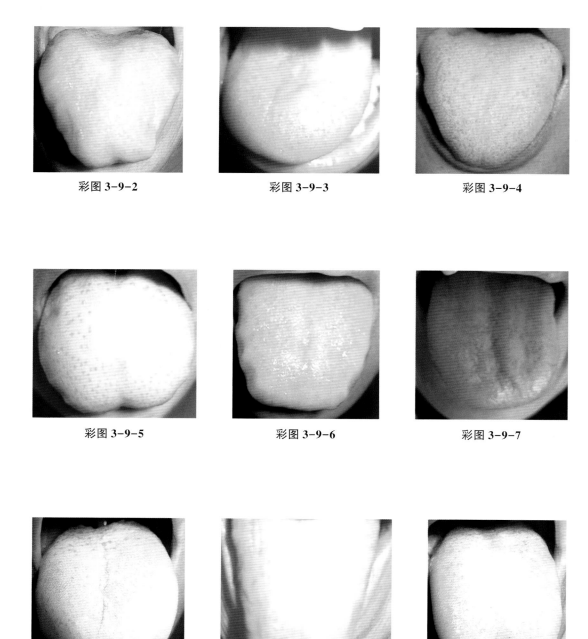

彩图 3-9-2　　　　　　　　　彩图 3-9-3　　　　　　　　　彩图 3-9-4

彩图 3-9-5　　　　　　　　　彩图 3-9-6　　　　　　　　　彩图 3-9-7

彩图 3-9-8　　　　　　　　　彩图 3-9-9　　　　　　　　　彩图 3-9-10

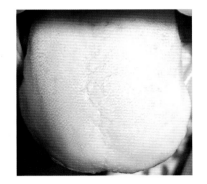

彩图 3-9-11

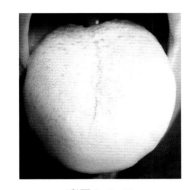

彩图 3-9-12

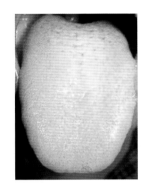

彩图 3-9-13

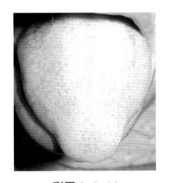

彩图 3-9-14

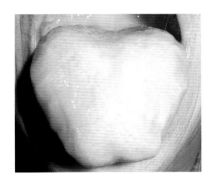

彩图 3-9-15

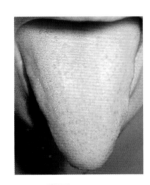

彩图 3-9-16

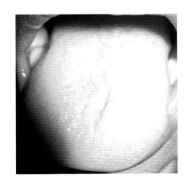

彩图 3-9-17

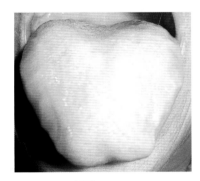

彩图 3-9-18

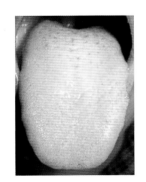

彩图 3-9-19

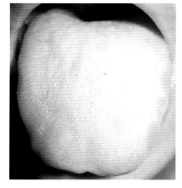

彩图 3-9-20

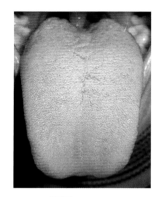

彩图 3-9-21

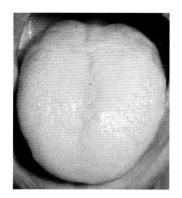

彩图 3-10-1

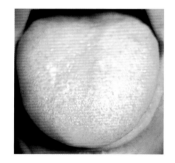

彩图 3-10-2

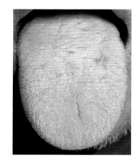

彩图 3-10-3

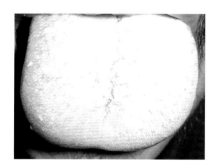

彩图 3-10-4

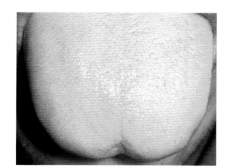

彩图 3-10-5

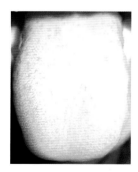

彩图 3-10-6

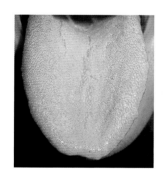

彩图 3-10-7

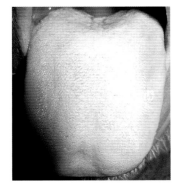

彩图 3-10-8

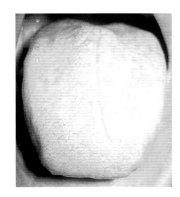

彩图 3-10-9

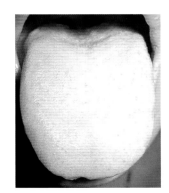

彩图 3-10-10

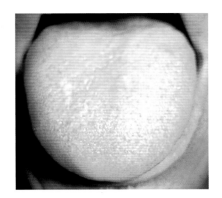

彩图 3-10-11

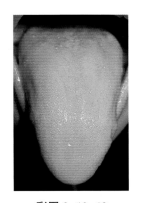

彩图 3-10-12

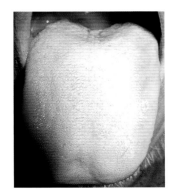

彩图 3-10-13

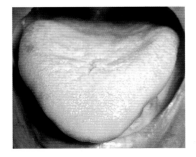

彩图 3-10-14

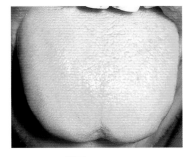

彩图 3-10-15

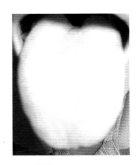

彩图 3-10-16

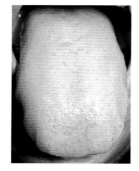

彩图 3-10-17

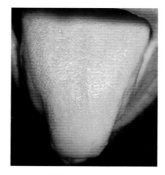

彩图 3-10-18

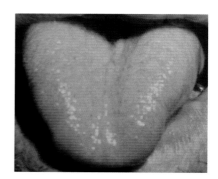

彩图 3-10-19

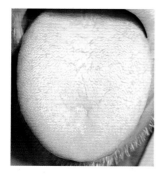

彩图 3-10-20

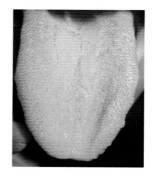

彩图 3-10-21

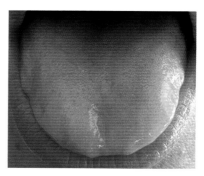

彩图 3-10-22

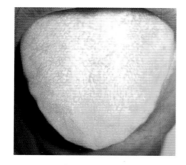

彩图 3-10-23

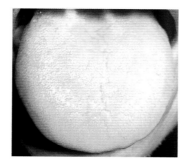

彩图 3-10-24

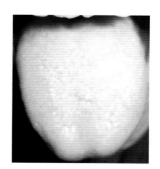

彩图 3-10-25

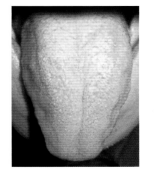

彩图 3-10-26

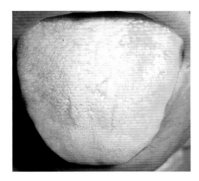

彩图 3-10-27

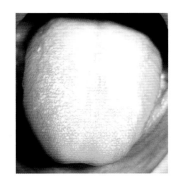

彩图 3-11-1

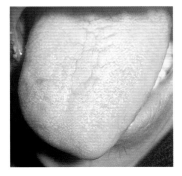

彩图 3-11-2

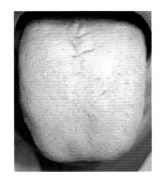

彩图 3-11-3

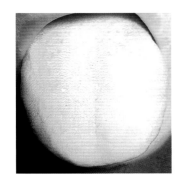

彩图 3-11-4

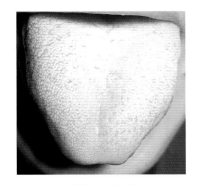

彩图 3-11-5

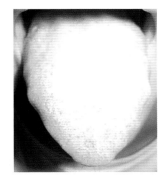

彩图 3-11-6

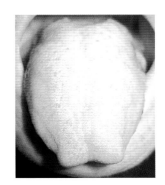

彩图 3-11-7

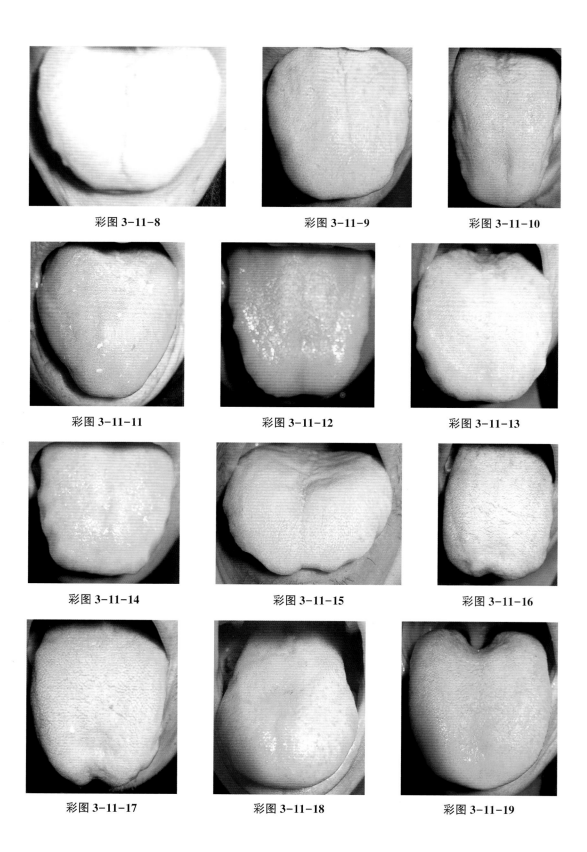

彩图 3-11-8　　　　　　彩图 3-11-9　　　　　　彩图 3-11-10

彩图 3-11-11　　　　　　彩图 3-11-12　　　　　　彩图 3-11-13

彩图 3-11-14　　　　　　彩图 3-11-15　　　　　　彩图 3-11-16

彩图 3-11-17　　　　　　彩图 3-11-18　　　　　　彩图 3-11-19

望舌诊疗全书

周幸来　主编

辽宁科学技术出版社

·沈　阳·

图书在版编目（CIP）数据

望舌诊疗全书/周幸来主编. —沈阳：辽宁科学技术
出版社，2022.8
ISBN 978-7-5591-1938-4

Ⅰ.①望… Ⅱ.①周… Ⅲ.①舌诊 Ⅳ.①R241.25

中国版本图书馆 CIP 数据核字（2020）第 258053 号

出版发行：辽宁科学技术出版社
　　　　　（地址：沈阳市和平区十一纬路 25 号　邮编：110003）
印　刷　者：辽宁新华印务有限公司
幅面尺寸：184 mm×260 mm
印　　张：13.5
插　　页：16
字　　数：350 千字
出版时间：2022 年 8 月第 1 版
印刷时间：2022 年 8 月第 1 次印刷
责任编辑：丁　一
封面设计：刘冰宇
版式设计：袁　舒
责任校对：黄跃成

书　　　号：ISBN 978-7-5591-1938-4
定　　　价：80.00 元

联系电话：024-23284363
邮购热线：024-23284502
http://www.lnkj.com.cn

主编简介

　　周幸来，浙江省江山市人，潜心研究医道 40 多年；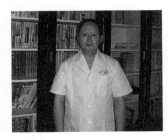
勤求古训，弘扬创新，自成体系。现为中华中医药学会
会员，中国民间中医药研究开发协会专家顾问委员会顾
问，浙江省江山市中医学会理事，浙江省江山市幸来特
色医学研究所所长、理事长。曾获国家科学技术进步奖 3 项、科技成果 1 项，
以及政府科研经费资助项目 2 项。2005 年 11 月，在全国基层优秀中医成才规律
及临证经验总结与推广工作中，被国家中医药管理局会同各级卫生主管部门审
评为"全国基层优秀中医"。擅长运用中医辨证论治及特色诊疗技术治疗疑难
顽症、杂症，每起沉疴，效验甚丰。其优秀成果先后被《江山市卫生志》《江
山市志（科学技术志）》《衢州市卫生志》《衢州市志》等志书收载。临证心
得颇多，先后编著了《中西医临床注射疗法》《常见疑难病中医特色疗法》《本
草临证体悟》《中国民间诊病奇术》《全息望诊图谱》《舌诊辨证图谱》《电针
疗法大全》等 61 部学术专著（包括挂图），总计 230 多万字、图片 1 万多幅，
并发表医学论文 30 多篇。

编委会

主编单位　浙江省江山市幸来特色医学研究所

主　　编　周幸来

副 主 编　姜水玉　周　举

编　　委　周　绩　毛晓燕　熊　凡　张汉彬

　　　　　姜衰芳　孙岩岩　周幸冬　周幸秋

　　　　　周幸娜　周幸图　周幸强　姜娟萍

　　　　　邵珍美　陈新宝　汪衍光　陈建明

　　　　　王新建　姜水芳　陈润成　汪澜骐

　　　　　周林娟　周闽娟　施雄辉　张太平

　　　　　陈新华　孙加水　孙向港　周仁杰

摄　　图　周幸来

前　言

　　舌象是反映机体内脏的一面"镜子"。通过观察舌象可以直接了解人体的健康状况，判断疾病的属性、证型以及病情的轻重、危急等，故古有"舌镜"之称。观察舌象是中医临证诊察疾病必不可少的一种诊断方法，称为舌诊，又称"辨舌"，是"四诊"之首"望诊"的主要内容之一。舌诊是中医辨证论治的重要组成部分，几千年来的医疗实践证明，舌诊是中医学最具特色的诊断方法之一，亦是临床辨证施治的重要依据，为历代医家所重视。

　　本书以作者在长期的临床诊疗实践中所积累的典型舌象资料为研究素材，从中精选各种病症的舌象代表图片，经汇总、整理、润色而撰成。全书内容既丰富又精要，其目的就是帮助读者以尽快的速度学习、领会、掌握舌诊辨证的技巧。第一章"望舌诊病基础知识"，以简洁的文字概述舌的形态、结构，舌诊原理，舌诊的临证意义，以及运用方法。第二章"望舌诊病图解"，分舌质、舌苔、舌脉、舌纹、舌觉 5 个方面来进行较为详细的叙述。第三章"望舌诊病与治疗各论"，为本书的重点内容，按人体系统分节，以具体西医病名为题名，每病必先简述其基本概念，其后介绍望舌诊疗的详细内容，尤其是舌纹辨证诊病，历来研究者不多，相关的彩色图片更不多见，这是该书的重点内容。

　　书中舌象图片清晰，内容丰富多彩，既是学习舌诊的好帮手，又为舌诊研究提供了宝贵的资料。全书内容撷取精华，简明扼要，文字精练，表述流畅，图文并茂，可读性、适读性极强。本书可作为广大中医学爱好者、医学院校学生的学习资料，又可供中医和中西医结合的临床、教学、科研工作者参考。

　　"春风大雅能容物，秋水文章不染尘。"在整个编撰过程中，我们参阅了大量的相关书籍和文献，并观察了几万例患者，拜访了多位民间医生和寺庙医僧；因此，书中所研究的成果，实在是集体智慧的结晶。因涉及面较广，又因篇幅所限，书中未能将众多的原作（著）者和被访者的姓名一一列出，在此谨表示深深的歉意及衷心的谢忱和敬意。

　　古语有云："授人以鱼，只供一饭所需；教人以渔，则终生受用无穷。"正基于此，我们着手撰编了本书。然"百步之内，必有芳草""三人行，必有我师焉"，更由于我们水平所限，加之时间仓促，书中难免出现遗漏或不当之处，恳请同仁高贤和广大读者不吝赐教，以使该书渐臻完善，是为幸事！

浙江省江山市幸来特色医学研究所所长、理事长　周幸来

二〇二一年春月于凤林杏春书斋

目　录

第一章　望舌诊病基础知识

第一节　舌的形态、结构

一、舌的形态特点

舌为人体的重要器官之一，位于口腔之中，附着于口腔的底部、下颌骨和舌骨之上，其前部游离于口内，运动非常灵活、自如。舌是由纵横交错的横纹肌组成的一个肌性器官，表面覆盖着特殊的黏膜，内含丰富的血管、神经和淋巴组织。舌背的黏膜是组成舌苔的主要部分。舌的血脉是构成人体正常淡红舌的重要因素。全舌受神经组织所支配，其形状、大小可以改变。当处于安静状态时，舌体常呈扁平长状。

舌分上、下两面。舌的上面呈圆隆状，称为"舌背"，正面称为"舌底"。舌背由"人"字形的界沟将舌分为前 2/3 的舌体和后 1/3 的舌根。舌体的前端部分较为狭窄处，称为"舌尖"；舌体的中间部分称为"舌中"；舌体的后部、"人"字形界沟之前的部分称为"舌根"；舌的两边部分称为"舌边"。舌体的正中有一条纵行的沟纹，称为"舌正中沟"（彩图 1-1-1）。伸舌时，一般常见到的是舌体，是舌诊的主要部位。舌底正中有一条纵行的黏膜皱襞，从舌的下面连接于口腔底的前部，称为"舌系带"。在舌系带两侧各有一条平行的锯齿状小皱襞，称为"伞襞"。在舌系带与伞襞之间，隐约可见淡紫色的舌下静脉，简称"舌脉"。舌系带下端的两侧各有一个小的圆形隆起，称为"舌下阜"，其上布有下颌下腺管、舌下腺管的共同开口，其左侧中医称为"金津"穴，右侧称为"玉液"穴，乃胃津肾液上潮之孔道，各有一条黏膜皱襞，称为"舌下襞"，舌下腺小管散在地开口于此（彩图 1-1-2）。

二、舌的组织结构

舌的表面覆以黏膜，内有舌肌，其组织结构可分为 3 层，即黏膜层、固有层和肌层。

（一）黏膜层

舌的黏膜层被覆于舌的表面，呈淡红色状，由复层扁平上皮细胞所构成。黏膜层由浅至深可分为 4 层。

1. 4 层结构

（1）角化层：它位于黏膜层的最表层，由角化的或角化不全的上皮细胞所形成，其细胞呈扁平状。覆盖于舌乳头表面的上皮可形成角化的凸起状，突出于舌的表面。当角化过度时，该角质凸起可延长增高，呈角化柱或角化树枝状。

（2）颗粒层：它位于角化层之下，其细胞扁平呈梭形，胞浆中含有角化的颗粒。对于人来说，通常只有 2~3 层细胞，且具有一定的折光性。

（3）棘细胞层：该层为舌黏膜最主要的一层，由 5~7 层多角形细胞所构成，并具有细胞间桥。棘细胞层中较浅层的细胞体积大、胞浆多，有时可见少量的空泡。深层的棘细胞体积较小，细胞间桥较为清晰、明显，其细胞核相对较大。

（4）基底层：又称为"生发层"，它位于黏膜层的最下层。其细胞为单层排列，整齐致密，使黏膜层的上皮层与固有层之间形成一明显、清晰的分界线。在正常情况下，基底层细胞不断地增殖，并逐渐向棘细胞层、角化层推移，最后脱落。

舌黏膜层的新陈代谢非常旺盛，细胞更新速度较快，每 3 日左右更新 1 次，为体内氧化代谢最活跃的场所之一。因此，体内各系统、脏腑的紊乱状况均可在舌上黏膜层得以反映出来。舌背黏膜为特殊的组织结构，直接与固有层紧密相贴，许多的舌肌纤维都起止于舌背黏膜与固有层相接处，也使舌背黏膜附着十分牢固，不能轻易地滑动。

2. 4 种舌乳头　舌背黏膜表面非常粗糙，布有密集的小凸起，该小凸起称为"舌乳头"，致使舌背表面呈鹅绒状。舌背黏膜与中医舌诊的关系较为密切，就是缘于舌乳头。舌乳头按其形态、大小和分布部位的不同，可分为以下 4 种：

（1）丝状乳头：是一种形如软刺的乳白色凸起。此为舌背数量最多、体积最小的一种乳头，细长如丝状，其高 0.5～2.5mm，遮盖了舌背的前 2/3 部分，是形成舌苔的主体成分。

（2）蕈状乳头：又称为菌状乳头，因其上部钝圆，肥大如同球状，根部细小，形如蕈状而得其名。蕈状乳头的数量少于丝状乳头，但体积较大，在舌背部呈单个的不规则分布，主要位于舌尖及舌边，分散在丝状乳头之间。

（3）轮廓乳头：是一种体积最大、数量最少的舌乳头，直径 1～3mm，高 1.0～1.5mm，数量 7～9 个。这些乳头排列于两条几乎垂直的线上，组成"人"字形界沟，成为舌体与舌根的分界线。

（4）叶状乳头：它位于舌后部两侧的边缘上，是许多互相平行的皱襞，每侧有 4～8 条，形如叶片。人的叶状乳头已逐渐退化。成人叶状乳头区的腺体退化，代之以脂肪组织及淋巴组织；只有新生儿才较为清晰、明显。

味蕾是味觉分析器的外围部，亦即味觉感受器。它是由特殊上皮构成的细胞团块，呈椭圆形状，包埋于上皮内，其状如花蕾，故称"味蕾"。味蕾分布于舌周围的乳头（如叶状乳头、蕈状乳头、轮廓乳头）中，亦散在于舌腭弓、会厌的后面、咽后壁等处的上皮内。新生儿中较为多见，成年人中较为少见。味蕾的大部分（舌前 2/3 部分）接受面神经的感觉纤维支配，另一部分味蕾（包括舌后 1/3）接受舌咽神经的支配。

味觉一般分为酸、甜、苦、咸、辣 5 种。舌的各部分味觉刺激的敏感度不相同：舌尖对酸、甜、苦、咸的感觉非常敏感，尤对甜、咸两种味道更甚；舌的两侧周围对酸的感觉最为灵敏；舌根对苦味的感觉最为敏感。

（二）固有层

固有层位于黏膜层之下，由结缔组织所构成，其质地致密。其间包含有丰富的血管、神经、淋巴结、舌腺管等。正常的舌色是由固有层的毛细血管数量、形态和血管壁的结构、功能以及舌的微循环所决定的。当然，亦要求黏膜层处于正常状态。若舌的毛细血管结构、微循环状态发生了改变，就会使舌色发生改变。若固有层的毛细血管扩张充盈、数量增多，就会出现红绛舌；若固有层的毛细血管结构发生了畸形改变，血流动力学出现紊乱，引起血液成分改变或血流瘀滞现象，就会出现青紫舌。

（三）肌层

肌层位于固有层之下，由横纹肌所组成。肌束之间有少量结缔组织，其间可见血管与神经组织。肌层异常会引起舌形、舌态的改变，如：舌肌细胞水肿增大，舌体弹性降低，就会出现舌体胖大；舌肌萎缩，就会出现舌体瘦瘪；支配舌肌的神经受到损伤，就会出现伸舌短缩、歪斜、颤动等运动功能障碍。

三、舌肌

舌为肌性器官，故舌的主要组成是舌肌。舌肌属横纹肌。舌肌被纤维结缔组织所形成的中隔分为左、右对称的两半。每侧舌肌又可分为舌内肌和舌外肌两种。舌内肌构成舌的主体，其起止均在舌内，由上下垂直、前后纵行和左右横行等不同方向的肌纤维束所组成，即分为垂直肌、纵行肌和横行肌 3 种，彼此互相交错。当其收缩时，可分别使舌短缩、变薄或变窄。舌外肌起自舌外，止于舌内，包括颏舌肌、舌骨舌肌和茎突舌肌，扼要说明如下。

1. 颏舌肌　该肌起自下颌体后面的颏棘，肌纤维呈扇形向后上方分散，止于舌中线的两侧。两侧颏舌肌同时收缩，将舌拉向前下方，亦即伸舌运动；当一侧瘫痪时，单侧收缩（伸舌）时，舌尖伸向对侧。在临床上，舌外肌中以颏舌肌显得较为重要。

2. 舌骨舌肌　起于舌骨，收缩时牵舌向后下外侧方向。

3. 茎突舌肌　起于颞骨茎突，可牵舌向后上方处。

总之，舌的内、外肌共同协调活动功能，以使舌能向各方向灵活地运动。

四、舌的血运及神经支配

（一）舌的血管

舌下络脉、细络的变化与舌的血供情况密切相关。

1. 舌动脉　舌动脉是舌血供的主要血管，其中有 25% 左右与面动脉共干起始于颈外动脉，共干多呈向上凸起的襻，然后分出舌动脉和面动脉。舌动脉相对应于舌骨大角处，起始的局部位置较为恒定，沿途分出舌背动脉、舌骨支、咽下缩肌支等，在多数情况下，相当于舌骨舌肌前缘分成舌下动脉和舌深动脉而终止。舌深动脉是供应舌体的主要动脉，依其走行和外径均似舌动脉的直接延续。舌深动脉在舌肌内分出几条与主干呈直角向上的小支，向舌背走行，在舌黏膜下舌两侧的血管互相形成浓密的毛细血管网。舌深动脉的主要形态特点是全程呈明显的不规则的襻状弯曲，在镜下观察，可见其分出许多微动脉至舌肌，并与肌纤维的走向基本保持一致，似有规则的分层，纵横交错，排列有序，明晰可见。舌深动脉的舌尖处多以鸦爪状而终止，距舌下表面约 2.6mm。有时两侧还可见小支吻合。

2. 舌静脉　舌静脉主要位于舌下面，也是中医舌脉诊法观察的主要血管。从解剖所见，舌动脉及舌内有名动脉的伴行静脉均可见，但都较为纤细，未见其口径等于或大于伴行动脉的，尤其是在舌质内。从形态上判断，这些纤细静脉似难完成舌的静脉回流，不可能是舌静脉血回流的主要静脉。从形态、局部位置及注入处相对恒定来判断，舌下神经伴行静脉是舌静脉血回流的主要静脉，同时也可以认为是望舌脉诊法所见的较为恒定的静脉，即中医学所称的"舌下络脉"。

（二）舌的神经

舌前 2/3 的感觉是由面神经来进行传递的，味觉由参与舌神经的鼓索味觉纤维来支配；舌后 1/3 两侧的感觉及味觉是由舌咽神经来支配的；舌根中部是由迷走神经来支配的。舌的运动神经是由舌下神经来支配的，但舌腭肌则是由副神经的延脑根通过迷走神经的咽支来支配的。

综上所述，舌的形态、结构特点反映出，舌的黏膜上皮薄而透明，乳头反应灵活、敏捷，舌的血管、神经分布极为丰富，机体的病理变化可在舌上得以反映，因此疾病的症（证）情与舌之间有着密切的联系。

第二节　舌诊原理

舌诊，是指通过观察舌象的各种变化，分析舌觉的不同，以了解机体生理功能和病理变化的一种临床诊断方法。它是中医学独特的诊法之一，是"四诊"之首——望诊的主要内容之一，且居于相当重要的地位。舌诊是经过长期的医疗实践而逐渐形成和发展起来的，历史悠久，行之有效。近些年来，通过中西医结合动物实验、临床观察和病理解剖研究，人们逐渐认识到，舌象与疾病性质及其发展有着较为密切的联系，从而有力证明舌诊作为中医可靠的诊断手段之一，是非常科学的。随其医学研究的不断开展，人们对舌象形成的原理有了更加深入的了解，对舌象的临床诊断研究有了新的拓宽和进展。

中医学认为，舌好似外露于体表的脏器组织，是观察内藏于里的脏腑的"窗口"。这种表里、内外之间存在着特殊的有机联系。东汉末年的张仲景，将全舌看作一个蜷卧于口腔内的"胎儿"，他首先提出"舌胎"一词。张石顽则进一步阐发，说："舌胎之名，始于长沙，以其邪气结里，如有所怀，故谓之胎。"进入 13 世纪，舌诊专著《敖氏伤寒金镜录》出版，该书详细介绍了 36 种病态舌，为后世辨舌诊病奠定了坚实的理论基础。近代医家曹炳章先生全面总结了医学先贤们的辨舌诊病经验，同时又吸收近代西方医学解剖生理学中有关舌的构造与功能知识，并结合自己的临床体会，编撰了《彩图辨舌指南》一书。时至今日，舌诊已成为中医诊断学中不可缺少的诊断方法之一。有人曾用仪器测知，"其躯体的上部投影相当于舌体的前部，其下部相当于舌体的后部"，这与中医学将全舌按上、中、下三焦划分相当，也与张仲景的"舌胎"一说相符。以上，充分说明全舌可为人体脏器的"缩影"。

一、舌与经络

舌的内在联系是通过经络的循行来完成的。经络是经脉和络脉的总称。"经者，径也"，有路径之意。经脉贯通上下，沟通内外，是经络系统中纵行的主干。"支而横出者为络"，有网络之意。络脉是经脉别出的分支，较经脉细小，纵横交错，遍布全身，无处不在。经络系统由经脉、络脉、十二经筋和十二皮部所组成。经络内属于脏腑，外络于肢节，沟通于脏腑与体表之间，形成一个纵横交错的网络，通过有规律的循行和复杂的联络交会，组成了一个经络系统，将机体五脏六腑、四肢百骸及皮肉筋骨等紧密地联结成一个统一的有机整体。

关于舌与经络系统的连属关系，在《黄帝内经》中就已有清楚的认知。《灵枢·经脉》《灵枢·经筋》《灵枢·营卫生会》《灵枢·忧恚无言》《灵枢·脉度》以及《素问·刺疟》等篇中均有明确的记载，如"足太阴脾经，连舌根、散舌下""足少阴肾经、足厥阴肝经，沿咽喉，分别挟舌本、络舌本""足少阴经别系舌本""足太阴经别贯舌中""手少阴心经沿食管，之别系舌本""足太阳膀胱经筋结于舌本""手少阳三焦经筋入系舌本"等。

二、舌与脏腑

舌与经络连属反映出彼此相连，体现了舌与脏腑相通，体现了体表与脏腑功能活动的密切联系。通过经络系统中的经脉、经别、经筋，舌与心、脾、肾、肝、膀胱、三焦等脏腑建立了直接的联系。其他诸如肺、心包、胆、胃、大肠、小肠等，虽然没有经脉或经筋与舌相连，但是，手足三阴、三阳，通过经别和别络互相沟通，组合成 6 对"表里相合"的关系，即：手太阴肺经与手阳明大肠经相表里，手厥阴心包经与手少阳三焦经相表里，手少阴心经与手太阳小肠经相表里，足太阴脾经与足阳明胃经相表里，足厥阴肝经与足少阳胆经相表里，足少阴肾经与足太阳膀胱经相表里。相为表里的两条经脉，都在四肢末端交接，都分别循行于四肢内外两个侧面的相对位置，分别络属于互为表里的脏腑。十二经脉的表里关系，不仅由于相互衔接，加强了互为表里的经脉联系，而且由于相互络属，促使互为表里的脏腑共同与舌相通。因此，舌与肺、心包、胆、胃、大肠、小肠之间都存在着间接的联系。

经络系统纵横交错，入里出表，通上达下，循行于脏腑和官窍之间，是运行人体气血，联络脏腑肢节，沟通上下内外，调节功能活动的一种特殊而重要的通路系统。人体内在的五脏六腑无不通过经络与舌取得直接或间接的联系。

舌与脏腑相通，还体现于舌的一定部位对应一定的脏腑，并可反映所属脏腑的症（证）情变化。目前较为通行的做法是将舌面分为 4 个区域与五脏六腑相对应，即：舌尖内应于心、肺，多反映上焦心肺的病变；舌中内应于脾胃，多反映中焦脾胃的病变；舌根内应于肾，多反映下焦肾的病变；舌的两边内应于肝胆，多反映肝胆的病变。还有一种以胃经来划分的方法，即舌尖属上脘、舌中属中脘、舌根属下脘，该方法适用于胃病的诊断。

三、舌与精、气、血、津液

精、气、血、津液是维持人体生命活动不可缺少的物质。它们既是脏腑功能活动的物质基础，又是脏腑功能活动的必然产物。

舌与精、气、血、津液的关系，是建立在舌与经络、脏腑关系的基础之上的。舌依赖经络、脏腑的正常生理活动为之提供精、气、血、津液等营养物质而发挥正常的生理作用，有赖于精、气、血、津液的濡养滋润。精、气、血、津液的分布、贮藏、代谢或运行于舌与脏腑当中，支撑着它们各自的功能活动，并使它们之间能够密切配合，相互协调，共同完成人体的各种生理活动。因此，脏腑功能活动状况的好坏，其精、气、血、津液的生成、运行、输布、贮藏和代谢状况等方面，无论上营于舌，还是失营于舌，都可从舌上得到反映。精、气、血、津液无论是在生理还是在病理状况下，都始终存在着相互依赖、相互影响的密切关系。精、气、血、津液学说从物质的角度揭示了舌诊的基本原理。

第三节　舌诊的临证意义

舌诊作为辨别人体状态的一种独特的诊法，有其十分丰富的科学内涵。裸露着的舌象变化迅速而清晰、明显，是病情变化最敏感的外象反应，能够较为客观地反映人体的内在情况，它已成为中医临床辨证必不可少的客观检查依据之一，对于分辨体质禀赋、判断正气的盛衰、分析病位的深浅、区别病邪的性质、推断病势的进退、揣测病情的预后及指导处方遣药，都有着非常重要的意义。现扼要分述如下。

一、分辨体质禀赋

机体的生理功能与形态结构都是以物质代谢为基础的，人的生命现象是构成机体的生命物质新陈代谢的结果，各种体质类型也基于代谢特征，尤其以能量代谢为重中之重。舌象是一切物质的新陈代谢的体现，因为构成舌象的生命物质与构成该个体体质的生命物质是一致的，所以根据舌象可以辨明体质类型。

就一般而言，舌体阔厚平坦，舌色淡红，苔滑或白或微黄的，其体质多较强壮；舌体尖薄，边尖多红或紫或有齿痕，甚至沿边缘屈曲如同锯齿状，舌心少苔或无的，其体质多较虚弱；舌体狭长不厚胖，舌色淡红，微有薄苔的，其体质多属中等，不强亦不弱。

舌质淡红，苔薄白的，多属正常舌质，提示机体阴阳处于平衡状态；舌质淡，有齿痕，苔薄白的，多属迟冷体质，提示阳不足；舌质淡，苔薄白的，多属倦怠体质，提示阴阳两虚；舌质红，苔少或无的，多属燥热体质，提示阴不足；舌质淡红，苔腻的，多属腻滞体质，提示阳不足；舌质紫点或紫斑的，多属晦涩体质，提示阳不足。

舌质偏红者，多数体质偏热；舌质偏淡者，体质偏于寒；舌苔偏腻者，一般体内湿气偏重。

二、判断正气的盛衰

机体正气的盛衰常明显体现于舌象。判断正气的盛衰，主要观察舌色的变化，舌质、舌苔的润燥，以及舌苔的厚薄与有无。气血旺盛的，则舌色红润；气血虚衰的，则舌色淡白。津液充足的，则舌质、舌苔滋润；津液不足的，则舌干苔燥。胃气旺盛的，则苔薄白润，舌体柔和，苔有根基；胃气衰败或胃阴枯竭的，则舌苔无根基或光剥无苔。舌质坚敛苍老，舌色偏深，舌苔垢腻或堆聚的，则多属实证，提示正气未衰；舌质浮胖娇嫩，舌色浅淡，舌苔剥落或无苔的，则多属虚证，提示正气已衰。一般来说，舌色深赤，多属邪气实；舌色淡白，多属正气虚弱。

三、分析病位的深浅

一般从病位上来看，机体的皮毛、肌腠、经络相对为外，外有病属表，病较轻浅；脏腑、骨骼相对为内，内有病属里，病较深重。对于疾病的诊断，应辨别病位的表里，这对于外感病来说，尤为重要，因为内伤杂病的证候一般皆属于里证的范畴，分辨病位的表里意义不大，而外感病则往往具有由表入里、由浅而深的传变发展过程。所以，表里辨证是对外感病发展阶段的基本判断。

对于外感病，舌象的变化能反映病位的深浅情况。舌润而无苔，或见薄白苔，多属疾病的初期，邪入尚浅，病位在表；苔黄而厚，多属病位较深，病邪在里。苔黄而带白色，属表邪未尽；微黄而苔薄，属病邪尚浅；正黄而糙涩，属邪已入腑。简而言之，白苔主表，黄苔主里，薄苔主表，厚苔主里，白而薄者是表证的初起阶段，白而厚则说明病位已入深。对于半表半里之证，观察舌象的变化可帮助确定表里的偏重。苔色白滑，或舌尖苔白，或一边白，或两边白，均偏于半表；舌红而苔白，其间或现杂色的，或舌尖白舌中红，或舌边白舌中红，或尖红中白，或尖白根黑（灰），都偏于半里。

以外感温热病而言，其病位深浅可划分为卫、气、营、血4个层次。病邪轻浅多见于舌苔的变化上，而病情的深重则见于舌苔、舌体的同时变化上。当病初起时，邪在卫分，则舌苔薄白；病情较重时，邪入气分，则舌苔白厚而干或见黄苔，舌体色红；邪入营分，则见舌绛；邪入血分，舌色深红、紫绛或紫黯，舌枯少苔或无苔。舌体色红，苔干燥，属邪热充斥，气营两燔；舌质光红，苔剥落，属热入营血，气阴两伤。

三焦所属脏腑的病理变化和临床表现，标志着温热病发展过程的不同阶段。上焦病变多属初期阶段，中焦病变多属极期阶段，下焦病变多属末期阶段。就其舌象而言，热在上焦者多苔黄，若为老黄，甚则黑而起芒刺，则为传至中焦，再进入下焦，吸烁真阴，则舌绛苔少。

对食管癌中、晚期舌象进行观察，发现早期的舌象以淡红舌、黄苔、厚腻苔者比例最高；中期的舌象以红紫舌、青紫舌、厚腻苔、黄苔、剥苔多见，晚期的舌象以青紫舌、淡青紫舌、厚腻苔、无苔的比例最高。观察舌象的变化，可辨明肝硬化患者的病情轻重情况：肝郁脾虚型以舌色黯红或淡，舌体较胖或边有齿痕为主，属肝硬化早期；气滞血瘀型以舌质青紫，舌上有青紫斑块、瘀点为主，属代偿期肝硬化、肝功能减退之失代偿期；水湿内阻型以舌质淡红、苔白腻或薄白为主，属肝功能失代偿期腹水轻症；瘀血阻络型以舌质紫红有瘀点、瘀斑，舌下静脉怒张，苔薄黄或黄腻为主，一般属肝硬化的后期。

四、区别病邪的性质

不同性质的邪气，在舌上都能得以反映出来。由于邪气每与胃气搏聚而成苔，所以辨别病邪的性质以观望舌苔为主。

舌苔白而薄者，多属外感风寒之邪，苔薄白而干，多属外感风热之邪，舌歪、舌颤多属风邪，舌淡苔白滑多属寒邪，舌红苔黄多属热邪，舌红少津多属燥邪，舌苔滑腻多属湿邪，舌苔黏腻多属痰凝，舌紫暗或有斑点多属瘀血，舌苔腐腻多属食积。故凡风、寒、热、燥、湿、痰、瘀、食等诸种病邪，在舌苔、舌质的变化方面，都明显有征象可验。

若诸种病邪合至，亦可在舌象上有所反映。舌质淡、苔白滑，多属寒湿之邪。若风湿伤表，则苔多滑白不厚；若寒湿伤里，则苔多白腻而厚；若风热而无湿，则苔多薄白，或白苔边红。苔黄而厚腻，则多属湿热之邪。舌红而苔燥，多属燥热之邪。另外，舌质坚敛，苔黄厚而燥者，多属伤食胃实。形坚色绛，舌尖常有芒刺者，多属实火之舌象。形萎而色绛，甚则敛束如荔枝肉者，多属伤阴之舌象。痰饮、湿浊、食滞或外感秽浊之气，均可见舌苔厚腻。

五、推断病势的进退

病势进退是指所患疾病向好或坏的方向转归。

舌苔的变化反映着正邪的消长与胃气的强弱，舌质的变化反映着脏腑气血的盛衰，所以，据舌象的变化可以推断病势的进退情况。若舌质不发生明显的变化，而舌苔由少变多，由薄变厚，由疏变密，由舌尖而渐至舌根，无论其苔色如何，均说明邪气渐盛，辨证诊病为进；反之，舌苔由多变少，由厚变薄，由密变疏，由舌根而渐及舌尖，均说明正气渐复，辨证诊病为退。或者可以说，不论何种舌苔，凡由清变浊，由松变紧，由散变聚，说明病进；反之，说明病退。不论是消是长，皆以逐渐转变为佳。若舌苔骤增骤退，往往是病情暴变的反映。如薄苔突然增厚，为邪气急骤入里的表现；满舌厚苔而突然消退，属邪盛正衰、胃气暴绝的表现。二者皆属恶候舌象。

若舌苔始终不退，而舌质出现特殊变化，或绛，或紫，或胖嫩，或干萎，皆属于邪气不减，而正气处于衰败之地。其中，舌色由淡红转为红、绛或紫绛，或舌面有芒刺裂纹的，属邪热内入营血，有伤阴、血瘀之态势。临床观察表明，出现红绛舌的，提示病情已属深重；舌色淡红而转淡白、淡紫色，舌体胖嫩有齿痕的，提示阳气受伤，阴寒内盛，病邪由表入里，由轻转重，病情由单纯变为复杂的，属病进。若舌苔虽然逐渐消退，或光剥无苔，而舌质又出现特殊变化的，则完全属于正虚之候，病情不仅不减，而且到了严重的阶段。

一般来说，舌色深赤而苔较薄，属正气胜邪的表现；舌色较淡而苔较厚，属邪气胜正的反映。

苔色与苔质，往往随正邪的消长和病情的进退情况呈相应的动态变化，所以两者结合起来一起分析，以窥测病势的进退；特别是在外感热病当中，变化非常迅速，更具有重要的意义。如苔色由白转黄，又进一步转灰、转黑，苔质由薄转厚，由润转燥，说明病邪由表入里，由轻变重，由寒化热，津液被耗，属病势发展。临床观察表明，出现黑苔，死亡率较高。若苔色由黄转白，苔质由厚变薄，由燥转润，往往是病邪渐退，津液复生，病情向好的方面转变。比如阑尾炎患者，随其病情的发展，炎症的加重，舌苔由薄而变厚，由白而变黄，舌面红星刺也多粗大；病重阶段，舌面红星刺反而消失，但舌苔厚腻则加重。

六、揣测病情的预后

凡舌的神、色、形、态无大的异常变化，提示正气尚存，预后较好，即使病情较重，但仍有转机；反之，若出现舌的神、色、形、态败坏，则表明脏气衰竭，预后不良。也就是说，舌荣有神，舌面薄苔，舌态正常者，属邪气未盛，正气未伤，正气尚能与邪气抗争，预后较好；舌质枯晦，舌苔无根，舌态异常者，属正气亏虚，胃气衰败，病情多属凶险。舌质隐隐犹见红活，即使有病，无非是气血阻滞，而非脏气败坏；若舌质干晦枯萎，呈现真脏之色，则是脏气衰败。舌苔先厚而退，且复发新白薄苔，乃邪去正复，预后良好；若原本厚苔，突然消退，且舌光而燥，复不生苔，则多属胃气渐绝，预后不良。舌如去膜的猪肾（腰子）或舌起白苔如雪花片者，提示正气大伤，脏器衰竭，预后不良。

出血性与缺血性脑血管病在发病初期的舌象有显著的不同表现。脑血管出血者，若出血量小，则舌体大小正常，舌尖略为偏斜，舌质红，苔薄黄，预后好；出血量大，舌蜷缩、僵硬，舌质黯红，苔黄厚渐变黄黑结痂者，则预后较差。脑血栓形成，梗塞灶小，舌质淡红，苔薄白，则预后好；梗塞灶大或多发梗塞灶，舌体瘦小或胖大，舌蜷缩、僵硬，舌质淡白或黯红，苔白厚或花剥，舌面多津或流涎不止的，则预后多欠佳。舌象的变化对于预测妇科病的转归确有较高的参考价值。在妇科病的治疗过程当中，若反常苔减少，则诸症也往往随之减轻；若黄色苔转为白色，或厚苔变为薄苔，其病势亦见减轻；若苔和质均趋正常，则提示病渐痊愈。如妇科病诸症已减，而舌苔、舌质仍反常，则提示病虽好转，而病因未除，其病多易复发，其证（症）还有加重的可能性。若证（症）与苔俱见好转，仅仅见舌质仍处于反常状态，提示病虽好转，而正气未复，脏腑气血仍处于失调状态。

七、指导处方遣药

在临床工作中，舌诊具有很好的指导辨证用药的作用。如风温初起，外邪袭表，苔薄为邪在卫分，可用辛凉宣透的银翘散或桑菊饮。舌苔转为纯黄白时，属邪入气分，并同时伴见大热、大渴、大汗、脉洪大等时，可清气分之热，用辛寒清气的白虎汤。舌色变成红绛时，提示邪热已深入营分，可用清营透热的清营汤。舌色变深或紫绛时，提示邪热陷入血分，宜用凉血散热的犀角地黄汤。

又如温病初起，舌苔白而少津的，宜用杏仁、桔梗、牛蒡子之类宣肺润津，以解邪热之束缚；桑叶、瓜蒌皮之类轻清以祛燥热，佐以栀子、连翘微寒微苦，以泄热存津。又如舌苔白而底绛，属湿遏热伏，宜辛凉轻清，泄湿透热。如用三仁汤，以杏仁、缩砂仁、白蔻仁、滑石、淡竹叶、鲜芦根等轻清宣化。

临床上，若舌苔粗白，渐厚而腻，此乃寒邪入胃，夹浊饮而欲化火之故，宜用半夏、藿香等治疗。若厚腻而转黄色，此乃邪已化火之故，宜用半夏、黄芩等施治。脾胃虚寒者，舌质白、苔无而润，宜用党参、白术、木香（后下）、茯苓、炙甘草、干姜、大枣等以温脾益气；脾热者，舌苔中黄而薄，宜用黄芩之类以清泻脾热；肝火者，舌边赤或有芒刺，宜用柴胡、焦山栀等，以泻其肝火；胃火者，舌中苔厚面黑燥者，必用石膏、知母等，以清热降火。满舌红紫色而无苔者，此乃绛舌，亦属肾虚，宜用生地黄、熟地黄、天门冬、麦门冬等，以滋补肾阴；大病之后而见舌绛如镜，发亮而光，此乃肾水亏极之故，宜投以大剂量的六味地黄汤，以救其津乏。伤寒病之人，若见舌全黑，当用附子理中汤以温中祛寒；温病复发，症见胁痛筋掣，气逆痰多，壮热神昏，脉见扎数，舌绛无津，有阴虚阳越、热炽液枯之险，当用犀角（代）、羚羊角（代）、玄参、知母等，以壮水息风。

最近的研究还表明，舌诊还可用于指导临床选药。若舌质淡、苔白或苔滑，提示阴寒偏盛，苦寒药当慎用，如苦参、蒲公英、马鞭草、椿根白皮等；对性凉者亦当少用，如白花蛇舌草、半枝莲等。舌质红、苔黄厚燥，提示阳热偏亢，温热药当慎用，如天南星、雄黄、皂角刺、铁树叶等。舌质红、无苔或苔燥，提示胃阴不足或阴虚火旺，除苦寒、辛温药当慎用外，其利水渗湿药亦当少用，如半边莲、泽泻、龙葵、野葡萄藤、石打穿等。舌质红、苔厚腻，提示湿热内蕴，其滋腻药当慎用，如龟甲、天门冬、人参等。

另外，还可根据舌面的燥湿和干润情况来判别烧伤休克期补液量是否恰当，并将休克期的舌象分为3型。①润津型：舌面湿润而光泽，舌质红润，苔薄白，舌体大小正常，触之柔软，温而淡湿，该型者，提示补液量应适中，且预后尚好。②少津型：舌面少津或干枯无津，舌质黯或紫色，苔燥黄或白腻，舌体枯瘦，触之冰凉，干瘪或黏，该型者，提示补液不足，预后较差。③多津型：舌面潮湿，舌质淡，苔薄白，舌体较为胖大，触之温湿有抵抗感，该型者，提示补液量不宜输入过多或过快，其预后较好。

第四节　舌诊方法

要想通过望舌获取准确的结果，就必须讲究其方式、方法，注意有关事项，现分别叙述如下。

一、最佳时间

舌诊时，讲究的是观察舌象时最佳的时间。一般是在患者空腹、静卧、情绪安静的状态下进行，以早晨最好，此时机体处于安静状态，阴阳之气相对平衡，经络营运的气血经气调和而均匀，饮食未进，口腔内未因饮食的咀嚼影响而发生改变，故此时间段舌诊较能真实地反映机体内生理、病理方面的变化情况。

二、体位与姿势

望舌时，医者姿势可略高于患者，以便于俯视口舌部位。就诊者一般取正坐位，病情严重的患者，可取半坐位、仰卧位或侧卧位，将头部摆正，面朝向自然光线的投线方向，头略抬起，使口舌部明亮，以便于观察。

观察舌体、舌苔时，要求患者自然将舌伸出口外，舌体放松，舌面平展，不可蜷缩，舌尖略微向下，尽量张口，以使舌体充分暴露。如伸舌过分用力，舌体紧张卷曲，或伸舌时间过长，皆会影响舌体的血液循环而引起舌色改变，或舌苔变样，或干湿度等发生变化，造成假象。如伸舌用力，呈圆柱形状，或呈尖峰状态，均会使舌的颜色加深；两侧卷曲，会使边尖颜色加深；用力伸舌过久，舌色会渐成青紫状改变。

观察舌脉时，嘱患者尽量张口，将舌体向上腭方向翘起约成45°，舌尖可轻抵上腭，舌体保持自然松弛，使舌下络脉自然显露。舌体切勿用力太过，以免影响气血的运行。

三、手段与顺序

舌诊以望诊为主手段，如望舌体、望舌苔、望舌脉。除了望诊以了解舌象的变化之外，还必须结合其他的诊察手段如通过问诊，以了解舌上味觉的情况以及舌部的异常感觉，舌体运动是否灵活。借助于闻诊，以了解其语言是否清晰。有时还须结合触、摸、揩、刮等手段来进行舌诊检查。如刮舌，用消毒的一次性压舌板的边缘部，以适中的力量，在舌面上由舌根向舌尖缓缓推刮3~5次；又如揩舌，采用消毒纱布卷在示（食）指上，蘸取少许的清洁水在舌面上由舌根向舌尖连续揩抹4~5次。该两种方法的目的，皆是为了检查舌苔是否易于剥脱，露出舌体的色泽情况以及舌苔的再生情况等，可用于鉴别舌苔有根或无根以及是否属于染苔等。对于昏迷患者，可用压舌板或用开口器撬开口，以进行观察。

望舌体、舌苔的顺序：先观察舌体，且观察舌苔。因为舌体的颜色容易改变，伸舌较久时，舌体色泽会随血脉的运营变化而失真，而舌苔覆盖于舌体之上，一般不会随其观察时间的久暂而发生变化。望舌苔，从观察舌尖舌苔开始，再观察舌中、舌侧，后观察舌根。

望舌脉的顺序：首先观察舌系带两侧的大络脉的粗细、颜色，是否有怒张、弯曲等改变。然后再观察周围细小络脉的颜色、形态以及有无紫暗的珠状结节和紫色血络等。

在望舌的整个过程当中，要养成按一定顺序进行观察的习惯，力求敏捷迅速，全面周到。如果通过一次望舌判断不清，可嘱患者休息3~5分钟后，重复观察一次。

四、注意事项

为了使舌诊所获得的信息准确、有效，必须注意排除各种操作因素所造成的虚假舌象。舌诊时，应注意下述几点情况：

（一）光线

光线的强弱，对颜色的影响极大。在不同的照明条件下，人们对于同一种物体的颜色的分辨会产生错觉，得出不正确的判断。所以，望舌时应以白天柔和、充足的自然光线为佳，要使自然光线直接投射至舌面上。但若在室外强烈的阳光下观察，则黄苔可变浅，舌质可由暗红而变成浅红，其色泽鲜如杨梅；若在晚上或暗处，光线过弱时观察，则白苔可被误认为是灰白苔，红舌可被误认为是紫舌，淡紫舌可被误认为是青舌，薄黄苔可被误认为是黄白苔等。因此，应改用荧光灯或强度中等的手电筒照明。但是，人工照明总有其缺陷，如荧光灯下的舌色多偏紫，手电筒照明下易将黄苔误认作白苔，白炽灯下观察舌苔则偏黄，最好待白天再重复检查一次，以校偏差。因此，在光线不足或人工照明的条件下观舌，一定要仔细认真、详细观察，决不可草率从事，这样方可做出正确的分析和判断。另外，还要避免有色门窗、墙壁、彩色的灯泡或其他有色物的反光干扰等。

（二）食物或药物

饮食常会改变舌苔的形色。如在饮食时，厚苔经食物反复摩擦，可变成薄苔；舌干少津的，饮水后可暂时变得湿润起来。另外，辛热食物的高温与刺激，致使舌的毛细血管血流加速，血管充盈，可使淡红舌变成鲜红舌，或红舌转变成绛舌；相反，冷食冷饮，可使血管收缩，血流减慢，使红舌转变成淡红舌或淡紫舌；进食较多甜腻食物，可使舌苔变厚；服用镇静剂，可使舌苔变得厚腻起来；长期使用抗生素，可出现黑腻苔或霉腐苔；当临床应用肾上腺皮质激素、甲状腺激素时，可使舌质变得较红；当抗肿瘤化疗时，可使舌苔减少，或较干燥。

饮服某些食物或药物，可使舌苔着色，称为"染苔"，从而掩盖原有的苔色，如：富含脂肪的花生、杏仁、核桃、瓜子、豆类等，可使舌苔染上一层黄白色；牛乳、豆浆等，可使舌苔变白；绿色的蔬菜瓜果，比如黄瓜、丝瓜、猕猴桃等，可使舌苔变绿；黄色的菜肴、蛋黄、枇杷、黄连、黄柏、维生素 B_2（核黄素）、复合维生素等，可使舌苔变成黄色；由丹砂制成的丸散剂，长期服用后，常使舌苔染成红色；黑褐色的食物、药物等，可使舌苔变成灰黑色；焦黑色的食品、橄榄、复方甘草片等，可使舌苔变黑；杨梅酱、咖啡、茶、葡萄汁等，可使舌苔呈黑褐色改变；经常咀嚼口香糖、进食冷食或饮用各种有色的饮料，也较易染成各种不同颜色的舌苔。诊舌时，以上均应予以排除。因此，一般情况下不宜在患者进食或漱口后就立即做舌诊检查。临床上见舌苔突然改变或舌象与病情不相符合时，均应注意询问患者的饮食及服药等情况，以免造成误诊。

（三）生活习惯与嗜好

生活习惯与嗜好对舌象有很大的影响。如无刷牙习惯的人，多有口臭，且易出现黄腻苔；有刮舌习惯的人，常使厚苔变薄；习惯于张口呼吸的人，舌质大多干燥无津液；喝茶无节制的人，舌多湿润；长期吸烟的人，舌苔多呈灰黑色改变；偏爱吃辣的人，舌质多呈红色改变。

（四）季节与时间

中医学很早便认识到季节、时间等对人体生理的影响作用，据此提出了"天人相应""天人合一"学说。四季的变换、昼夜的交替等皆可使舌象有所改变。夏季天气炎热，血液循环加快，外周血管扩张，冬季则正好相反，这样必然影响到舌色的深浅变化。夏季暑湿较盛，易使舌苔变厚，易出现淡黄色改变；秋季干燥少雨，燥邪当令，舌苔多薄而干涩；冬季气候寒冷，舌常呈湿润改变。早晨刚起床时，舌苔较厚；白天进食以后，舌苔变薄；晨起时舌色黯滞略紫，活动后舌象恢复红活有神，过度活动后，则舌象正红。另外，味觉的敏感程度方面，晚上要比早晨敏锐一些。

（五）口腔因素

当牙齿残缺不全时，可使同侧舌苔变厚；装有假牙时，可因磨损的缘故，而见舌面光滑或中心极为薄弱；镶牙时，可使舌边留下齿印；经常张口，可使舌苔变干等。上述异常舌象变化，皆不能作为病理征兆对待，应注意鉴别，避免误诊。

另外，当舌有血迹出现时，应分辨是牙龈出血抑或是癫痫发作时伤舌出血以及鼻腔、内脏出血等原因所引起，须当慎认。

口腔味蕾受外界物质的暂时作用，可使舌觉发生某些变化，如：四环素片，在嚼碎后再吞服，则舌面的苦味感觉可变成金属味道而持续一段时间，即使采用漱口、刮舌苔等方法也不能一时祛除掉；某些牙膏中含有硫酸十二酯钠，刷牙后，可使酸味尝起来却为甜味。这些味觉变化都不属于味觉异常的范畴。

第二章 望舌诊病图解

舌象是指舌的各种征象，包括：舌体的颜色、质地、形状、动态、神态等；舌苔的形质、颜色等；舌体的运动与味觉等。

第一节 望舌质诊病

舌质，又称"舌体"，是舌的肌肉络脉组织（包括血管、神经等组织）。望舌质主要观察舌神、舌色、舌形、舌态4个方面的改变，以候脏腑之虚实，气血之盛衰。无论舌质如何改变，无不外乎于神、色、形、态4个方面改变的排列组合。

一、舌神辨证诊病

舌神是反映整个生命活动现象的"主宰"，主要表现在舌质的荣枯和灵动等方面。荣者，就是润泽的意思，提示有生气、有光彩。大凡红润鲜明，运动灵敏，津液充足，生机勃勃的，都是有神的表现，其病易愈，虽病亦属善候；枯者，就是枯晦的意思，提示无生气，无光彩。大凡晦暗无光，运动失灵，津液枯竭，死气沉沉的，都是无神的表现，其病难愈，是属恶候。临床上凡是舌色红活明润的，无论出现何种苔色，多属病情轻浅的表现，其预后良好；若其舌毫无血色、枯晦黯淡，不拘有苔或无苔，全无神气者，其病多属危重，预后凶险。故舌神之有无，充分反映了脏腑、气血、津液之盛衰，超脱关系到疾病预后的凶吉情况。另外，有无胃气，也是判断舌有神与否的一个重要标志。有胃气者，则舌柔和灵活；无胃气者，则舌干硬死板。

二、舌色辨证诊病

舌色是指舌质的颜色。一般可分淡白、淡红、红、绛、紫、蓝、青等诸种，其实质上可为两大类：淡红、红、绛，是红色由浅淡至深浓的几个不同档次；而紫、淡紫、蓝、青，是红色成分逐渐减少、青色成分逐渐增多的几个不同档次。正常之舌色，多呈淡红，这是由于舌为一肌性器官的缘故。胞浆内含肌红素（肌红蛋白）。肌间结缔组织内含大量的毛细血管，血运相当丰富，其血色透过白色透明的舌黏膜面，而呈淡红色。当患病时，血液成分或浓度便有所改变，或舌黏膜上皮出现增生肥厚或萎缩变薄，舌的色泽便发生改变。因此，除淡红色为正常的舌色外，其余都是辨证诊病之色。

1. 淡红舌辨证诊病 其舌色白里透红，不深亦不浅，均匀适中的，称为"淡红舌"（彩图2-1-1）。此为气血调和、上荣的表现，提示心血充足，阳气布化均匀，胃气旺盛，多属正常之舌色。

淡红舌原本是属正常人舌质的颜色，但若见于患者，则多为其病刚起，病情轻浅，或为内伤轻病，尚未伤及气血阴阳和脏腑，或为疾病转愈之佳兆，或为慢性病处于不甚严重的阶段，主表、热、实、虚。舌色大部分均较淡白，个别部位呈红色改变的，属淡白夹红舌，多属虚火内动。纯属于淡红色无苔的，则多为阴虚内热的缘故；舌质娇嫩有齿痕的，则为虚寒的缘故；淡红舌与不同苔色及苔质的厚、薄、燥、润结合起来一起分析，则所引起的病证就比较复杂。从大体来看，其苔厚、黄或灰腻的，提示为实热；其苔白滑的，提示为痰饮寒湿；其苔白而松腐，厚如积粉的，提示为痰湿、疫毒；其苔干的，提示为津伤化燥；其苔湿的，提示为中寒夹湿。演化多变，不胜枚举，应根据具体情况而做定论。

2. 淡白舌辨证诊病 其舌色较淡红舌浅淡，白多红少，甚至全无血色的，称为"淡白舌"（彩图2-1-2）。此属机体虚寒之舌象。虚者，是指气血亏虚，血液不能充分营运于舌，故舌色相应浅淡；寒者，是指阳气衰微，虽其血量不减，但阳气不足以温运血液而滋荣于舌，故舌色呈浅淡改变。

淡白舌按其红、白比例的不同可分为两大类：一类是较正常舌色浅淡，但仍可见有红色存在。如淡白湿润胖嫩舌，多属中阳气不足之故。脾阳亏损，一则化源匮乏，脏腑无以滋荣，反映于舌，故见舌色浅淡而无华；二则温运失职，血行缓慢，经脉收引，故见舌色白多而红少；三则制水无权，水湿失于运化，浸润于舌，故见舌质湿润而胖嫩。总之，舌色淡白不红，舌体明显增大，舌上水津较多，极像有过剩的水分浸渗于舌体之中，一般伴见滑腻苔，或舌边有齿痕呈荷叶边样（主要是由于舌组织水肿而致舌体胖大，压迫于齿缘上显出所致），并同时兼见脾阳亏损（腹胀、纳呆、便溏、肢寒等）和水湿潴留（水肿按之良久不起）的症状。脾阳虚衰为本，水湿潴留是标。又如淡白光莹瘦薄舌，多属气血俱虚的缘故。气虚不能生血，或血虚而后气衰，终致气血两虚，以致不能上荣于舌而出现淡白舌色，舌体瘦薄，舌苔散落。总之，其舌色较正常人浅淡，但略带淡红，舌体与常人舌体大小相似或稍小，舌质虽润但无过多的水分，初起之时，每由舌的中心先见光滑，渐向舌的四边发展，舌苔逐渐脱落，又无法续生新苔，终至全舌光滑如镜，好像刚被剥皮的鸡肉一般，故称"光莹"，即光滑洁净的意思，并同时伴见气血不足（头晕耳鸣、气短乏力、声音低微、心悸自汗、口唇淡而无华、面色白或萎黄等）的症状，属气血俱虚。另一类是全无舌色，枯白而无华，甚至连牙龈、口唇也变得苍白而无华，属枯白舌，提示阳气衰败，脱血夺气，多见于气血极度耗损或阳虚阴盛等危重病症的患者。

淡白舌的舌苔，一般为薄白苔或白腻苔，极少也可见灰黑苔或光剥无苔。临床上见出现淡白苔，必须分辨其舌体的大小，津液的润燥情况，据此来判别寒、热、虚、实，病情的轻重。淡白舌见舌体薄大的，属气虚。舌尖瘦削的，属阴阳两虚。舌面湿润而舌体胖大，舌边有齿痕的，属阳虚水湿内生，或为中焦气滞、痞胀湿满。舌色淡白而少津的，皆是由于阳气虚损不能生化津液，或阳虚水停，津液不能上承之故，临床上常见于腹中水停的患者，口舌反见干燥，欲饮水而饮之不多，可用补阳益气、生津润燥之法施治。淡白舌而有白沫，胸中有寒湿，或为冷饮瓜果所伤，治宜辛温宣利。淡白舌见津液干枯，不论是属外感温热，抑或内伤杂病，皆属难治之症。淡白舌透明光涸的，系乃阴精绝极，属难治之病。淡白舌结合舌体的大小润燥情况以及苔质、苔色来分析，其特征表现为色浅、苔薄、滑润以及舌体的胖嫩或舌苔剥落。

淡白舌在内伤杂病中较为多见。久病后常见淡白舌，提示脏气亏虚，宜施以温补之法。妇人怀孕两个月后，也可见淡白舌，宜以辛香温里之品，宣通脾胃湿滞之弊。外感热病期间或后期，或许亦可见出现淡白舌。无论是内伤或是外感热病，大凡可见淡白舌的，一般多主虚证，提示病程较长，不易一时治愈。在临床中，淡白舌因所兼苔色的不同，虽辨证诊病各异，但总不外乎主虚、主寒、主气血两亏。

西医学研究表明：淡白舌可见于慢性肝病、心功能不全、肾性水肿、甲状腺功能减退症、B族维生素缺乏症以及慢性消化吸收不良等疾病，也常见于席汉病、黏液性水肿等病症。晚期恶性肿瘤、长期消耗性发热伴出现失血、贫血以及各种原因所引起的慢性失血或急性大出血等，亦可见出现淡白舌。

3. 红舌辨证诊病　正常人的舌质本来就是红色的，但必须是全舌红活，浓淡均匀一致，才属正常舌象。若舌色较淡红色深，甚至呈鲜红色改变，犹如鸡冠状的，就称为"红舌"（彩图2-1-3）。此属热证之征兆，提示热邪亢盛、气血沸涌，舌体络脉充盈的缘故。

红舌主热。舌色愈红，提示热势愈甚。比如表热、里热、实热、虚热等，皆可见出现红舌，唯独寒证无红舌出现。若见舌色稍红或仅见舌边、舌尖略红，多属外感风热，属表热；若见舌尖鲜红有刺，多属心火上炎，属里热。若见舌色鲜红并有芒刺出现，或兼见出现黄厚苔或灰黑苔，则多属实热，为阳有余之故，是由于外感温热之邪，或风、寒、燥等诸邪传里化热，或内伤杂病脏腑阳热偏盛，以致气血沸涌，上壅于舌，络脉充盈的缘故。若见舌色鲜明，舌面干裂，或苔厚而黄或灰黑而干燥等特征，则大多病程较短，邪气严重而正气未衰，发热较高，严重者伴见神昏谵语等。阳明经证属实热，阳明腑证亦属实热。同属于阳明实热，但阳明经证多见苔白而不厚，而阳明腑证则常见黄色、焦黄色、灰黑色的厚苔覆盖，往往无法窥见其舌色改变。有时阳明腑证虽有黄、黑厚苔，但都堆积于舌面之中央，其舌之红色，仍位于舌尖、舌边而流露于外。实热之证，治宜施以清热凉血之法。若见舌质鲜红而有裂纹，或见少苔或光红无苔，则多属虚热，为阴之不足之故，由于外感温热病的后期，阴液受损，或内伤久病，阴虚化燥生热，虚火上炎于舌的缘故。由于胃气虚弱不能上蒸于舌，故舌苔少或无。舌红而不鲜明，舌面干燥而少津液，且伴见不喜饮等特征，多见于慢性消耗性疾病或温热病的后期，常伴见午后潮热，五心（两手足心与心窝部）烦热等。

红舌可见于整个舌体，亦可只见于舌体的局部。舌色大多浅淡，有部分为鲜红，按其部位的不同可分为：红在舌中，提示脾胃之火；红在舌尖、舌边，提示心肝之火；淡白夹红，多提示虚火。

在温热病发展过程中见出现红舌，一般标示着热邪渐入营分。温热病邪在卫分、气分，由于热邪亢盛可使舌质变红，但大多仅局限于舌边和舌尖部位，且舌面上大多罩有胎垢，与热在营分全舌纯红而无苔有所不同。

从发热的程度方面可辨别热势的轻、重、浅、深。故淡红、嫩红抑或是白中带红的，尚属于温邪之轻症；鲜红、深红，甚至红而兼绛的，则属温热病之重症。换句话来说，邪在气分的，则舌多淡红；邪在营分的，则舌多深红。再详细来说，单见舌尖红赤起刺，是属心火上炎所致；若见红中出现裂纹如"人"字形，此乃心火燔灼，热毒熏蒸所致；若见红舌中出现极像被虫子咬碎样的红点，那热毒就更为亢盛了。若见满舌鲜红起刺，此乃胆火炽盛而营分有热，此时急需投以清凉泻火之药施治。

还有一种舌质嫩红似新生出来一样，看上去似乎非常湿润，但扪上去却很干燥，称作"镜面舌"，并同时见十分口渴的样子，此乃津液枯竭的表现。若见舌红无苔，舌面裂纹，此属阴虚火炎之故；若见色红而不荣，且又很干燥，则属胃津已伤，气不化液，此时用药切不可过分寒凉，可采用炙甘草汤加减施治。

红舌虽然标志着温邪已由气分渐入营分，但是，倘使舌面并不干燥，舌四边色红而中心还可见黄苔或白苔，此乃上焦气分郁热，津液不能布化之故，此时切不可应用寒凉滋腻的血分药，因易引邪入里，贻误病机。

处于湿热病发展过程中的红舌，其类型虽然有多种不同，但分析其性质则不外乎于虚实两类。大凡舌色红赤鲜明的，提示热在营分，属实热证；大凡色泽不很鲜明的，提示营血不足，属虚热证。

红舌还常见于高热症以及化脓性感染症。另外，舌边发红，常见于高血压、甲状腺功能亢进症或正在发热的患者；舌尖发红，常因工作时间过长，经常性失眠，心火亢盛，以致消耗过多、体内缺乏维生素或其他营养物质所致；舌质红而有刺，似杨梅，称为"杨梅舌"，常见于猩红热或高热持续数日以上的患者。

4. 绛舌辨证诊病 红舌进一步发展，颜色更深，且红中透出紫色的，称为"绛舌"（彩图 2-1-4）。此为邪热羁留，由营入血的特征性表现。对于外感病来说，提示热入营血，或伏热内蓄于心胃，或为逆传心包之故；对于内伤病来说，提示阴虚火旺，或胃肾液竭之故。

舌质绛或有红点、芒刺，为外感病邪热深入营血之故；色绛而舌中心干，此乃心胃火燔，劫烁津液之故；若纯绛鲜泽，属邪在营血，或热入心包之故；舌绛而出现大红点，为热毒乘心之故；舌绛少苔或无苔，或有裂纹，为内伤杂病阴虚火旺之故；若见舌色绛红，舌面光亮如镜，为胃阴消亡之故；若见色绛不鲜，干枯而萎，为肾阴枯涸之故；若见舌绛而色黯或出现瘀点、瘀斑，为血瘀夹热之故。

同为绛舌，可因有苔抑或无苔，有津抑或无津而意义不同。若见舌上出现薄苔，为卫气之邪未净之故。若见舌绛而兼有黄白苔垢，乃热虽入营，而气分之邪未净。此时的舌面罩有黄苔或白苔，提示阴津虽未受耗，而气分热邪已有侵袭营分之趋势。此时宜宣卫透营两解其邪，不能单纯施以凉血之法，以防滋腻阴柔之入血分药壅热留邪，不能使气分病邪向外透达，造成闭门留寇之弊。若见舌绛而有薄黄腻苔，伴出现神志昏愦，为湿热夹血热蒙蔽心包之故，宜施以清热开窍、凉血化湿之法治疗。若见舌苔全然尽化而红绛毕露，则属邪热全入营血，此时可予尽投清血之药。若见纯绛无苔而光洁如镜，则非但心营两灼，而胃津已告竭殆尽，津液不能贯注于舌本之故，治当急用甘寒濡润、增津益液之药，大剂量频服，红活的还可有救，板滞的则就无效了。若见舌绛而润泽，则多夹有痰湿。若见舌绛而干，中心处无苔，为血热炽盛，津液耗伤所致，必当清营救液两顾其急。舌绛望之若干，手扪时则有津液的，此乃津亏而湿热熏蒸，将成浊痰，有蒙蔽心包之险。

另有一种绛舌，只能到达齿边，不能伸出口外，此为痰热内结，舌根受阻，邪气极易窜入厥阴。此类绛舌，其上必布有一些浊苔，此为膈间积有痰浊征兆，故当急以清热豁痰，宣窍通络，否则待灵窍一闭，神志遽昏，此时须加清营开窍之药。倘若内风一动，抽搐频起，又必投以清热定风之品。

另外，还须辨别温病新感与伏邪时舌绛之不同。若是外感温病，定先见白苔，舌质由红而逐步变绛，显示病邪由卫分、气分渐次传入营分、血分。若是伏邪温病，则病起即见舌色红绛而无苔，当施以清营透泄之法后，以使伏邪转出于气分，都能渐渐布上白苔。此为新感和伏邪在舌苔上的不同之处。

总而言之，绛舌有虚实之分。纯绛鲜泽者，属热入包络之故；绛而干燥者，属热邪亢盛之故；光绛如镜或干枯不荣者，属阴液亏损之故。绛舌还存在着有苔与无苔的区别，兼见黄苔的，属气分之邪未净之故；绛而其上罩腻浊或霉酱苔垢的，属兼痰湿秽浊之故。

绛舌常见于久病、重病之人，如术后、严重烧烫伤、甲状腺功能亢进症、肝硬化腹水后期、严重的结核病、败血症、恶性肿瘤的晚期以及感染性发热等的患者。

5. 紫舌辨证诊病　其色黑赤为紫。舌呈均匀的紫色改变，或紫中有绛，或紫中有青，或紫中有带灰色改变的，均称为"紫舌"（彩图 2-1-5）。此属血液瘀滞的表现，提示血行欠畅，瘀滞而呈紫。

有部分紫舌是从红绛舌发展而来的，紫中带绛称为绛紫舌，常伴见干枯少津（舌面多干燥），为营血热盛伤津，血液壅滞之故。也有部分是从淡白舌发展而来的，紫中带青，称为青紫舌，常伴见色淡而湿润（舌面多润活），为寒邪壅遏，血液凝滞，或属阳虚阴盛，气血运行欠畅之故。

血分热毒舌紫与寒邪直中舌紫，两证虽都俱见紫舌，但却一热一寒，性质不同。从病因而论，血分热毒的病因属热邪，常发生于温热病，营热不解，热邪深入血分，热深毒盛，迫血妄行。寒邪直中的病因属寒邪，或因素体虚寒，复感寒邪；或因伤寒失治，误治转属，寒邪直中，经血凝滞。从临床表现来观察，血分热毒证舌紫，见舌紫色而带绛色，或伴见裂纹，苔焦燥而起刺，并同时兼见热深毒盛动血（斑疹、吐衄、谵妄）的症状出现。伤寒直中证舌紫，见舌淡紫而带青色，舌面润滑而少苔，并同时伴见四肢厥冷、畏寒、脉迟等寒象表现。

还有因血脉瘀滞，瘀血内积而成，紫中带灰的，称为暗紫舌（舌面干燥或秽垢）。常伴见瘀点或瘀斑，可因热邪深重，津枯而血燥，血行瘀滞所致；亦可因素有瘀血，复又邪热内蕴，入于营分，血热博结，阻滞血流所成；还可因素喜饮酒，温热夹湿，湿热相并，深蕴于血中。具体舌象特征为：舌呈紫色，略带灰色，晦暗而无光彩，舌边伴见瘀点。

若长期酗酒，或恣意暴饮、暴食，酒毒、湿浊蕴积于体内，脾胃受困，严重者以致酒毒攻心，临床可见舌紫，属酒毒内蕴舌紫，可见舌深紫肿大，干枯而少津，舌面焦燥而起刺，以及脾胃湿浊内阻（口苦、呕恶、脘腹痞闷等）的症状出现。

综上所述，紫舌辨证诊病，有热、寒、瘀血、酒毒等之分。不外乎于热盛伤津，气血壅滞；或寒凝血瘀；或热邪入血，营热夹瘀；或酒后伤寒，酒食湿滞，或血蕴湿热等因素。若为紫而苔黄干燥，乃为脏腑素热之故；若为青紫润滑，则为寒邪直中之故；若为紫色晦暗，常为瘀血蓄积之故；若为紫而肿大，可因酒毒冲心之故；若为紫而中心见有白滑苔，则为醉后伤寒之故。根据舌色的不同表现和临床特征是不难予以区别的。

紫舌诊病，除瘀血、酒毒以外，以感受热毒者居多，寒证者究属少数。临床上须仔细观察其颜色之鲜晦和有神与无神。从发展变化方面来看，舌色由绛而紫，多属热极之征象；若并不由绛而变紫，仅为淡紫青滑，并无其他热象，那就属于是寒证了。

紫舌可见于心脏病、出血性疾病、血中缺氧、中毒、呼吸困难、严重感染等病症。特别需要指出的是：长期出现紫舌的人，需就医检查，以排除肿瘤病和其他严重内脏疾病的存在。

部分患者在做舌诊检查时，常因伸舌时间太长，且过分用力，以致舌面处于紧张状态时，亦可出现紫舌，缩回后即褪回原色。因此，当诊察舌色时，应嘱患者平舒伸舌，切勿过分用力，以避免造成假象而误诊失治。

6. 青舌辨证诊病 其舌色如皮肤上暴露的"青筋"色，全无红色可言的，称为"青舌"（彩图2-1-6）。此为阴寒与瘀血的舌色，提示寒凝阳郁或阳虚寒凝，内有瘀血。有瘀血而舌色青者，似如体表跌扑损伤而发青样，原理相似。

青舌所主之病：一为寒凝阳郁之故，盖由寒邪直入于里所致。寒为阴邪，阴寒而内盛，阳气郁而不宣，气血凝滞，故舌见青色。外感病见此舌的，常为寒邪直中少阴、厥阴之证；或为慢性病，屡经汗下，阳气受戕，肝肾虚衰，寒从中生之故。内伤杂病见此舌的，可为真阳衰绝之候。其辨证要点是：舌质色青，舌面略带润滑，并兼见脏腑虚寒（恶寒蜷卧、口不见渴，四肢厥逆，手足指甲唇色皆青，吐利腹痛，或下利清谷，脉沉迟而无力）的症状出现。

青色舌，似如水牛之舌，此属寒邪直中肝肾之外候，临床竟无一舌属热之因；青舌者，脉伏厥逆，而自反觉大热者，属格阳之外候，治宜白通汤［葱白、干姜、生附子（先煎）］寒服；对于小便不通者，宜重用肉桂。

青舌可见于西医学中的心功能不全、乙醇（酒精）中毒性肝硬化、艾迪生病、结节性动脉周围炎、恶性肿瘤、血中寒冷凝集素增高症等病症。

青舌者，起病急骤，并伴见四肢厥冷，面色苍白、脉沉伏等症，且饮水不多，喜温喜热，虽见烦躁不安，但其声音不扬的，相当于西医学中的急性周围循环衰竭、休克等危重病症。另外，胎死腹中的孕妇，亦可见出现青色舌。

大凡见舌青而明润的，其预后较好；舌青而枯槁的，则预后不良。

7. 蓝舌辨证诊病 其舌色如同靛蓝的，称为"蓝舌"（彩图2-1-7）。盖由血液瘀滞所引起。蓝舌属临床少见之舌色，真正的全舌色蓝者很难见到，舌体某一区域之蓝舌变化则较常见。临床上所见的蓝舌常有蓝色舌、淡蓝色舌之分。蓝色舌，常分布于舌之两侧或前半部的某一部分。淡蓝色舌，很难与淡紫舌分开看待，其蓝色常分布于舌边或全舌。

舌赤而中边带有淡蓝或深蓝条带的，亦即所谓的蓝色舌与淡蓝舌，温邪或湿温热郁不解之邪犯及中焦，则常见该舌色。罹患痰饮证者亦可见苔满滑腻，舌之前半部见出现蓝色的，此属阴邪化热之外候。

西医学中的急性胰腺炎、肺源性心脏病以及其他心血管疾病与恶性肿瘤晚期全身极度衰竭的患者，确实可见舌面出现条带状或片状蓝色、淡蓝色区域出现。

蓝而满舌滑腻的，为痰湿、痰阴，阴邪化热之外候。蓝色见于舌中质滑腻的，必定是湿邪或痰久滞，提示病情已发展到危急阶段。微蓝色而未布全舌的，可见于湿热邪未解，但更多的是部分传染、危急、死亡率较高的瘟疫病。倘若妇人妊娠而见出现蓝舌，则必定胎死腹中。下利伤阴、热入血分之危重证候，亦可能见出现蓝舌。另外还有癫痫病患者或素有胃痛之人，有时也可见出现蓝舌，此乃由于瘀血内停，肝气不舒的缘故罢了。

温病者则少见蓝舌，温病者若见蓝舌，提示病势十分危重、险恶。根据有关文献记载，瘟疫病与湿温病由于热郁不透，可能见出现蓝舌。蓝而不满舌的，为邪热鸱张，肝阴焦灼之故，宜施以平肝息风、清热解毒之法，谨防出现痉厥证。

辨察蓝舌时，应分苔之有无。若见舌色蓝而舌面尚能生苔，或黄或白，则属心、肝、肺、脾、胃阳火所攻，热伤气分，以致经不造血之故，脏腑虽伤未甚，犹可施治；若见蓝舌而无苔，无论是属何证，皆属气血极亏，病属难治。由此可见，蓝舌有苔者要比蓝舌无苔者预后要好。有苔提示胃气尚存，无苔提示胃气已亡。

西医诊断为呼吸循环衰竭的，可见出现蓝舌。变性血红蛋白症或肠源性青紫者，也可出现蓝舌。急性中毒者也可突然出现蓝舌。

三、舌形辨证诊病

舌形者，是指舌体的形状而言。观望舌形是指观察舌体形状的异常变化以诊察疾病的技术方法。异常舌形包括舌的苍老、娇嫩、肿胀、胖大、瘦薄、齿痕、点刺、光滑、瘀点及瘀斑等。观察舌形的异常改变，对于辨别脏腑气血的盛衰，疾病的寒热虚实，都有着非常重要的意义。故曹炳章先生在其《辨舌指南》一书中称："辨舌知腑病，当先视其舌形。"另外，还有部分舌形的变化，如舌菌、舌疮、重舌等，一般归属于舌体的局部病变范畴。

观望舌形改变的具体内容如下述：

1. 苍老舌辨证诊病　舌质纹理粗糙，其外形坚敛苍老（肌肉紧张度正常或较高），舌色偏暗红的，称为"苍老舌"（彩图2-1-8）。盖因邪气亢盛，正气亦不衰，故其质坚而色苍。无论舌色、苔色如何，舌质苍老的，皆属于实证。盖因热邪亢盛，气血壅实于上，正邪剧争，致使形色坚敛。故苍老舌一般主实热证。常见于急性病的极期阶段。

西医学认为：舌之苍老与副交感神经的张力减低而交感神经的张力亢进有关，使唾液浆液性分泌减少，黏液分泌取而代之。

2. 娇嫩舌辨证诊病　舌质纹理细腻，其外形浮胖娇嫩（肌肉松弛，甚至晶莹透明），舌色偏于浅淡的，称为"娇嫩舌"（彩图2-1-9）。盖由气血亏虚，不充形体，或阳虚生寒，水湿不化，以致舌体浮胖娇嫩。故娇嫩舌一般主虚寒证。常见于慢性病的后期。

舌质老嫩是舌色和舌形的综合性表现。舌色深而晦暗，舌上起刺或裂纹，或舌质纹理粗糙，或舌质干燥皱缩等，皆属于舌质老的具体表现；舌色淡白无华或娇艳无比，舌胖大而湿润，舌黏膜纹理细腻，则属于舌质娇嫩的具体表现。

舌质的老嫩主要是用来辨别疾病的虚实。《辨舌指南》指出："凡舌质坚敛而苍老，不论苔色白黄灰黑，病多属实；舌质浮胖娇嫩，不拘苔色灰黑黄白，病多属虚。"亦即舌质坚敛而苍老的，多见于实证；舌质浮胖而娇嫩的，多见于虚证。

3. 肿胀舌辨证诊病　舌体较正常舌增厚肿大，盈口满嘴，甚至舌头伸出于口外，不能回缩闭口的，称为"肿胀舌"（彩图2-1-10）。其成因主要有三：其一为心脾积热，致使血气上壅，以致舌体发生肿胀。多见舌色鲜红而肿胀。其二为素善饮酒，又病温热，邪热入血，夹酒毒上冲，以致出现舌肿。多见舌紫而肿胀，甚至伴见出现疼痛感。其三为中毒而致血液凝滞，可见舌肿胀而青紫晦暗，兼见口唇青紫肿大。总之，肿胀舌辨证诊病有三：一为血热上壅，二为酒毒冲逆，三为中毒血瘀。

在西医学中，肿胀舌常见于甲状腺功能减退症或脑垂体前叶功能亢进症所引起的肢端肥大症，以及感染发热性疾病、传染性疾病、舌炎、舌癌、舌血管疾病、乙醇（酒精）中毒、食物或药物中毒等。若见舌体充血肿胀，舌质为蓝红色，则为肝硬化的特异性表现之一。另外，还可见一种因先天舌部血络郁闭，以致舌紫而肿胀的，如舌血管瘤等病，不过临床上较为少见。此外，还可见一种舌肿满口，木硬而不能转动的，称为"木舌"，多因心火亢盛的缘故。

4. 胖大舌辨证诊病 舌体较正常舌宽大，伸舌满口的，称为胖大舌（彩图2-1-11）。盖因痰饮水湿阻滞，上泛潴留于舌体，以致舌体胖大的缘故。故舌体胖大与体内水湿过盛有关。若见舌体淡白胖嫩，苔白滑，则多属脾肾阳虚，气不化津，水湿上泛所致，多见于贫血、慢性肾炎肾病型患者；若见舌体淡红胖大，苔黄腻的，盖因脾胃湿热，与痰浊相搏，以致湿浊痰饮上溢的缘故，多见于慢性消化系统和呼吸系统疾病患者。因此，胖大舌辨证诊病不外乎阳虚气虚停滞，湿热痰饮上溢所致。

西医学认为：舌体胖大主要与血液、淋巴液回流障碍，血浆蛋白减少，组织水肿或结缔组织增生等有关。因舌体胖大后而易受到齿缘压迫，故胖大舌常伴见舌边齿痕，又称为"齿痕舌"。其临床意义与胖大舌基本保持一致。胖大舌还可见于贫血、黏液性水肿、低蛋白血症、营养不良、甲状腺功能减退症、基础代谢降低等病症。

5. 瘦薄舌辨证诊病 舌体较正常舌窄而扁平的，称为瘦薄舌（彩图2-1-12）。这是由于气血阴液不足，不能濡养舌体所致。若见舌体瘦薄，舌质淡白而嫩，多属心脾两虚，气血不足的缘故，常见于慢性贫血的患者；若见舌体瘦薄，舌质红绛而干燥，多属阴虚火旺，津液耗伤的缘故，常见于温热病后期或慢性消耗性疾病患者；若见舌体瘦薄，舌质晦暗而干枯，多属肾阴已涸，内热消烁，常见于重症患者。所以，瘦薄舌辨证诊病不外乎气血两亏，阴津不足。

西医学认为：营养不良，舌肌及舌上皮萎缩，为舌体瘦薄的主要原因，故瘦薄舌多见于慢性消耗性疾病，如严重的肺结核以及恶性肿瘤晚期等，常伴见全身瘦削。

6. 齿痕舌辨证诊病 舌体边缘有牙齿压印的痕迹，如荷叶边状的，称为齿痕舌或齿印舌（彩图2-1-13）。盖由脾虚不能运化水湿，寒湿内盛，以致舌体胖大，受牙齿挤压所造成。故齿痕舌常与胖大舌并见。主脾虚或湿盛。这其中，若见舌色淡白而湿润，舌体胖大而有齿痕，多属脾阳虚损，寒湿内盛的缘故；若见舌色淡红，舌体瘦薄而有齿痕，多属脾气虚弱，气血不足的缘故；若见舌红苔腻而有齿痕，则为湿热痰浊壅滞所引起；若见舌淡红而嫩，舌体不大而边有轻微齿痕，可为先天性齿痕舌。病中见出现齿痕舌，提示病情较轻，或为小儿，或为气血不足者。

西医学认为：齿痕舌的形成与红细胞压积增高有明显的关系。临床上常见于水肿、贫血、慢性肾炎、B族维生素缺乏、糖尿病、甲状腺疾病、舌肌张力减弱等病症。

7. 点刺舌辨证诊病 所谓的点，是指鼓起于舌面的红色、白色或黑色星点。这是由于蕈状乳头体积增大，数目增多，乳头内充血水肿所引起。大的称作"星"，小的称作"点"。其色红的，称为"红星舌"（彩图2-1-14）或"红点舌"（彩图2-1-15）；类似于草莓状的，称为"草莓舌"（彩图2-1-16）；色白的，称为"白星舌"（彩图2-1-17）或"白点舌"（彩图2-1-18）。白星舌是由于蕈状乳头肥大而发生水肿变性所引起，极像珍珠样，白色透明散在于舌中根部，可与红绛舌同时并见，提示热极伤阴或营养不良。星点舌常见于感染性、发热性疾病的极期，烧、烫伤后，以及慢性消耗性营养不良等病症。

所谓的刺，亦即舌面上的软刺及其颗粒，是由于蕈状乳头增大、凸出，并形成尖峰所致。其形如同芒刺，摸之棘手，故称为"芒刺舌"（彩图2-1-19）。芒刺舌常见于高热、猩红热、重症肺炎等患者。

点与刺极为相似，时常并见，故可合称为点刺舌。多见于舌边、舌尖部。常为邪热亢盛，充斥舌络所引起。一般点刺愈多，其邪热愈甚。点较为轻，刺较为重。舌生点刺兼有舌苔出现的，提示实热内结；舌生点刺少苔、无苔的，提示热盛气阴大伤，临床上尤为常见。

西医学认为：点刺舌可见于各种发热、感染性疾病或大面积烧伤的患者。

无论见出现红点、白点或黑点，皆因热毒炽盛，深入血分的缘故，可见于温热病的极期。红点多主瘟毒入血，或热毒乘心，或湿热蕴于血分。白点多属脾胃气虚而热毒攻冲，乃将糜烂之先兆。黑点多属血中热甚而气血壅滞，或胃热已极，将发斑疹之兆。

舌生芒刺，总属邪热亢盛内结的缘故。故《望诊遵经》指出："舌生芒刺者，热结甚也。"可根据芒刺出现的不同部位，分辨邪热所在的脏腑。如舌尖出现芒刺，为心火亢盛；舌中出现芒刺，为胃肠极盛；舌边出现芒刺，属肝胆火旺；舌根出现芒刺，多属下焦有热。根据点刺的颜色不同，可估计气血运行情况以及疾病的程度。点刺鲜红的，提示血热；点刺绛紫的，提示热盛而气血壅滞。根据起刺部位的不同还可分辨邪在气分或营分。舌有芒刺而兼见焦黄苔的，提示气分热极；舌有芒刺而舌绛无苔的，则属热入营血，阴分已伤。

8. 光滑舌辨证诊病 舌面光滑无苔，洁如镜面的，称为"光滑舌"，又称作镜面舌、光莹舌（彩图2-1-20）。主要是由于胃阴枯竭，无法上潮或胃气大伤，不得上熏于舌而引起。若见舌淡白而光滑，提示脾胃损伤，气血两亏；若见舌红绛而光滑，提示水涸火炎，胃肾阴液枯竭。舌面光洁而无苔，毫无生发之气的，不论出现何种舌色，皆属胃气将绝之危候。

西医学认为：光滑舌常见于慢性消耗性疾病或温热病的后期，以及恶性贫血、B族维生素缺乏、癌瘤晚期等病症。

9. 瘀点（斑）舌辨证诊病 舌面上见出现大小不等、形状不一的青紫色或紫黑斑点，并不凸出于舌面的，称为瘀点舌（彩图2-1-21）或瘀斑舌（彩图2-1-22）。瘀点舌或瘀斑舌这一名词在目前的中医学文献中尚未见及，一般都放在青紫舌中作论述，但严格来说，舌生瘀斑较青紫舌更为深黯，略带黑色。因此，有必要专列阐述。

舌见瘀点、瘀斑，对于外感热病来说，提示热入营血，气血壅滞，或将要发斑之故；对于内伤杂病来说，则多属血瘀之征。形成瘀血的原因，有出血而致瘀停，有气滞而成血瘀，也有因舌本身出血，久而出现瘀斑的，部分患者也可因先天生来就有该斑。临床上常根据瘀斑出现于舌体的不同部位，来辨别瘀血停留的相应部位，如舌尖瘀斑，属心痹瘀阻，舌两边瘀斑，属肝胆瘀阻等。瘀点舌或瘀斑舌的治疗原则是活血化瘀，如兼有气滞的，宜理气活血；兼气虚的，宜补气活血。若出生以来即有瘀点、瘀斑，则不必治疗。

四、舌态辨证诊病

舌态，亦即舌体运动时的状态表现。舌体活动灵捷，伸缩自如的，属正常舌态，提示气血充足，经脉通调，脏腑功能旺盛。常见的病理性舌态可有舌体痿软、强硬、㖞斜、颤动、吐弄与短缩等。

1. 痿软舌辨证诊病 舌肌萎缩，舌体软弱，屈伸无力，不能随意伸缩回旋的，称为痿软舌，又称作舌痿（彩图 2-1-23）。大多是由于气血虚极，阴液亏损，舌肌筋脉失其所养而致。若见舌痿软而淡白无华，多为慢性久病，气血虚衰的缘故；若见舌痿软色红而干，则多属外感病的后期，热极伤阴，或内伤杂病，阴虚火旺；若见舌痿软而红绛少苔或无苔，多为肝肾阴亏所致。

西医学认为：痿软舌常见于唾液分泌减少、神经系统疾病、舌肌无力等病症。

2. 强硬舌辨证诊病 舌失柔和，板硬僵直，屈伸不利，或不能自如转动，称为强硬舌，又称作"舌强"（彩图 2-1-24）。由于舌具有调节发音的功能，故舌体强硬时，必伴有语言謇涩不清。其成因有二：一为外感病，多属热入心包，扰乱心神，舌失主宰而失其灵活；或因高热伤阴，筋脉失养，或因热毒攻冲，舌体肿大，致使舌体失其柔和而强硬。二为内伤病，多属痰浊内阻，蒙蔽心窍，或是肝风夹痰，上阻舌络所致。常为中风之征兆。若是舌体强硬而色红绛少津的，多见于热邪亢盛；若是舌体强硬而舌苔厚腻的，多见于风痰阻络；若是舌体强硬而肢体麻木、眩晕的，多为中风之先兆，常伴语言不清、半身不遂的，则为中风后遗症。

西医学认为：舌强硬多见于神经系统严重损害，如颅脑感染、脑卒中、严重脑部受伤、肝昏迷等。

3. 㖞斜舌辨证诊病 伸舌时舌体偏向一侧，或左或右，称为㖞斜舌（彩图 2-1-25）。一般舌的前半部㖞斜较为明显。大多是由于肝风内动，夹痰夹瘀，痰瘀阻滞一侧经络，受阻侧舌肌弛缓，收缩无力，而健侧舌肌则如常，故伸舌时向健侧㖞斜。故㖞斜舌主中风或中风之先兆，偏左者病在右，偏右者病在左。

西医学认为：㖞斜舌常见于脑卒中、舌下神经损伤、面神经炎等病症。舌伸出时偏向一侧，是舌下神经受损的重要特征性表现。

4. 颤动舌辨证诊病 舌体震颤抖动，不能自主，称为颤动舌，又称作"舌战"。较轻的，仅伸舌时颤动；严重的，不伸舌时亦见抖颤难宁。动则属风，故颤动舌主动风，大多是由于热盛、阳亢、阴亏、血虚等使燔灼肝筋，或肝筋失养，舌脉拳急所致。新病舌栩栩扇动而舌绛紫的，多属热极生风的缘故；久病舌蠕蠕微动而舌淡白的，多属血虚动风的缘故；舌颤动而色红少津的，多属肝阳化风的缘故；舌颤动而色红少苔的，多属阴虚动风的缘故；酒毒内蕴者，亦可见舌体颤动不已。

西医学认为：颤动舌常见于脑卒中、感染性疾病的高热期、甲状腺功能亢进症、动脉粥样硬化症、帕金森病等。

5. 吐弄舌辨证诊病 舌体伸长，吐露于口外，弛缓不能立即回缩的，称为吐舌；舌体频频伸出于口外，但又立即缩回，或舌舐口唇四周，时时不已的，称为弄舌。其前者伸出时间较长而慢慢收回，其后者稍微伸出则又立即收回。皆是由于心脾有热，热灼津伤，肝筋失养，引动肝风，舌脉动摇不宁所致。吐舌者，多见于疫毒攻心，或正气已绝，往往全舌色紫；弄舌者，多见于动风先兆，或小儿智能发育不良。

6. 短缩舌辨证诊病 舌体卷短紧缩，不能伸出于口外，甚至不能抵齿的，称为短缩舌

（彩图 2-1-26），并常伴见舌痿软。是为热极、邪陷三阴、风邪夹痰、梗阻舌根的具体表现，无论因虚、因实，皆是属于危重征兆。舌短缩而色青紫湿润的，大多是由于寒凝经脉，舌脉挛缩所致；舌短缩而色淡白无华的，大多是由于气血虚衰，血虚而舌失所养，气衰而舌失其用，以致舌缩不伸；舌短缩而色红绛且干的，大多属热盛伤津，筋脉拘急所致；舌短缩胖大而苔腻的，大多属风痰阻络，经气阻滞所致。还可见一种先天性舌系带过短，亦影响舌体伸出的，称为绊舌，临床无辨证意义。

西医学认为：短缩舌常见于急性心肌梗死的休克期、肝性脑病、乙型脑炎深度昏迷的患者。

五、舌的其他病变

舌的其他病变有舌疔、舌疮、舌痈、舌菌、重舌及舌衄等。

（1）舌疔：舌体出现豆粒状或樱桃状红色或紫红色的疱，且质地坚硬而疼痛的，称为"舌疔"（彩图 2-1-27）。多由心脾火毒上攻所致。

（2）舌疮：舌体表面溃破，出现一个或多个细小疮疡的，不论疼痛与否，皆称为"舌疮"（彩图 2-1-28）。若是由心经火毒上攻而成的，疮多凸出于舌面而疼痛；若是由下焦阴虚，虚火上浮而成的，则疮多凹陷不起且不痛。

（3）舌痈：舌体生痈，色红高起肿大，往往延及下颏红肿硬痛的，称为"舌痈"。大多是由于热毒炽盛，攻血腐肉而成。舌上生痈，舌红少苔的，多属心火上炎；舌下生痈，舌红或绛的，多属脾肾积热的缘故。

（4）舌菌：舌生恶肉，头大蒂小，溃烂恶臭无比的，称为"舌菌"。多是由于心脾积火，上灼于舌所引起。

（5）重舌：舌下皱襞肿起，似又生出一小舌的，称为"重舌"。大多是由心经热毒外发，或外邪引动心火，以致舌下血络壅滞肿起，故重舌主心脾郁火，或时邪引动内热。

（6）舌衄：舌体出现点状或线状出血，称为"舌衄"。大多是由心经热极，迫血妄行所造成，亦有因肺热、胃热、肝火或脾虚不能统血所造成的。其辨证诊病不外乎心火、肝火、胃热、阴虚阳浮和脾虚。大凡出血如同泉涌，或如线，或红尖舌出血，舌鲜红或肿胀的，多是由于心火旺极，或心经热毒壅盛，或热伤心包，以致血热妄行上溢。胃热舌衄，舌干黄而便秘；肝火上冲，多见舌上出血，舌边红绛，舌肿木硬而兼出现眩晕、胁痛。若为脾虚、气虚失于统摄出血的，则多见舌衄而舌质淡白胖嫩。阴虚阳浮者，多见出现嫩红光莹舌或淡白夹红舌。此外，还应注意辨别抓伤或咬破出血所致的舌衄。

第二节 望舌苔诊病

舌苔，是指散布在舌面上的一层苔状物。正常人的舌苔一般色白而均匀，干湿适中，舌面的中部与根部稍为厚胖，其余部位则较为薄削，舌苔由脾胃之气上熏凝集而成，是反映消化功能状况、胃气盛衰的重要标志。病理变化的舌苔，因有胃气强弱与病邪性质的不同，或夹有饮食积滞之浊气，或系邪气上升而致，故其表现各不相同。望舌苔主要是观察苔质与苔色两个方面的具体变化，以了解疾病的性质、病位的深浅和邪正消长的情况。无论舌苔如何发生变化，无外乎于苔质、苔色这两个方面变化的排列组合。

一、苔质辨证诊病

苔质，是指舌苔质地、形态。望苔质主要是观察舌苔的厚薄、润燥、腐腻、剥落、偏全、真假等性状的变化。

1. 厚薄苔辨证诊病 透过舌苔能隐隐见及舌体的，称为"见底"，属薄苔（彩图2-2-1）；不能透过舌苔见及舌体的，称为"不见底"，属厚苔（彩图2-2-2）。苔的厚薄是以"见底"和"不见底"为标准的。

正常的苔垢分布于舌面，一般是薄而匀称的，或者在舌的中部与根部稍为厚些，这是由于中、根部内应于胃肠，故该处略为厚些，此即胃气熏蒸上承之故。相反，如果中、根部无苔，或者极少，则是"胃阳不能上蒸，肾阴不能上濡"的具体表现。若见中、根部的苔特厚，常常是胃肠内有湿浊积滞的病理性反映。

临床上观察舌苔的厚薄，有助于了解邪气的浅深与邪正的盛衰。一般来说，疾病初起病邪在表，病情较轻的，舌苔多薄；而病邪传里，或内有饮食痰湿积聚的，则多见出现厚苔。薄苔属正常的舌苔，说明胃有生发之气。在疾病当中，若见于外感疾病，病邪在表，提示其病初起，病情尚浅；若为内伤疾病，提示病情较轻，胃气未伤。厚苔主外邪入里，或内有宿食痰浊停滞，表示胃气夹湿浊、痰浊、食浊、热邪等熏蒸积滞舌面所致，说明里滞已深，病情较重。

另外，辨其舌苔之厚薄，对于了解病势的进展及预后也很有意义。舌苔由薄而转厚，表示邪气渐盛，或表邪入里，属病进；舌苔由厚而转薄，或舌上复生薄白新苔，提示正气胜邪，或内邪消散外达，属病退征象。舌苔的厚薄转化，一般是逐渐变化的过程，如薄苔突然增厚，说明邪气极盛，迅速入里；舌苔骤然消退，舌上无新生舌苔，属正不胜邪，或胃气暴绝。

2. 润燥苔辨证诊病 舌苔润泽有津，干湿适中，不滑不燥，属"润苔"（彩图2-2-3）；舌面水分过多，伸舌欲滴，扪之湿滑，属"滑苔"（彩图2-2-4）；舌苔干燥，扪之无津，甚则舌苔干裂，属"燥苔"（彩图2-2-5）；苔质粗糙，望之枯涸，扪之碍手，属"糙苔"（彩图2-2-6）。

临床上观察润燥，主要是了解津液的盛亏和输布情况。润苔属正常舌苔，是胃津肾液上承、布露于舌面的具体表现。若病中见及润苔，说明体内津液未伤，如风寒表证、湿证初起、食滞、瘀血等。滑苔是水湿之邪内聚的具体表现，主痰饮，主水湿。如寒湿内侵，或脾阳不振，不能运化水液，寒湿、痰饮内生，随其经脉上溢于舌，便出现水湿过剩的滑苔。燥苔：一是体内津液已伤的具体表现，如高热、大汗、吐泻之后，或过服温燥药物，导致津液不足，舌苔失于滋润而干燥；二是津液输布障碍的具体表现，如痰饮、瘀血内阻，阳气为阴邪所遏，不能蒸腾津液濡润舌苔而见燥苔。糙苔常由燥苔进一步发展而成，同时舌体往往也偏干，此属热盛伤津之征兆；舌苔由燥转润，是热退津复，或饮邪始化，病情好转之征象；舌苔由润而变燥，表明热重津伤，或津失输布，或邪从火化。但当湿邪传里，阴邪遏阳，气不化津时，可见苔反干燥，热邪传入血分，蒸动阴液，或虽病热但夹有痰湿的，可见苔反而润的表现，临床上须结合其他症状来加以辨别。

3. 腐腻苔辨证诊病　苔质致密，颗粒细小，融合成片，如涂有油腻一样，中间厚而边周薄，紧贴于舌面，揩之不去，刮之不脱的，属腻苔（彩图2-2-7）；苔质疏松，颗粒粗壮，根底松浮，其形如同豆腐渣堆铺舌面，周边与中间皆增厚，揩之易去的，属腐苔（彩图2-2-8）。

临床上观察舌苔的腐腻主要是测知阳气与湿浊消长的具体情况。腻苔多属湿浊内盛，痰饮停聚，阳气被遏所致。主湿浊、痰饮、食积、薄腻，或腻而不板滞的，属食积或脾虚湿困，阻滞气机；黏腻而厚，口中发甜的，属脾胃湿热，邪聚上泛；白腻而滑的，属痰浊、寒湿内阻，阳气被遏，气机阻滞；黄腻而厚的，属痰热、湿热、暑湿等邪内蕴，腑气不畅。概括而言，白腻属寒湿，黄腻属湿热。腐苔大多是由阳气热有余，蒸腾胃中秽浊之气上泛，聚积于舌面而成，常见于食积肠胃、痰浊内蕴兼肠胃有热的病证。临床上多见于危重患者或疾病后期的患者，属预后不良的表现。

若见脓腐苔出现，提示内痈或邪毒内结，为邪盛病重的具体表现；若见病中腐苔渐退，又续生薄白新苔，属正气胜邪，病邪消散之征兆；若见腐苔脱落，不能续生新苔，属病久胃气衰败，属无根苔。

临床上还可见出现"霉腐苔"，常表现为舌上出现白色的腐点，或波及整个舌面，严重者可蔓延至整个口腔，揩之即去，旋又复生（彩图2-2-9）。一般来讲，霉腐苔并非真正的舌苔，而是因为体内正气不足，亦即机体免疫功能低下，口腔内的真菌大量繁殖所引起。该类舌苔一般见于久病、重病或机体免疫功能低下的人，比如老人、小儿、放化疗患者；也可因抗生素、肾上腺皮质激素使用不当，以致机体或口腔正常菌群紊乱，使真菌大量繁殖并迅速蔓延开来。

4. 剥落苔辨证诊病　舌面上原本就有舌苔，在患病过程中舌苔全部或部分脱落，脱落处光滑无苔而可见舌质的，称为剥落苔（彩图2-2-10）。根据剥落部位的不同又有不同的称呼。舌前半部苔剥落的，称为"前剥苔"；舌中部苔剥落的，称为"中剥苔"；舌根部苔剥落的，称为"根剥苔"；舌苔多处剥落，舌面仅斑驳残存少量舌苔的，称为"花剥苔"；舌苔周围剥落，仅剩留中心一小块的，称为"鸡心苔"；舌苔全部剥落，舌面光洁如镜的，称为"镜面苔"；舌苔剥落形状不规则如地图，边缘突出，界线清晰，剥落部位时有转移的，称为"地图苔"；舌苔剥落处，舌面不很光滑，仍见新生苔质颗粒，或可见出现舌乳头的，称为"类剥苔"。

剥落苔的形成，是由于胃气匮乏，不能上熏于舌，或胃阴枯涸，无法上潮于舌的缘故。主胃气不足，胃阴枯竭，气血两虚。舌红苔剥，属阴虚；舌淡苔剥或类剥苔，属血虚或气血两虚；镜面舌色红绛的，属胃阴枯竭、胃乏生气的具体表现，属阴虚重证；舌色白如镜，甚则毫无血色的，属营血大虚，阳气虚衰，病重难治；舌苔部分脱落，未剥落处仍有腻苔的，属正气已虚，湿浊之邪未化，邪恋不去，病情较为复杂。剥苔的范围大小，多与气阴或气血不足的程度有关。剥落的部位，多与舌面脏腑分布相对应；舌苔前剥，多属肺阴不足；舌苔中剥，多属胃阴不足；舌苔根剥，多属肾阴枯竭。

总之，观察舌苔的消长剥落变化，不仅能测知胃气、胃阴的存亡，亦能反映邪正盛衰，判断疾病的预后。舌苔从全至剥，为胃的气阴不足，正气渐衰的表现；舌苔剥落之后，复生薄白之苔的，属邪去正胜、胃气渐复之吉兆。

辨舌苔的剥落还应与先天性剥苔加以区别。先天性剥苔是生来就有的剥苔，其部位常在舌面中央"人"字形界沟之前，呈菱形，多因先天发育不良所引起。

5. 偏全苔辨证诊病 舌苔遍布舌面的，称为"全苔"（彩图2-2-11）；舌苔仅布于舌的前、后、左、右某一局部的，称为"偏苔"（彩图2-2-12）。

舌苔的偏全，是指舌苔在舌体上的分布；观察舌苔分布的偏全情况，可诊察病变之所在。若见全苔，提示邪气散漫，多属湿痰阻滞；若见舌苔偏于某处，提示邪气局限，多属舌所分候的脏腑有邪气停聚。若见舌苔偏于舌尖部，属邪气入里未深，而胃气却已先伤；舌苔偏于舌根部的，属里邪虽退，而胃中积滞依然存在；舌苔仅见于舌中的，属痰饮、食浊停滞中焦之故；舌苔偏于左或右的，可能是由于肝胆湿热之类的疾患，或邪在半表半里的缘故。正常舌苔薄而均匀，中根部稍厚。中根部少苔的，是属胃阳不能上蒸，肾阴不能上濡，阴精气血皆伤。若见舌中根部有苔，为素有痰饮，或胃肠积滞的缘故。

偏苔与剥苔的鉴别：偏苔为舌苔分布上的病理表现，并非剥苔之本来有苔而剥落，以致舌苔显示偏于某处。因一侧牙齿脱落，摩擦减少而使该侧舌苔较厚的，亦与病理性偏苔有所区别。

6. 真假苔辨证诊病 舌苔紧贴于舌面，刮之难去，像从舌体长出，刮后留有苔迹，不露舌质的，称为真苔，又称作有根苔；舌苔不紧贴舌面，刮之即去，不像舌所自生而似浮涂于舌面，刮后无垢而舌质光洁的，称为假苔，又称作无根苔。

判断舌苔之真假，以有根、无根为标准。真苔，由于脾胃生气熏蒸食浊等邪气上聚于舌面而成，苔有根蒂，故舌苔与舌体不可分离；假苔，由于胃气匮乏，不能续生新苔，而已生之旧苔逐渐脱落舌体，浮于舌面，故苔无根蒂，刮后无垢。辨别苔之有根或无根，如直接观察有疑问时，可用刮苔的方法来加以区别。如苔很难刮去，或能刮去而仍留垢迹，如糨糊一层，不能显露舌质的，则属有根；若苔刮脱极易，刮去后舌面光滑洁净，全无苔垢的，则属无根苔。

辨明舌苔之真假，可判断疾病的轻重与预后好坏。凡病之初、中期出现假苔，属表分浊气所聚，辨证诊病浅而轻；出现真苔且厚的，属胃气壅实有所闭藏，辨证诊病深而危重。病之后期出现假苔，属胃无生气之逆证；若见出现真苔，提示胃气尚存，虽属久病，预后亦佳。新病出现假苔，提示邪浊渐聚，病情较轻；久病出现假苔，提示胃气匮乏，不能上潮，病情危重。若见舌面上浮一层厚苔，望之无根，刮后却见已生出一层新苔，是其病向愈之善候。

观察假苔应注意：其一，清晨舌苔满布，饮食后苔即退去，虽属假苔，并非无根，此属无病之苔。若退后苔少或无苔，则属里虚。其二，有苔有色，刮之则去，恙属轻浅；若揩之即去，则病更轻。其三，若见厚苔一片而无根，其下不能续生新苔，则属原有胃气，其后胃气虚乏，不能上潮于舌。以上多为过服凉药伤阳，或过服热药伤阴之故。

二、苔色辨证诊病

苔色，是指舌苔的不同颜色。望苔色主要是观察苔色的具体变化。苔色的变化主要有白、黄、灰、黑4种。

1. 白苔辨证诊病 舌面上附着的苔垢呈白色的，称为白苔（彩图2-2-13）。白苔有厚薄之分：透过舌苔可见及舌体的，称为"薄白苔"（彩图2-2-14）；不能透过舌苔见及舌体的，称为"厚白苔"（彩图2-2-15）。

白为最为常见的苔色。正常的白苔，在舌中央与根部，薄白而干湿适中。得病时，白苔一般提示表证、寒证。多见于外感风寒、风湿等病位在表之证以及阳虚内寒之证。

当感受外邪，病尚在表而未传里时，舌苔往往不起明显的变化，而仍见薄白苔。故临证时，薄白苔可作为病邪在表而未传里的佐证。

白苔一般虽主表、寒，但因所兼的苔质和舌色不同，而有寒、热、虚、实之分。

苔薄白，色淡红的，属正常舌苔；兼见恶风或恶寒等外感症状的，则属外感风寒的表寒证。苔薄白而湿润，水津较多的，属表邪外束，痰饮内停之故。苔虽薄白而湿润，但舌色淡白，并伴神倦肢冷等见症的，属阳虚内寒的虚寒证。苔薄白而润滑，且特别湿润的，属外感寒湿，或脾肾阳虚，寒湿内停，水湿上泛之故。苔薄白而欠润，舌边尖红，多属风热表证。苔薄白而干燥，色淡红，且仍有恶寒发热症状的，属表邪未解，肺脏津伤，或为燥邪犯表之故；若见舌尖发红，则为风热伤津，或心肺之火正旺。苔薄白而舌色淡紫，属阳虚内寒，气血凝滞之征。苔白厚而滑或腻，属湿浊痰饮内停，或寒湿停滞，或为伤食而胃肠积滞，系痰湿食浊之气上泛之故。苔白厚而干燥，若见于内伤杂病，多属胃有宿食停滞，腐浊之气上泛而生或胃燥气伤；若见于湿热病，则属湿热之邪由表入里，里蕴湿热之兆。白苔的厚与薄，可辨风寒邪气之轻与重；白苔的干与湿，可辨津液的伤与未伤。

苔白厚如积粉，满布全舌，扪之不燥（积粉苔），属瘟疫或内痈等病，系秽浊湿邪与热毒相结而成。苔白而糙裂如同砂石，扪之粗糙（糙裂苔），属燥热伤津，阴液亏损。其形成盖由于温热邪气过盛，化燥入里迅速，苔色来不及转黄，津液已经大伤。这种特殊的白苔提示：白苔还可主热证。因此，不可教条地局限于白苔主表、主寒的模式上。

目前在临床上所见苔白的病种，一般为急性传染病的早期阶段，如伤寒、流行性感冒、肺炎以及其他热性传染病的早期；全身性器官系统中，以消化系统疾病所见白苔最多，其次为循环、泌尿、生殖、呼吸、造血与内分泌系统的疾病。

2. 黄苔辨证诊病 舌面上附着的苔垢呈黄色改变的，称为"黄苔"（彩图2-2-16）。根据苔黄的程度，有淡黄苔、深黄苔和焦黄苔之不同：淡黄苔，又称作"微黄苔"（彩图2-2-17），多是由于薄白苔转化而来，提示病变已由寒（六淫中的寒）而化热；深黄苔，又称作"正黄苔"（彩图2-2-18），苔色黄而深厚，提示病变由表入里（病情加重或病期延长）；焦黄苔，又称作"老黄苔"（彩图2-2-19），是正黄苔中夹有灰黑色苔，属胃家实热之兆。黄苔还有厚薄、润燥、腐腻等苔质方面的变化。黄苔多布于舌中，亦可布满全舌。

黄苔一般提示病已入里，邪已化热，属胃气夹热邪熏灼于舌的缘故，多见于脏腑里热，或温病气分有热之征兆。一般苔色愈黄，反映热邪愈重。淡黄属热轻，深黄属热重，焦黄属热极。由于黄苔主里、主热，故常与红绛舌并见。

薄白苔中兼见黄苔，属外感表证正在化热传里，但尚未完全入里的表现。苔由白而转黄时，一般认为，有一分白苔即有一分表证，带有一分黄苔便带有一分里证，必待舌苔全黄不白时，邪才完全入里。

苔薄黄而润，属外邪入里，气分初热，邪热不甚，尚未伤津。苔薄黄略干，虽其邪热不甚，但津液已伤。苔黄厚而润，属内蕴湿热。苔黄厚而干，属邪热炽盛，津液大伤。舌苔老黄而燥裂，恰似"锅巴"状的，属邪热极盛伤津，热邪与肠中燥屎等有形之邪相结的里实热证。苔黄厚而腻，如涂鸡蛋黄似的，属湿热蕴结，或痰湿内停而化热，或食积热腐，热邪与痰饮湿浊互结，湿热熏蒸于上所引起。若见舌淡胖嫩且苔黄滑润，则应考虑阳虚水湿不化的可能。

西医学认为：黄苔常见于各种感染性疾病，如肺炎、脑膜炎、胸膜炎、盆腔炎、阑尾炎等，以及胃癌、食管癌与鼓胀等疾病。

3. 灰苔辨证诊病　舌面上所附着的苔垢呈浅黑色改变的，称为"灰苔"（彩图2-2-20），常由白苔晦暗转化而来，或与黄苔同时并见。苔色渐黑则为灰，苔色深灰则为黑。

灰苔一般主里证，常有寒热之分。常见于里热证，或寒湿证。苔灰而干（多与黄苔兼见或由黄苔转化而成），多为热炽伤津，见于外感热病；或为阴虚火旺，常见于内伤杂病。灰苔而黏腻的，主痰湿内阻，温病兼夹痰湿证。苔灰而滑润（多与白苔兼见或由白苔转化而来），多为痰饮内停，或寒湿内阻。灰苔滑润，兼吐利脉细，亦主阳虚有寒之阴证。邪热传里，时疫、郁积、蓄血等，均可见灰苔。

灰苔与黄苔同时并见时，要进一步观察舌面是何部位为黄苔，是何部位为灰苔，因为不同部位其辨证诊病不同。若舌尖灰而根黄，属热转厥阴；若舌中灰而边黄，属脏腑本热，毒疫复中脾胃所引起；若灰中丛生芒刺，则多属实热又误服温燥之品；若根灰中黄舌赤，多属胃肠燥热所引起。

另外，灰苔辨证诊病有寒、热、痰湿的不同，临床还需结合舌质、舌面润燥及其他证候共同审察、辨证而治。

西医学认为：灰苔常见于疾病的严重阶段，如化脓性炎症、白血病、败血症等疾病的严重阶段。

4. 黑苔辨证诊病　舌面上附着的苔垢呈黑色改变的，称为黑苔（彩图2-2-21）。多是由于灰苔或焦黄苔发展而来。灰苔与黑苔只是颜色浅深不同，苔灰其病较轻，苔黑其病较重。一般黑色愈深，病情就愈重。

黑苔的形成，其一是因里热炽盛，热从火化，津液损伤，苔色由黄而转黑，从而形成干燥黑苔。多主里实热证。故苔焦黑干燥，舌质干裂起刺的，无论是否属外感内伤，皆为热极津枯之证。舌尖黑苔而干，舌根无苔的，属心火自焚。舌根黑苔而燥的，属热在下焦。舌中苔黑而燥，且兼见腹满硬痛的，属肠中有燥屎之故。舌中苔黑而燥，牙床唇口俱黑的，属胃将败坏之兆。若见黑苔而坚敛焦刺，属阳亢阴竭，胃肾津液干涸之兆。若见苔黑生刺，望虽干燥，但却渴不多饮，舌质淡白而嫩，则属假热真寒之证。其二是阳虚阴寒，舌质淡白，上有薄润的黑苔，此黑色呈淡黑色，较热极之黑色淡，舌上则嫩滑湿润。其三是因久病及肾，动乎根本，以致肾水本色上泛，舌苔黑而较为干燥，但不如热极之焦黑，舌体较瘦，且有一般肾亏里证，而无发热，则属阴虚肾水不足之证。

无论是黑而干燥苔还是黑而润滑苔，皆属里证，其病多较危重。当然审察黑苔时，仍须与舌质的神、色、形、态及脉证合参，方能正确判断所患疾病。

如病初起则发热胸闷，全舌苔黑白滑润，外无险恶之症的，大多是因胸膈素有伏痰的原因，病情并非十分严重。苔黑而无神，则属凶险之兆。另外，亦有因食物污染、吸烟而致黑苔的，其在临床上多无重要的意义。

第三节　望舌脉诊病

舌脉，是指舌下络脉、细络，即舌系带左右两侧的舌深静脉（彩图 2-3-1）。正常的舌下络脉隐现于舌底，脉色淡紫，脉形柔软，绝不粗胀，无弯曲紧束之状，也无分支和瘀点。正常的舌下细小络脉脉色淡红，呈网状分布，因其表面有黏膜遮盖，故不甚清晰。望舌脉，是从舌腹面观察舌下络脉、细络的变化，其中包括荣枯、色泽、形态等，以了解机体的盛衰、病邪的性质、病位的深浅、病势的进退的一种诊病方法。它与传统的从舌背观察舌体、舌苔的舌诊内容相辅相成。

首先，望舌脉应望其神，即荣活润泽的，属有神；枯夭晦滞的，属无神。脉形柔软，颜色鲜活，无粗胀瘀滞，无弯曲分支，舌体运动灵活的，属有神；反之，则属失神。舌脉苍白失荣的，属心脾两虚，元阳虚惫之征兆；红而变细的，属阴精耗损之象。

其次，望舌脉应望其色。正常情况下，舌脉的颜色呈淡紫色。若见舌脉色淡，依稀可见两条浅蓝静脉，多属血虚、阳虚或寒凝，使血行不畅，不能上荣于舌的缘故，故主虚证或寒证；若见舌脉青紫或紫黑，常因气血瘀滞，运行不畅所造成，故主寒凝血脉或血瘀；若见舌脉色赤或紫绛，可因热盛，气血沸涌充盈络脉或热入营血所致，故主热证。

望舌脉还应观望其形，主要观察其粗细、长度，有无分支和瘀点等。正常舌脉，其管径不超过 2.7mm，长度不超过舌尖至舌下肉阜连线的 3/5，隐现于舌黏膜之内，颜色淡紫，无怒张、紧束、弯曲、增生，排列有序。绝大多数为单支，极少有双支出现的。支络呈粉红色网络分布。若见舌脉充盈、隆起、饱满、怒张，管径增粗或弯曲，侧支多或延长，支络曲张或有出血点、瘀血点等，往往提示病理状态。无不外乎气滞血瘀，痰热互结，寒凝血脉，血热妄行等所引起的"瘀"象。其形成原因有气滞、寒凝、热郁、痰湿、气虚、阳虚等，需结合其他症状做综合分析。

综合舌脉的"神""色""形"做分析，舌脉短而细，色淡红，周围小络脉不明显，舌色和舌下黏膜色偏淡的，多见于气血不足，络脉不充。舌脉粗胀，最粗端的管径大于 2.7mm 或其长度超过舌下肉阜至舌尖的 3/5，或舌脉呈青紫、紫红、绛紫、紫黑色，或舌下细小络脉呈暗红色或紫红色网状，显露于舌下（称为瘀血丝），或舌脉曲张如紫色珠子般大小不等的结节等改变，都属血瘀之征。根据其色青紫、淡紫、紫红，分别确认瘀血属气滞、寒凝、气虚还是热壅。其舌脉颜色青紫，其形粗长或怒张的，说明气滞血瘀，或痰瘀互结；其色淡紫，其形粗大或怒张的，说明寒邪凝滞或气虚血瘀；其色紫红，其形怒张的，说明热壅血滞。总之，其形成原因可有不同，需结合其他症状进行分析。

根据临床观察，舌脉不像舌质、舌苔那样易被外界因素干扰，而且对体内的病理性改变较为敏感，往往在舌质尚未发生明显变化之前就已出现异常。因此，舌脉是分析气血运行情况的重要依据。这对于推断诸如肺心病、冠心病、肝病、肿瘤等瘀血性疾病的发生、发展具有重要的诊断意义。罹患高血压的患者，其舌脉变化非常明显，随其年龄的增长，可见出现舌脉增粗、延长、扩张、侧支较多以及色泽呈深紫色等变化益甚。肝硬化患者，其舌脉主络怒张，当食管静脉结扎后怒张即消失。但持续 4~5 年后则静脉又见怒张，反映了门静脉高压引起的侧支循环状况，慢性肝炎患者活动期时，可见舌脉增粗，另加青紫舌、舌边夹有瘀点、瘀斑，合称为"慢性肝炎三联征"。舌脉异常还可作为糖尿病瘀血证早期辨证的关键指标。

望舌脉变化是候气血津液盈亏瘀畅的敏感性指征。以慢性肺源性心脏病（肺心病）、肿瘤、再生障碍性贫血（再障）3个病种为例加以说明。观察中发现三者均发生舌脉变化，但各具舌脉的不同特点。其肺心病的舌脉特点是：舌脉主络饱满，隆起变粗，呈柱状弯曲；支络呈弥漫性曲张，出现广泛性瘀点。肿瘤的舌脉特点是：主络呈粗枝状隆起；支络呈局限性曲张，瘀点亦较为局限。两者舌脉虽各不同，但舌脉颜色则皆呈青紫或紫黑色，反映的皆是气血瘀滞的病理实质。而再障的舌脉特点是：主络、支络均呈凹陷状变短，色泽浅淡，反映的是气血亏虚的病理性实质。这其中支络的变化较主络尤为明显而迅速。望舌脉的要点概括起来是：寒证舌脉色青紧束；热证舌脉紫黑粗张；虚证舌脉浅淡而短；实证舌脉色深而长。

望舌脉对痰瘀同治具有临床指导意义：津煎为痰，血滞为瘀。痰瘀均为津血的病理产物。在老年病及肿瘤的治疗上，痰瘀同治是一条途径，而望舌脉对于痰湿瘀阻、瘀血瘀积之证非常敏感，故望舌脉对于正确使用痰瘀同治法将从诊断上开拓一条新途径。望舌脉对于补法的应用提供诊断指征。由于临床上气虚、血虚、气血两虚及津亏血少等，往往表现为络脉空虚。虚证舌脉多凹而短，色泽短浅。提示根据不同病因，分别采取益气生血，或养血以充络，或养血兼益气，或健脾补肾等补法。由于"虚久多瘀"，且有虚寒、虚热之别，故当详辨其别。

望舌脉对某些疾病的预后有一定的参考价值。对于血瘀证中舌脉变化比舌面瘀点、瘀斑敏感而迅速。因此，望舌脉对防止出血性倾向等并发症的发生具有指导性意义。

第四节　望舌纹诊病

一、舌纹与色泽、色脉及舌质、舌苔的关系

（一）舌纹与色泽的关系

舌纹的色泽一般随其病机的发展变化而由浅入深，由淡转重（浓）。色泽鲜明，一般以红色最为常见，提示其病较轻，或为初病。色泽黯黑，以青蓝、赤黄、紫黑最为多见，提示由轻病、小病发展成重病、大病，甚至危重病直至死亡。故通过观察色泽可辨别所患疾病的轻重、危急情况。

（二）舌纹与色脉的关系

运用舌纹辨证诊病是舌诊的一种方法，而舌诊又是中医望诊的重要组成部分。舌诊虽然也可通过舌质、舌苔、舌态、舌纹预测还未发生的疾病，但这（包括所有的望诊）毕竟是机体内外、组织器官与自然环境相结合后的一种或一方面的病理信息。因此，诊病除进行望诊外，还必须结合问诊、闻诊、脉诊才能全面、准确地分析、归纳病情变化，进行合理的治疗。《素问·移精变气论》载："色以应日，脉以应月。"指的是人体的色泽离不开太阳的普照，人体阳气的变化也同样离不开阳光的照射，人体的色脉可随其日月的影响使其阳气与阴气发生一定的变化，机体生命的维持离不开阳光、空气。所以诊病时必须重视

"色脉合参"。又载："临床诊病、观死生、决嫌疑是应'理色脉而通'。神明，合之金、木、水、火、土。四时、八分、六合均离不开其常；变化相移，以观其妙，以知其要。"充分说明了色脉合参的重要。《素问·脉要精微论》指出："切脉动静而视精明，察五色，观五脏有余不足，六腑强弱，形之盛衰，以此参伍，决死生之分。"这里的"参伍"指的是四诊合参。《类经》亦载："凡诊病必须合色脉内外，阴阳表里，虚实寒热之情无所循，而先后缓急，真假逆从之治必无善，故可决生死之分。"在诊断疾病时，无论是五色五脉，也无论四诊合参，其重要之处即是能合其色脉，这里的"合"是指统一、一致，只有形神统一，色脉一致，才能对病机做出正确的判断。

（三）舌纹、舌质与舌苔的关系

机体的病理变化是一个非常复杂的整体性变化与发展过程。因此，在掌握舌质、舌苔的基本变化以及辨证诊病的同时，还应注意相互间的关系。在一般情况下，察其舌质重在辨别正气的虚实，当然亦包括邪气的性质；察舌苔重在辨邪气的深浅与性质，亦包括胃气的存亡情况；察舌纹重在辨别具体是什么纹，出现的部位，病情的吉凶等。正如《医门棒喝·伤寒论本旨》所载："观舌本，可验其阴阳虚实；审苔垢，即知其邪之寒热浅深也。"这里的舌本即舌质。另外，血病观其质，气病观其苔，吉凶观其纹。如《形色外诊简摩》载："若推其专义，必当以舌苔主六腑，以舌质主五脏。"并指出"舌质如常，舌苔虽恶，胃气浊秽而已。舌质既变，即当察其色之死活，活者，细察底里、隐隐犹见红活，此不过血气之有阻滞、非脏气之败坏也；死者，底里全变干晦枯萎，毫无生气，是脏气不至矣；所谓真脏之色也"。这里是说，舌质与舌苔的不同区别，需要分开来观察，但两者又是密切联系的，必须合参才能全面认识病情的变化。正如《伤寒指掌》所载："如舌苔白而厚或兼干，是邪已到气分；白内兼黄，仍属气分之热。""舌苔边红，此温邪入肺，灼干肺津。"可见舌质与舌苔如影随形，是非常密切的。而舌纹是舌面上出现的裂纹，一般见舌纹出现就预示着病情加重，其纹越大、越多、越粗、越深，提示病情越重、患病时间越长、致病因素越多、脏腑间相互影响越大，治疗也就越复杂。

二、舌纹辨证诊病的临床意义

舌纹，是指舌面上出现的裂纹，一般情况下出现于舌面，但也可局限于舌边、舌侧、舌中部、舌根、舌底。通过对舌纹的观察、分析，可辨明五脏之虚实，气血之盛衰，正如《辨舌指南》所载："辨舌质，可辨五脏之虚实；视舌苔，可察六淫之浅深。"临床上结合舌质、舌苔、舌形、舌态的各种复杂变化，为辨明外感抑或内伤等病提供了重要的诊断依据，从中医学的四诊、八纲、脏腑、十二经、卫气营血等辨证理论的方法来看，舌纹所表现出来的病理信息都是客观存在的。舌纹可用作预测将要发病的最早信息指标，如舌面上出现"丰"状纹、"川"状纹等舌纹，并见舌体胖大，舌质紫红，舌边红，舌苔出现白腻苔或白腐苔转为黄腻苔等，便能得知是肝病传脾，临床上出现脾大。亦有少数患者，肝功能检查值正常，脾也不大，在这种情况下，根据舌纹的表现却能诊断出将要形成的肝病或已经形成的肝病。所以舌纹能够准确地反映疾病的早期信息，尤为可贵的是，舌纹可用来进一步探知患者病情的安危情况，如伤寒病患者，全身发热、无汗、头痛、大便干结、小便黄赤，观察其舌纹，粗大而深刻，非常明显。当舌纹色泽由明转暗，提示邪气入深；当舌纹色泽由暗而转明，提示病情有好转。对于久病者来说，轻病、小病之舌纹则色泽明润；重病、大病之舌纹同色泽暗滞。舌纹浅，小白而润，提示胃气较为旺盛；舌面光滑而无苔，且见小纹，是无胃气或胃气大伤的表现。舌纹呈红、黄变，提示热证；舌纹色白，提示寒证、实证。在急性病中，舌纹常明亮、光彩；在慢性病中，舌纹多暗滞无光。风热病因无湿邪，故舌纹常白润而细小。湿热病的舌纹常为多而粗大。血液循环不畅，舌纹则呈青紫变；门静脉高压，舌纹呈黄紫赤变。病在气分，舌纹白变；病在血分，舌纹红变。病初在表舌纹细小，纹色明亮；病久在里，舌纹多粗大而重浊。体内有瘀血或病毒，舌呈多点纹或悬针纹。消化系统有病变者，常呈"丰"状纹；呼吸系统有病变者，常呈"八"状纹；神经系统有病变者，常呈尖点纹；内分泌系统有病变者，常呈"水"状纹。发病时间较短，舌底无异纹和青筋；病重或久病者，舌底青筋暴露；危重病患者，舌纹粗大而色黑；火盛者，舌干而少纹；寒盛者，舌湿润而纹较多。另外，舌纹异常与季节也有一定的联系，如春季舌纹常呈青色，夏季舌纹常呈赤红色，秋季舌纹常呈白色，冬季舌纹常呈黑色。在一般情况下，舌纹色白，提示阳虚、气虚，常见于贫血、营养不良、妇女白带增多等。舌纹淡红属常色，一般提示病刚初起，病轻或表证。舌纹色红，提示热证，外感病、温病等。舌纹见多点纹，提示热毒或湿热。若点纹深重，则提示瘀血证。舌纹呈绛色，提示外感病，多属中风，或阴虚火旺，见于高热、肝昏迷或中风等病症。舌纹淡青而湿润，一般提示瘀血证，绛而发青一般提示气血壅滞，常见于呼吸、循环系统疾病和血管血凝等。由于舌纹变化多端，所以要因人而异进行分类分型辨证分析，并结合中医四诊收集的资料，才能全面、准确地掌握病情状况。当舌面出现尖点纹、"八"状纹，且舌质淡、苔白而润滑，脉滑而数时，一般提示心脏病或心功能不全（心力衰竭）；舌苔湿润，一般提示脾阳虚损，水湿上泛或外感寒湿。舌面正中出现"丰"状纹、鱼骨纹，舌质淡，舌形瘦小，舌左边发红，苔薄白或右边青紫，苔黄而厚，舌尖，则提示气血不足，肝胆郁热或脾不统血之病症。舌纹色赤，舌质红紫，苔焦黄，一般提示血液疾病，如贫血、出血或白血病等。舌中出现"人"状纹、大蝎子纹，舌体肥大，舌边出现齿痕纹，苔白或白腐苔，一般提示气虚血瘀或风、火、痰、湿为患，临床常见于心脑血管疾病、血液病等。总而言之，舌纹的出现与五脏、六腑，特别是消化系统、血液循环系统的关系最为密切。

三、舌纹与脏腑、三焦的辨证

（一）舌纹与心、小肠的辨证

心居于胸中，心包络围护于外，其经脉下络小肠，两者相互为表里，主血脉，又主神明，开窍于舌，小肠则分清泌浊。心病有虚实之分，虚证多由久病伤正、禀赋不足、思虑过度等因素引起，多见舌尖呈小水纹、乱水纹、"丁"状纹、小针纹；舌尖见小水纹，苔腻，一般提示心阳受损，心阴血亏耗；舌中见粗深纹，舌尖见"丁"状纹，苔厚白腐，大多是由痰阻、火扰、寒凝、瘀滞、气郁等所引起，临床表现为心悸怔忡、心烦、心痛、不寐多梦、健忘、谵语等，治宜清心除烦，健脑安神。

（二）舌纹与肺、大肠的辨证

肺居于胸中，下络大肠，与大肠相表里。肺主气，司呼吸，主宣发肃降，通调水道，外合皮毛，开窍于鼻；大肠主传导，排泄糟粕。肺病有虚实之分，虚证表现为气虚与阴虚，实证表现为风寒燥热等邪气侵袭或痰湿阻肺，临床表现为咳嗽、气喘、咯血等。大肠病表现为湿热内侵、津液不足以及阳气亏虚等，临床表现为便秘与泄泻。

1. 肺气虚 见舌纹细小，舌尖见横纹，伴见舌质淡苔白，自汗，脉虚。临床可用补肺润燥汤治之，药取牛蒡子、马兜铃、杏仁、葶苈子、薄荷、黄芪、大枣、沙参等施治。

2. 肺阴虚 见细小舌纹纵横出现于舌尖，伴见舌质红，干而津少，无苔，脉细数。临床可取阿胶、牛蒡子、沙参、太子参、青蒿、百合、地黄、玄参、贝母、桔梗、甘草等治疗。

3. 风寒束肺 一般不见舌纹，舌质淡，苔白，脉浮紧，无汗。临床常用麻黄汤加减服用，药取麻黄、桂枝、杏仁、甘草、牛蒡子、当归、川芎、白芍、羌活等施治。

4. 寒邪客肺 舌中见纵纹，较干燥，苔白，脉迟缓。临床常用定喘汤加减施治，药取白果、麻黄、款冬花、桑白皮、半夏、杏仁、苏叶、葶苈子、百合、地黄、玄参、贝母、桔梗、甘草等治疗。

5. 痰湿阻肺 舌见横纹，舌质淡，苔白腻，脉滑。临床常取陈皮、半夏、橘红、茯苓、白术、薏苡仁、苏子、炙百部、前胡等施治。

6. 风热犯肺 舌纹多见细小横纹，舌尖红，苔薄黄。临床常取黄芩、生石膏、知母、粳米、薏苡仁、金银花、连翘、大青叶等施治。

7. 热邪壅肺 舌尖见细小纵纹，舌质红，苔黄，大便干结，脉滑数。临床常取全瓜蒌、蒲公英、黄芩、半夏、橘红、贝母、生石膏等煎汤内服。

8. 燥邪犯肺 舌尖见横纹，舌质红，苔黄，脉数。临床常取天门冬、麦门冬、杏仁、马兜铃、知母、玄参等煎汤服用。

9. 大肠湿热 舌纹粗深，一般出现于舌中，苔黄，脉滑或濡数。临床常取大黄、芒硝、天门冬、知母、生石膏、黄芩、苦参、槐花、地榆、锁阳、枸杞子、肥玉竹等施治。大肠液亏，加芒硝、麻子仁、杏仁、桃仁；肠虚滑泄，加炒扁豆、肉豆蔻、吴茱萸、五味子、黄连等。

（三）舌纹与脾胃的辨证

脾胃同属中焦，经脉互为络属，具表里关系。脾主运化，胃主受纳腐熟，脾升胃降，共同完成食物的消化吸收与输布，为气血生化之源、后天之本。脾统血，主四肢、肌肉的功能活动。脾胃病证有寒热虚实之分，脾病以阳气虚，运化失调，水湿痰饮内生，不能统血最为常见；胃以受纳腐熟功能障碍、胃气上逆为主要病变。脾胃有病最常见的症状为：腹痛、腹胀、便溏、泄泻、水肿、出血等，胃病常见胃脘部不适、疼痛和呕吐、呃逆等症状。

1. 脾气虚 舌中见"丰"状纹且较大，但舌纹较浅，舌质淡，苔白，脉迟缓。临床常用四君子汤，药取人参、白术、茯苓、甘草、炒扁豆、龙眼肉、香附、缩砂仁、陈皮等施治。

2. 脾阳虚 舌中见小水纹，且较深，舌质淡胖大，苔白滑，脉沉迟无力。临床常用四君子汤加人参、肉豆蔻、五味子、吴茱萸、木通、泽兰、车前子、香附、赤小豆、桂圆肉、佛手等施治。

3. 中气下陷 舌中见小龟纹，舌质淡，苔白，脉细弱。临床常用四君子汤加倍人参量，再加黄芪、葛根、升麻、柴胡等施治。

4. 脾不统血　舌中见大龟纹或深裂纹，舌质淡，苔白，脉细弱。临床常用四物汤去川芎，即当归、熟地黄、白芍，加半枝莲、茜草、焦栀子、棕榈炭、黄芩炭、藕节、白花蛇舌草等施治。

5. 寒湿困脾　舌中见"水"状纹，舌质淡，舌体胖，苔白腻，脉濡数。临床常取藿香、佩兰、厚朴、缩砂仁、香附等施治。

6. 湿热蕴脾　舌中见"川"状纹、满舌纹，舌质红，苔黄，脉濡数。临床常取茯苓、泽泻、薏苡仁、蒲公英、白花蛇舌草、夏枯草、败酱草、木通施治。

7. 食滞胃脘　舌中见悬针纹，苔厚腻，脉滑。临床常取牵牛子、槟榔、枳实、大黄、焦三仙、山楂、鸡内金、大腹皮等施治。

8. 胃寒　舌中见"水"状纹，舌质淡，苔白滑，脉迟缓。常取缩砂仁、香附、石榴皮、厚朴、白术、茯苓、莱菔子、半夏等施治。

9. 胃热　舌中见纵横纹，舌质红，苔黄，脉滑数。临床常取生石膏、牡丹皮、升麻、石斛、黄连、海螵蛸等施治。

（四）舌纹与肝胆的辨证

肝位于右胁部，胆附于肝，其经脉相互络属，故有表里之称。肝主疏泄，又主藏血，在体为筋，开窍于目，其华在爪。胆贮藏、排泄胆汁，以助消化，并与情志活动有关。肝之病证，常有虚实之分。虚证多见血虚、阴伤，实证多见郁火亢盛以及寒邪湿热等邪侵犯，肝病的常见症状为：胸胁、少腹胀痛、窜痛，烦躁易怒，头昏脑涨，肢体震颤，手足抽搐，以及眼疾、睾丸腹痛、月经病等。胆病的常见症状为：口苦、心悸不寐等症状。治疗常用中药为：蒲公英、茵陈、连翘、五味子、虎杖、泽兰、佩兰、龙胆、柴胡、板蓝根、大青叶、生地黄、黄连、黄柏、红花、没药等。

1. 肝气郁结　舌边见多点纹、"川"状纹，舌质淡，苔厚腻。临床常取广木香（后下）、沉香、檀香、三棱、莪术、全瓜蒌、桃仁、红花、大黄、佛手、厚朴、枳实、香附、缩砂仁、土鳖虫、水蛭、地龙等施治。

2. 肝火上炎　舌边见"十"状纹或纵横纹，舌色多为紫红色，舌质红，苔黄，脉弦数。临床常取蒲公英、田基黄、紫花地丁、柴胡、龙胆、黄芩、黄连、黄柏、半枝莲、白花蛇舌草、决明子、菊花、茺蔚子、青葙子、天花粉、芦根等施治。

3. 肝血虚　见出现纵横裂纹、龟纹，纹较粗深，舌质淡，苔白，脉弦细。临床常取墨旱莲、女贞子、桑葚、阿胶、生地黄、鸡血藤、枸杞子、麦门冬、天门冬、沙参、鳖甲、龟甲等施治。

4. 肝阴虚　舌中部见浅水纹，舌质红而少津，脉弦细数。临床常取女贞子、胡黄连、沙参、黄芪、石榴皮、泽兰、佩兰、青蒿、地骨皮、当归、知母等施治。

并须注意：肝阴虚与肝火上炎虽均有热象表现，但前者属虚热，后者则属实火。

5. 肝阳上亢　多见实心纹、双直纹、曲虫纹，舌质红，少苔或无苔，脉细数。多因肝肾阴虚，肝阳失藏，或焦虑恼怒，火气内郁，暗耗阴津，阴不制阳等所致。临床常取赤石脂、代赭石、五味子、沉香、石决明、决明子、覆盆子、枸杞子、黄精、当归、阿胶、鸡血藤、天麻、蜈蚣、羚羊角、地龙等治疗。

6. 肝风内动　舌中见来蛇纹、去蛇纹、蜈蚣纹，舌质红，苔白腻，脉弦有力等。临床常取羚羊角、全蝎、钩藤、蜈蚣、地龙、白芍、刺蒺藜、僵蚕、狗脊片、制首乌、龙眼肉等施治。

7. 寒凝肝脉　舌边见"水"状纹，舌中见实心纹、锁链纹，舌质淡，苔白滑，脉沉弦或迟缓。临床多见于疝气，或小肠下垂至阴囊部而导致气胀坠痛，常取海藻、昆布、橘核、小茴香、川牛膝、雷丸、怀山药、三棱、莪术、郁金、当归等治疗。

8. 肝胆湿热　舌中见纵横纹、曲虫纹，舌质红，苔黄而腻，脉弦数。临床常取怀山药、炒扁豆、茯苓、白术、秦艽、泽泻、薏苡仁、苦参、黄柏、蛇床子、地肤子、椿根白皮、金樱子、芡实、荆芥等施治。

9. 胆郁痰扰　临床症见头晕耳鸣，口苦呕恶，胸闷胁胀，舌苔黄腻，脉弦滑。临床常取大黄、青礞石、法半夏、制南星、胆南星、橘红、陈皮、枳实、茯苓、白术、郁金、龙胆草、紫草等治疗。

（五）舌纹与肾、膀胱的辨证

肾位于腰部，左右各一，其经脉与膀胱相互络属，故两者相为表里。肾藏精，主生殖，为先天之本，主骨生髓充养脑部，在体为骨，开窍于耳，其华在发，又主水，并有纳气功能；膀胱具有贮存尿液与排尿的功能。肾藏元阴、元阳，为机体生长、发育之根本，脏腑功能活动之本，若有所耗伤，则诸脏皆病，故表现为肾阳虚、肾阴虚、肾精不足、肾气不固、肾不纳气等方面。而膀胱之病，多见湿热为患。临床常取鹿茸、肉苁蓉、巴戟天、盐菟丝子、紫河车、制首乌、蛤蚧、冬虫夏草、仙茅、当归等施治。

1. 肾阳虚　舌中见双环纹、六花纹、圆心纹，但其舌纹较细浅，舌质淡，舌体胖，苔白，脉沉弱。临床常取鹿茸、海马、海龙、人参、益智仁、淫羊藿、杜仲等治疗。

2. 肾阴虚　其舌纹表现与肾阳虚基本相同，但舌纹深粗，舌质红面少津，脉细数。临床常取沙参、西洋参、玉竹、黄精、鳖甲、龟甲、鹿角胶等施治。

3. 肾精不足　舌根见较深的"水"状纹、雪花点纹，舌质淡红，脉细弱或沉迟。临床常取山萸肉、五味子、盐菟丝子、五倍子、金樱子、锁阳、沙苑子、巴戟天、韭子、益智仁、芡实等治疗。

4. 肾气不固　舌根见纵横纹、干裂，舌质红，苔白。临床常取西洋参、太子参、人参、党参、天门冬、甘草、枸杞子、女贞子、鳖甲等治疗。

5. 膀胱湿热　舌中见纹中纹、六花纹，舌质红，苔黄腻，脉数。临床常取瞿麦、萹蓄、木通、滑石、茵陈、车前子、香薷、藿香、佩兰、谷精草等施治。

（六）舌纹与三焦的辨证

自从清·吴鞠通的《温病条辨》以上、中、下三焦论述温病以来，三焦辨证便为温病辨证的主要方法，它是在汉·张仲景《伤寒论》及清·叶天士关于卫气营血理论的基础之上，结合温病而总结出来的。上焦包括手太阴肺经与手厥阴心包经之证候，中焦包括足阳明胃经与足太阴脾经之证候，下焦包括足少阴肾经与足厥阴肝经之证候。

1. 上焦病证　舌尖见"丁"状纹，舌质红，少苔或无苔，寸口脉独大，伴见身热自汗，口渴，或咳嗽，午后热甚。临床常取桂枝、白芍、生姜、葛根、淡竹叶、黄连、生地黄、芦根、黄芩、麦门冬等治疗。

2. 中焦病证 舌中见粗针纹、"丰"状纹，纹粗而深，舌焦苔黄，脉细而濡数。临床常取茯苓、白术、枳实、厚朴、大黄、马齿苋、光桃仁、延胡索、木通、灯心草、槟榔、牵牛子、商陆等施治。

3. 下焦病证 舌根见"水"状纹、纵横纹，纹细而深，舌质绛红，苔少或无，脉虚弱无力。临床表现见手足心热者，常取地骨皮、胡黄连、制鳖甲、茵陈等治疗；临床表现为口干舌燥者，常取麦门冬、天门冬、葛根、西洋参等治疗；临床表现见手足蠕动或筋失所养而拘挛者，常取威灵仙、伸筋草、狗脊片、桑葚、鸡血藤、泽泻、炒僵蚕、地龙、乳香、没药、丹参等药施治；患者体质偏于阴虚而抗病力强，感受病邪又为湿热、湿毒、风湿、冬温、温疫等，若顺传中焦，则多从燥化而治，提示为阳明燥化证；若传入下焦，则发展为肝肾阴虚证。若患者体质偏于阳虚而抗病能力较弱，感受邪气又为寒湿，并顺传中焦，则宜从湿化，而成为太阴湿化证；若传入下焦，则发展成为湿久伤阴证。

四、五脏疾病的舌纹分布与规律

（一）心系疾病的舌纹分布与规律

心系疾病的舌纹主要分布在舌尖。主要舌纹有尖点纹、圆珠纹、"川"状纹、"小"状纹、齿痕纹、小针纹和各种舌纹的综合纹等。其纹有大、小、疏、密之分，色泽有明、亮、黯、夭、青紫之不同。尖点纹一般与温病、白血病、心脏病、病毒、瘀血等有关；圆珠纹、齿痕纹、"川"状纹、小针纹一般与风心病、冠心病、心绞痛、心肌炎等有关。

（二）肺系疾病的舌纹分布与规律

肺系疾病的舌纹大多单一出现于舌中尖部。舌纹大多为字形纹，如"川"状纹、"口"状纹、"山"状纹等综合舌纹。若出现其他兼症，则字形纹、象形纹、苔纹同时出现。

字形纹大多分布于舌尖之上、舌中之下部位，其纹多位于舌面中上部位。肺病舌两边一般少见舌纹，舌纹有粗细、深浅、长短、大小之分；色泽有枯、润、明、黯之别。凡在舌上肺部的舌纹一般与温病、病毒性感染和呼吸系统疾病有关。

（三）脾胃病的舌纹分布与规律

脾胃病的舌纹常见出现于舌面正中，大小适中。舌纹形状较多，常见的有字形纹、象形纹、苔纹、舌下纹等，一般有悬针纹、"十"状纹、太阳纹、鱼骨纹、多点纹、齿痕纹等。

如舌纹既大又长，上至舌根，下至舌尖，则多为肺、心、肝、肾同病。一般出现于舌面正中的脾胃病舌纹与脾胃的阴、阳、表、里、寒、热、虚、实等变化有关，时间越长，病情就越严重。

（四）肝病的舌纹分布与规律

肝病的舌纹主要分布于舌两边或舌偏侧部位。在五脏疾病中，舌纹分布属最多、最复杂且最明显。常见的舌纹有齿痕纹、边点纹、左、右撇纹、纵横纹（龟纹、梯田纹、"王"状纹、"丰"状纹、蜈蚣纹、鱼骨纹）等。如若肝病病程较长，久治不愈，则易影响其他脏腑的功能，从而出现各种综合纹或较大的舌纹。

（五）肾病的舌纹分布与规律

肾病的舌纹主要分布在舌根。其分布的舌纹主要有：蚕豆纹、根点纹、月牙纹、交叉纹、大蝎子纹、字形纹、象形纹、苔纹等。"肾为先天之本，脾属后天之本"，故肾有病容易影响到全身各脏器，而出现诸多病变。

第五节　察舌觉诊病

舌觉：其一是指舌的味觉，包括舌的辣、甘、淡、酸、苦、咸等味觉，是由分布在舌面的味蕾和味觉神经所控制的；其二是指舌的感觉，包括舌的冷、热、痛、痒等感觉，是由分布于舌背黏膜的舌神经和舌根黏膜的舌咽神经所控制的。换句话来说，舌觉的内容包括舌的化学性感觉（如甘、苦、咸等）以及舌的物理性感觉（如冷、热、痛等）。察舌觉是通过对舌的味觉和感觉的询问，以辨别疾病的一种诊断方法。察舌觉虽不属于望舌范畴，但属于舌诊的范畴之内。舌觉异常以自我感觉异常为主，而感觉是望舌所不及的。望舌以视觉察舌，而察舌觉以询问诊舌。对患者自述的异常舌觉，进行认真的综合分析，可以了解推断病情，作为重要参考依据。察舌觉不仅可查出疾病来，而且还可推断其病情的程度。舌觉改变轻微的，提示病轻；舌觉改变明显的，提示病重。此外，舌觉的增减还可提示疾病的进退情况。舌觉的异常与舌体、舌苔、舌脉的变化共同反映着舌的病理变化，对于指导临床判断疾病具有重要的意义。因此，对舌觉的诊察，没有理由被列于舌诊内容之外而摒弃不用。下面介绍常见的各种舌觉与诊病情况。

一、舌味觉诊病

俗话说得好，"鼻闻香臭，舌尝五味"。酸、甜、苦、辣、咸五味的信息，是靠舌面上密布的细小乳头，称为舌蕾的味觉细胞来进行传递的，当食物的可溶性有味物质与味蕾相接触时，味蕾里的细胞纤毛就会将感觉信息传送至大脑皮质味觉中枢，从而产生味觉。味觉感受器即味蕾，主要分布在舌体乳头上。不同的乳头，所含味蕾的数目并不一致，以舌尖、舌侧及舌体后部占多数，而舌体中部感受器较少，味觉较为迟钝。不同部位的味蕾的味受体是不相同的，对于不同的刺激物有不同的敏感区。舌尖对甜最为敏感，舌尖两侧对咸最为敏感，舌体两侧对酸最为敏感，舌根对苦最为敏感。味蕾对各种味和敏感程度也不相同。人分辨苦味的本领最高，其次为酸味，再次为咸味，而对甜味则最差。有的人在进食时舌上会感觉到异于常人的味道，或者未进食舌上也有异常的感觉，这便就是舌觉异常，很有可能是体内潜藏疾病的一种信号，应当引起医生和患者本人的密切注意。

1. 舌辛诊病　舌辛，是指自觉舌有辛辣味，或伴舌上有麻辣感出现。辛辣味是咸味、热觉和痛觉的综合性感觉。故自觉口辣的患者舌温可能偏高。当室温在 18 ~ 22℃时，正常人的舌温大多是在 33 ~ 35℃，口辣患者的舌温则偏高，有时可达 36℃以上。另外，舌黏膜对咸味和痛觉都较为敏感。临床上舌辛较为少见，多为肺热壅盛或胃火上炎所引起。

西医学认为：舌辛在高血压、神经症、围绝经期综合征以及长期低热者中，有时可能见及。

2. 舌甘诊病　舌甘，是指自觉舌有甜味，此时即使是饮白开水亦感觉味甜。甘味入脾，故舌甘与脾关系密切。多因过食辛辣炙煿厚味之品，滋生内热或外感邪热蕴积于脾胃，脾胃湿热与谷气相搏，热蒸上溢于舌所引起。故该类舌甘，须施以芳香化湿醒脾之法治疗。

少数舌甘是由于年老或久病伤及脾胃，引起气阴两伤，虚火内生，迫津上溢所致。舌甘，但舌苔满薄净，口中涎沫亦见稀薄的，见于老年阴虚者。舌甘常见于消化系统功能紊乱或糖尿病患者，前者是因为消化系统功能紊乱引起各种消化酶的分泌异常，尤其是唾液中的淀粉酶含量增加，将淀粉分解为葡萄糖，刺激舌上味蕾而感觉口舌甜，后者则是由于血糖值增高，唾液内糖分亦增高，因而感觉口中发甜。

3. 舌淡诊病　舌淡，是指自觉口中无味，亦即舌上味觉减退，或味觉迟钝而不敏锐，不能品尝出饮食的滋味感觉。多与脾失健运有关，或为脾胃湿阻，或为脾胃气虚，亦可见寒证。

西医学认为：舌淡多见于炎症的初起期或消退期，以肠炎、痢疾以及其他消化系统疾病多见，还见于大手术后的恢复阶段。内分泌疾病以及长期发热的消耗性疾病、营养不良、维生素与微量元素锌的缺乏、蛋白质及热量摄入不足的患者，也常见有口淡无味感的，这是因为这类疾病可使舌味蕾敏感度下降而造成口淡无味。此外，口淡无味、味觉减弱甚至消失，还可能是恶性肿瘤患者的特征性表现之一。因此，中老年人发生原因不明的味觉突然减弱或消失时，要高度警惕罹患恶性肿瘤的可能。当然，这要与老年人味蕾退化，牙齿残缺不全使咀嚼不充分，甚至囫囵吞咽，食物不能和味蕾充分接触而导致食不知味的区别开来。

4. 舌酸诊病　舌酸，是指自觉舌上及口中时有酸味，甚者闻之就有酸气。舌酸应与吞酸相鉴别：吞酸是指胃中酸水上泛；舌酸则是自觉有酸味，而无酸水泛出。酸属肝味，舌酸属肝胆热邪侵脾，肝热上蒸所致。以脾虚肝旺者居多，土虚木乘亦可作酸，或暴食伤脾，食积肠胃，肝脾不和，浊气上泛所致。

西医学认为：舌酸多见于胃炎，胃、十二指肠溃疡。与胃酸过多有关。

5. 舌苦诊病　舌苦，是指自觉舌上有苦味出现。《本草纲目·百病主治药·口舌》将口苦称为"舌苦"。苦属胆味，胆汁分泌排泄与肝之疏泄有关。在正常情况下，胆汁的分泌与排泄，在肝的疏导下，循经下泄，而不上逆于口，故无舌苦的症状。苦属火，火气亢盛则为苦。故口苦与肝胆有热有关，多属肝胆经内有郁热，胆热一蒸，胆气上溢或肝移热于胆所引起。

据临床观察，舌苦多见于肝热证、肠胃热证等。在西医学中，则属急性炎症的表现，以肝、胆炎症为主，常与胆汁的代谢有关。舌苦还可见于恶性肿瘤患者，恶性肿瘤患者对甜味食物的味觉阈值升高，而对苦味食物的味觉阈值降低，因而进食甜的食物也会感觉舌苦，这与患者舌部血液循环障碍和唾液内成分改变有关。经常熬夜或抽烟的人，早上醒来亦会感到口苦。

6. 舌咸诊病　舌咸，是指自觉舌上有咸味出现，犹如口内含盐一般，甚者有咸味痰涎排出。咸属肾味，口咸多属肾阳虚惫不摄，寒水上泛，或肾阴虚，虚火逼肾液上溢而引起。

西医学认为：口咸多见于慢性咽喉炎、慢性肾炎、神经症或口腔溃疡等。有时测定口咸病人的唾液，可见钠、钾、钙、镁等氯化物含量增多，pH 偏于碱性反应。

诚然，味觉的感受阈值常因人而异，个体判别很大。因此，味觉异常必须结合本人的味觉习惯、阈值情况，加以综合判断。此外，气候的影响、内外的环境、情绪的稳定、睡眠情况、吸烟饮酒、口腔炎症、特别嗜好以及药物反应等，都可导致味觉异常，临床须加以仔细鉴别。

二、舌感觉诊病

1. 舌温觉诊病　对冷或热的刺激有感觉，如水太烫、菜太热、汤太冷等，皆属于正常的感觉。若无冷热的刺激，舌体却出现冷或热的感觉，称为舌温觉异常，如舌热、舌下冷等。临床所见，口热多伴舌痛或肿。舌灼热疼痛是指舌上出现火烧样的疼痛感觉，这种舌觉的产生多因火邪内盛上炎于舌所致，舌灼热疼痛常与舌尖红赤、舌红、口舌生疮等同时并见。

西医学认为：严重脱水时，舌可有寒凉的感觉。

2. 舌触觉诊病　舌体摸触或扪之津润而不干燥，无明显不适或异常感的，属正常之舌。舌转动或运动、触摸、扪捏或揩刮等有异常感觉的，就称为舌触觉异常。

3. 舌痛觉诊病　舌上有火烧样疼痛感，称为舌灼痛、舌本痛等。其疼痛性质除了呈烧灼样疼痛外，还见有辛辣痛、干燥痛、麻木痛、苦涩痛等感觉，其疼痛部位可见于舌尖、舌根、舌边、舌背以及整个舌体，但检查舌部时，有部分并无充血、水肿、糜烂、溃疡等表现。舌痛多与火邪内盛有关。常与舌生疮痂、舌光剥、舌碎裂、舌外伤、舌尖红赤等同时并见。如舌尖红赤灼痛的，属心火上炎，舌肿而灼痛的，属心脾有热；舌生疮疡而灼痛的，或属心经热毒上炎，或属肾阴不足，虚火上炎。

4. 舌痒觉诊病　是指舌体的色泽和形态无明显异常，而舌体则感觉奇痒无比常欲搔抓，又称为"舌痒"。一般认为，舌痒多属心肾阴虚或心火炽盛的缘故，也有因风邪而致舌痒的。

5. 舌麻觉诊病　是指舌麻木而感觉减退，甚则刮、戳、搔抓其舌，其麻感仍未解。舌麻多见于血虚、肝风、痰阻等。血虚者舌体失养，故麻木不仁；肝阳偏亢则化风，筋脉挛急则舌麻震颤，或舌强语謇，吞咽不利，多属中风先兆；痰盛者阻塞舌络，故舌麻木而强硬不灵活；平素肝阳偏亢者，舌麻感则常为中风之先兆，应当引起足够的重视。也有因心头烦扰，忧思暴怒，气凝痰火而引起的。此外，某些药物（如乌头、半夏、胆南星等）具有一定的毒性，服用不当，也可出现口舌麻木。

6. 舌胀觉诊病　自觉舌体肿胀，但未见出现舌体增大，称为"舌胀觉异常"。舌胀既不同于舌肿，又有别于舌胖，舌肿、舌胖皆可出现程度不同的舌体增大，以形体改变为主，而舌胀则是指舌体的异常感觉，舌胀未必出现舌体的增大。舌肿可兼见舌胀，由于舌胖为舌肌呈弛缓状改变，故而舌胖一般不兼有舌胀。舌胀常见于气滞，可因外感风寒、心经郁火、心脾热盛、脾虚寒湿等所引起。

7. 舌涩觉诊病　是指舌干涩，舌上有如食生柿子的感觉。多与舌燥同时并见。主要是由燥热伤津所致，故常与干燥糙裂舌同时并见。脏腑阳热偏盛，气火上逆，也可致舌干涩。也有因精神、心理因素所引起的。严重的神经症或通宵未眠的，唾液腺分泌减少，也可感觉口舌枯燥而涩，一般调整好睡眠状态，即可消除口涩。部分恶性肿瘤，尤其是到晚期，常出现味觉苦涩的症状。中医学认为，舌涩是由于脾肾败坏、气血瘀结的缘故。舌诊研究表明，晚期恶性肿瘤患者舌微循环障碍，舌蕈状乳头萎缩，可使舌触觉异常。因此，舌头可有发涩的感觉，并与舌苦并见。

8. 舌腻觉诊病 是指舌有黏腻不爽的感觉，并常伴唾液过多、舌苔厚腻，大多是由湿浊、痰饮、食滞等原因所引起。舌腻常兼见味觉异常，辨证有寒热之不同。如舌腻而甜的，多属脾胃湿热；腻而苦的，多属肝胆湿热；黏腻而淡的，多属湿浊中阻。

各种味道是通过舌头上的味觉感受器来分辨的。味觉感受器亦即味蕾，主要分布在舌体乳头上。不同的乳头，所含味蕾数量并不一致，以舌尖、舌侧及舌体后部占大多数，而舌体中部味觉感受器较少，味觉较为迟钝。不同部位味蕾的味受体是不同的，对不同的刺激物有着不同的敏感区。舌尖对甜敏感，舌尖两侧对咸敏感，舌体两侧对酸敏感，舌根对苦敏感。味蕾对各种味的敏感程度也不相同。人分辨苦味的能力最高，其次为酸味，再次为咸味，而对甜味是最差的。

第三章　望舌诊病与治疗各论

第一节　传染病和寄生虫病

病毒性肝炎

病毒性肝炎是由多种肝炎病毒引起的一种急性传染病，具有传染性强、流行面广、发病率高、传播途径复杂等特点，临床主要表现为食欲不振、恶心、欲呕、全身乏力、肝大、肝功能异常、有或无黄疸，起病时或有短期发热等症状。到目前为止，肝炎病毒已发现有7种，其中甲型与戊型经粪—口传播，其他类型则以血源性传播为主。甲型肝炎以急性起病为多，极少演变为慢性，而其他类型则易转变为慢性。

当感染肝炎病毒后，机体对病毒和肝细胞内抗原产生体液免疫和细胞免疫反应。肝细胞损害与病毒繁殖的持续存在、机体对病毒繁殖的调节、病毒及肝细胞内抗原在肝细胞表面的表现和宿主反应的特异性特性有关。

本病属中医学黄疸、胁痛、郁证、积聚、鼓胀、瘟黄、疫毒、疫黄、肝瘟等范畴。

【望舌诊病】

○舌质红，苔黄，属肝胆湿热。

○舌质红而少苔或苔黄欠润，属肝气郁滞。

○舌质淡或黯，苔白滑，属湿邪困脾。

○舌质红，舌体瘦削，舌边见干裂纹，苔剥落或光滑，属肝阴亏损。

○急性黄疸型肝炎　舌质红，苔黄腻（彩图3-1-1），属热重于湿；舌质淡红，苔黄厚腻，属湿重于热；舌质红，苔黄厚且干燥而无津，属毒热弥张；舌质淡，苔黄腻（彩图3-1-2），属寒湿。

○急性黄疸型肝炎　多见白腻苔或黄腻苔。见厚腻苔，提示谷丙转氨酶明显增高；见舌体胖大或见齿痕纹，提示免疫功能低下。

【中医疗法】

○名方验方　茵陈五苓散加减：茵陈蒿30g，生白术10g，姜厚朴10g，薏苡仁15g，白茯苓15g，猪苓15g，炒泽泻10g，藿香10g（后下），佩兰10g（后下），黄芩10g，车前子10g（包煎）。上药水煎分服，每日1剂。具有利湿清热、健脾和中的功效。主治急性黄疸型肝炎，证属阳黄，湿重于热型者。

加减：恶心畏油腻重者，加竹茹10g、法半夏10g，以清热燥湿，和胃止呕；纳呆食少者，加缩砂仁、白蔻仁各6g（均后下），炒谷芽、炒麦芽各30g，芳香宣中、化湿醒脾以开胃；便溏甚者，去泽泻，加木香6g（后下）、黄连10g、苍术6g，以清热燥湿行气，调节肠胃。

○名方验方　茵陈术附汤加味：茵陈蒿30g，生白术10g，制附子6g（先煎），干姜6g，茯苓 15g，猪苓 15g，薏苡仁 15g，泽泻 10g。上药水煎分服，每日 1 剂。具有温阳散寒、健脾利湿的功效。主治急性黄疸型肝炎，证属阴黄。

加减：湿阻气滞，腹胀较甚者，加大腹皮 10g、木香 6g（后下），以行气宽中化湿；皮肤瘙痒者，加秦艽 12g、地肤子 12g（包煎），以燥湿止痒；黄疸消退缓慢者，加丹参 15g、泽兰 15g、虎杖 15g、赤芍 20g，以增强活血解毒，利湿退黄之力。

○名方验方　藿朴夏苓汤加味：藿香 10g（后下），厚朴 10g，法半夏 10g，茯苓 15g，缩砂仁 6g（后下），白豆蔻 6g（后下），薏苡仁 15g，陈皮 10g，木香 6g（后下）。上药水煎分服，每日 1 剂。具有健脾利湿的功效。主治急性无黄疸型肝炎，证属湿阻脾胃型者。

加减：腹胀甚伴水肿者，加大腹皮 15g、车前子 15g（包煎），以行气导滞、利水消肿；纳差者，加法鸡内金 10g，以健脾开胃，消积导滞；便溏甚者，加炒扁豆 10g，莲子肉 15g，以健脾渗湿。

○饮食疗法　鸡骨草瘦肉汤：鸡骨草适量，猪瘦肉 50~100g。加水适量同煮，待肉熟后顿服，每日 1 剂。适用于小儿黄疸。

○饮食疗法　绿豆藕枣汤：绿豆 200g，酸枣仁 50g，连节大藕 4 节（约 500g）。取水适量浸泡绿豆、酸枣仁 30 分钟，处理干净备用。再将藕节一端切断后，将绿豆、酸枣仁装入藕孔内，待装满后，可将切断端之藕盖于原处，用竹签插住固定，初入大锅中加冷水水上火煮，直至藕烂熟即成。适量食藕饮汤。日服 2~3 次，每日 1 剂，可连用 7~10 日。具有养肝安神、清热解毒的功效。适用于慢性肝炎。

○饮食疗法　益肝汤：黄芪、葛根各 30g，枸杞子、桔梗各 12g，瓜蒌、丹参各 20g，白芍、山楂各 15g，五灵脂 10g，三七粉 15g，水牛角粉 2g。先煎前 10 味药，取煎汁，再冲入三七粉及水牛角粉即成，分 2 次服用。具有益肝理脾、疏经活络、活血软坚的功效。主治慢性肝炎。

肺结核

肺结核是由结核杆菌引起的慢性、缓发性传染病。在全身各器官的结核病中，以肺结核最为常见。当人体抵抗力下降时，由于感染了结核杆菌，从而引起发病。其病理特征为结核结节、浸润、干酪样变和空洞形成等。

本病属中医学肺痨、悬饮等范畴。

【望舌诊病】

○舌质红，苔薄黄而少津，属肺阴亏损。

○舌质红，苔薄白而少津（彩图 3-1-3），属肺肾阴虚。

○舌质淡，舌边有齿痕纹（彩图 3-1-4），属气阴两伤。

○舌质红绛，无苔，属阴虚火旺。

○舌质红而少津，或舌质淡，舌体胖，舌边有齿痕纹，属阴阳两虚。

【中医疗法】

○名方验方　月华丸加减：北沙参 10g，麦门冬 10g，天门冬 10g，生地黄 10g，炙百部 30g，川贝母 15g，獭肝 10g，阿胶 10g（烊化），怀山药 15g，冬桑叶 10g，菊花 10g，白及 15g。上药水煎分服，每日 1 剂。具有滋阴杀虫、润肺清热的功效。主治肺结核，证属肺阴亏损型者。

加减：潮热盗汗甚者，加地骨皮 15g、鳖甲 15g（先煎）、青蒿 10g，以清退虚热敛汗；痰中夹血量多者，加藕节炭 15g、白茅根 15g、仙鹤草 30g，以清热凉血止血。

〇名方验方　百合固金汤加味：百合 30g，生地黄 15g，麦门冬 15g，熟地黄 15g，玄参 10g，龟甲 15g（先煎），阿胶 10g（烊化），冬虫夏草 15g（炖服），北五味子 10g（打碎），生白芍 10g，川贝母 10g，炙百部 15g，银柴胡 10g，肥知母 10g。上药水煎分服，每日 1 剂。具有补益肺肾、滋阴降火的功效。主治肺结核，证属肺肾阴虚型者。

加减：伴有继发感染，痰稠色黄者，加鱼腥草 30g、桑白皮 15g、马兜铃 10g，以清肺化痰止咳。胸痛剧烈，咳血不止者，加三七末 3g（冲服）、血余炭 15g、郁金 15g，以行气宽胸、祛瘀止血；声音嘶哑者，加诃子 10g、凤凰衣 10g，以润喉清音。

〇名方验方　保真汤加减：太子参 30g，炙黄芪 10g，炒白术 10g，白茯苓 15g，大枣 10g，炙甘草 10g，当归 10g，天门冬 10g，麦门冬 10g，北五味子 10g（打碎），莲子肉 15g，陈皮 10g，白及 15g，炙百部 30g，炙紫菀 10g，炙款冬花 10g。上药水煎分服，每日 1 剂。具有益气养阴、补肺健脾的功效。主治肺结核，证属气阴两伤型者。

加减：便溏食少者，加炒扁豆、薏苡仁各 15g，以祛湿健脾；痰多者，加法半夏 10g、苏子 10g，以化痰止咳。

〇膏滋疗法　夏枯草冰糖膏：夏枯草 5000g，冰糖 1000g。先将夏枯草加水煮沸 2 次，每次 50 分钟，然后合并煎液，沉淀至液清，除去滓泥，加入冰糖，微火煎煮，浓缩成膏，冷贮备用。每次取服 10~15g，日服 2 次，以温开水送服。适用于血行播散型、浸润型、慢性纤维空洞型肺结核。

流行性感冒

流行性感冒，简称"流感"，是由流感病毒引起的急性呼吸道传染病。本病病原体分甲、乙、丙三型。病因为外感风邪，客于肺卫，其临床表现以发热及全身中毒症状突出而上呼吸道症状较轻为特征。本病为常见的外感病，传染性强，主要通过呼吸道传播，由于病毒（尤其是甲型病毒）极易变异，往往造成大流行，甚至暴发流行。流行多发生在冬春二季，人群普遍易感。轻者称为"伤风"，重者称为"重伤风"；其发病率在传染病中占居首位。

流行性感冒主要是通过飞沫传播，小儿、老年人、有心肺及其他慢性疾病患者和机体免疫功能低下者，患流感时易并发肺炎或上消化道出血其他病症，可能导致死亡。

本病属中医学风温、春温、冬温、暑病、秋燥等范畴。由于本病为疫疠之邪兼夹时令之气侵犯人体所致，故有风热、风寒、暑湿、燥热之别。同时，若失治、误治或感邪较重或年老体弱、抗病能力差，外邪则可由表入里，出现卫气营血的演变过程。

【望舌诊病】

〇舌边尖红、苔薄微黄（彩图 3-1-5），提示风热袭表。

〇舌质淡、苔薄白，提示风寒袭表。

〇舌质淡、苔薄黄微腻（彩图 3-1-6），提示暑湿困表。

〇舌质红而少津，提示燥热袭表或内闭外脱。

○舌质红、苔黄，提示邪热壅肺。

○舌质淡红、苔黄，提示肺热及肠。

○舌质淡红或淡紫、苔黄腻或黄滑，提示瘀热阻肺，腑有热结。

○舌质红绛、无苔或苔黄，提示热毒内陷，气营同病。

【中医疗法】

○名方验方　荆防败毒散加味：荆芥 12g，防风 12g，川芎 9g，羌活 10g，独活 10g，柴胡 12g，紫苏 6g（后下），前胡 12g，枳壳 10g，茯苓 12g，桔梗 12g，甘草 6g。上药水煎分服，每日 1 剂。具有辛温解表的功效。主治流行性感冒，证属风寒型者。

加减：表寒重者，加麻黄 6g、桂枝 12g，以加强辛温散寒之力；风寒夹湿者，加炒苍术 10g、香白芷 10g（后下），以祛风散寒、祛湿通络。

○名方验方　银翘散加减：金银花 15g，芦根 20g，连翘 15g，牛蒡子 10g，荆芥 10g，淡竹叶 10g，生甘草 6g，薄荷 6g（后下），土牛膝 15g，岗梅根 15g，苍耳子 10g，桔梗 12g。上药水煎分服，每日 1 剂。具有辛凉解表的功效。主治流行性感冒，证属风热型者。

加减：头胀痛较重者，加桑叶、菊花，以清利头目；咳嗽痰多者，加浙贝母 12g、前胡 2g、杏仁 12g，以化痰止咳；咳痰稠黄者，加黄芩 15g、鱼腥草 20g、瓜蒌皮 12g，以清化痰热；咽喉红肿疼痛者，酌加蒲公英 20g、射干 12g、玄参 12g，以解毒利咽；风热化燥伤津，或秋令感受温燥之邪，痰稠难咳，舌红少津等燥象者，可加北沙参 12g、天花粉 15g，以清肺润燥。

○名方验方　新加香薷饮加味：香薷 10g（后下），扁豆花 10g，姜厚朴 12g，金银花、连翘各 15g，青蒿 9g（后下），广木香 12g（后下），滑石粉 30g，芦根 15g，生甘草 6g。上药水煎分服，每日 1 剂。具有清暑化湿解表的功效。主治流行性感冒，证属暑湿型者。

加减：兼暑湿泄泻者，可加黄连 9g、薏苡仁 24g，以清暑化湿止泄；若胃纳不佳者，加布渣叶 10g、炒谷 20g、麦芽 20g；兼肺热咳嗽者，加浙贝母 12g、桔梗 12g，以清热化痰止咳；若头重身痛较甚者，加羌活 10g、秦艽 12g，以疏风祛湿止痛。

○饮食疗法　橄榄萝卜汤：鲜橄榄 50g，生萝卜 500g。将鲜橄榄、生萝卜洗净切碎后加水适量，煎煮去渣，代茶水饮用，每日 1 剂。主治流行性感冒。

○饮食疗法　姜蒜汤：生姜 30g，青大蒜头 20g，红糖 50g。取生姜 30g，青大蒜头 20g，均予洗净，切片，与红糖 50g 同放入锅内，加水 700mL，煎煮约 30 分钟，滤取药汁即可。每次 500mL，每日 1 次，睡前 1 次服下，连服 3~6 日。具有发表散寒、解毒的功效。主治流行性感冒。

注意：生姜、大蒜性味温辛，故凡阴虚内热及热盛之证者，皆忌用。

○针灸、拔罐、贴敷疗法。

（1）风寒型　针刺列缺、风门、合谷穴；或于大椎、肺俞穴拔火罐。每日 1 次。

（2）风热型　针刺大椎、曲池、合谷、鱼际、外关穴。每日 1 次。

（3）干咳剧烈者　针刺天突、颊中穴。每日 1 次。

（4）消炎止痛膏贴敷大椎、肺俞穴。每日换药 1 次。

风　疹

风疹是由风疹病毒引起的急性呼吸道传染病，为后天引起的感染，其临床表现为轻度上呼吸道炎症、发热、红色斑丘疹和耳后、枕后淋巴结肿大。孕妇妊娠早期感染风疹病毒，可导致胎儿的先天性感染而致胎儿畸形或死胎。本病在世界各地均有流行，主要经空气飞沫传播。终年可见，温带地区多见于冬春季。人群普遍易感，儿童多见。

中医学称本病为"风痧"，因其皮疹细小如痧故名。《素问》中有"瘾疹"、《金匮要略》中有"隐疹"的记载。清代《幼科直言》中称本病为"风疹"。中医学认为，本病是因感受风热时邪，邪毒与气血相搏，外泄肌肤所致。一般为邪伤肺卫，并可燔灼气营，少数热入营血。

【望舌诊病】

○舌质红、苔薄黄，提示邪郁在表。

○舌质红、苔黄糙（彩图 3-1-7），提示邪毒内盛。

○舌质红绛或深绛、少量黄苔或无苔，提示热入营血。

【中医疗法】

○名方验方　银翘散加减：金银花、连翘、黄芩、牛蒡子、大青叶、薄荷、桔梗、生甘草、蝉蜕、僵蚕（原方未注明剂量）。上药水煎分服，每日 1 剂。具有疏风清热、解毒透疹的功效。主治风疹，证属邪犯卫表型者。

加减：皮疹痒甚者，加防风、白鲜皮，以祛风止痒；咳嗽重者，加杏仁、前胡、川贝母，以宣肺止咳；头痛者，加白蒺藜、白菊花，以疏风清热止痛；烦躁不安，尤其是夜寐不安者，加白芍、钩藤（后下）、竹叶，以清心宁神。

○名方验方　透疹凉解汤加减：桑叶、薄荷、金银花、连翘、大青叶、牛蒡子、蝉蜕、紫草、赤芍、牡丹皮、生地黄（原方未注明剂量）。上药水煎分服，每日 1 剂。具有清热解毒、凉血透疹的功效。主治风疹，证属正邪俱盛型者。

加减：壮热口渴较甚者，加生石膏（先煎）、天花粉，以清热生津；大便秘结者，加生大黄（后下），以泄热通便；头痛较著者，加白菊花、钩藤（后下），以祛风止痛；枕部淋巴结肿痛者，加玄参、浙贝母、夏枯草，以散结止痛；邪热内舍心营，伤及气阴，症见胸闷、乏力、心悸、烦躁不宁、舌红脉细者，加用紫雪散、生脉散等。

○名方验方　银翘散（《温病条辨》）：金银花 10g，薄荷 10g（后下），桔梗 6g，生甘草 4g，豆豉 4g，牛蒡子 6g，连翘 10g，薄荷 6g（后下），荆芥穗 6g（后下），淡竹叶 4g，芦根 15g。上药水煎，分 2 次服，每日 1 剂。具有辛凉解表、淡渗利湿的功效。主治风疹。

○饮食疗法　鲜牡蒿嫩叶 120g。洗净切碎，加油、盐适量，炒熟当菜食用，早、晚各 1 次。具有祛风发散、解表退热的功效。主治小儿风疹。

○饮食疗法　鲜芦根炖冰糖：取鲜芦根 100~200g，冰糖 30g，加清水适量，然后放容器内加水炖，去渣代茶饮。适用于风痧轻证，发热不高，微有咳嗽或出疹后口干内热等症。

○饮食疗法　鲜荸荠汤：鲜荸荠 6~10 枚，洗净，不去皮，切成片状，加水适量煮 30 分钟，去渣后当茶水饮服。适用于风痧兼有咳嗽和喉间痰鸣者。

○药茶疗法　散疹茶：生地黄 9g，苍术 3~6g，茶叶 1~3g。将苍术、生地黄加水适量煎煮，并用沸药汁冲泡茶叶于杯内，不拘时间慢慢饮服，至全身汗出为止，每日1剂。适用于风疹初起，发热恶寒者。

○药茶疗法　银蝉散：金银花3g，蝉蜕3g，生甘草1g，竹叶1g。上药为散，用沸水冲泡10分钟，不拘时间饮服，每日1剂。适用于风疹，症见皮疹作痒，烦躁不宁者。

○中药外治疗法　花生油50g，煮沸后稍冷加入薄荷叶30g，完全冷却后滤过药渣备用。用时，外涂于皮肤瘙痒处，有止痒的作用。适用于风疹。

流行性腮腺炎

流行性腮腺炎是腮腺炎病毒引起的急性呼吸道传染病，病毒主要侵犯腮腺及各种腺体组织。临床表现以腮腺非化脓性肿胀、疼痛、发热并且咀嚼受限为特征，并能引起脑膜炎、脑膜脑炎、睾丸炎、卵巢炎和胰腺炎等。本病世界各地均有流行，通过飞沫传播，冬春季多见，主要发生于儿童和青少年。

中医学称本病为痄腮、蛤蟆瘟、鸬鹚瘟、衬耳风等，属温毒范畴。本病的发生主要是由于外感风热时毒所致。病机的关键是风热时毒循经传变，壅阻少阳经脉。病位主要在少阳，并可传至厥阴。病多属温热实证。

【望舌诊病】

○舌质淡、苔薄白微黄（彩图3-1-8），提示毒袭肺卫。

○舌质红、苔黄，提示热毒壅滞或邪陷厥阴。

○舌边尖红、苔白，提示毒结少阳。

○舌质红、苔薄黄，提示毒窜睾腹。

○舌质红、苔黄或黄腻（彩图3-1-9），提示热结肠腑。

○舌质红而少苔，提示气阴两伤。

【中医疗法】

○名方验方　银翘散加减：金银花10g，连翘10g，薄荷3g（后下），柴胡10g，夏枯草10g，荆芥6g。上药水煎分服，每日1剂。具有疏风清热、散结消肿的功效。主治流行性腮腺炎，证属风热轻证型者。

加减：热甚者，可加龙胆10g、板蓝根15g，以清泻肝胆、清热解毒；肿甚者，加生石膏25g（先煎）、芦根10g、僵蚕6g，以清热生津、化痰散结。

○名方验方　普济消毒饮加减：黄芩10g，黄连10g，生甘草6g，玄参10g，柴胡10g，连翘10g，板蓝根15g，马勃3g，牛蒡子10g，薄荷3g（后下），僵蚕6g，升麻5g。上药水煎分服，每日1剂。具有清热解毒、软坚散结的功效。主治流行性腮腺炎，证属毒热重证型者。

加减：腮部漫肿较重，硬结不散者，加海藻10g、昆布6g，以软坚散结；热毒壅盛、大便秘结者，加大黄6g、玄明粉10g，以泄热通腑。

○名方验方　龙胆泻肝汤加减：龙胆15g，山栀子10g，黄芩10g，柴胡10g，生地黄10g，车前子10g（包煎），泽泻10g，川楝子10g，桃仁10g。上药水煎分服，每日1剂。具有清泻肝胆、活血止痛的功效。主治流行性腮腺炎，证属邪毒引睾窜腹型者。

加减：脘痛呕吐者，可加黄连6g、竹茹10g，以清热止呕；高热烦躁、大便干结者，加生大黄 5g（后下），芒硝 2g（冲服），以通腑泄热。

○名方验方 清热解毒消肿汤：大青叶 10g，马勃 6g，金银花 10g，连翘 10g，黄芩 6g，桔梗 3g，麦门冬 10g，桃仁 5g，天花粉 10g，板蓝根 6g，生石膏 15g（先煎）。上药水煎分服，每日 1 剂。主治流行性腮腺炎，证属温毒内扰型者。

加减：若高热谵语，可重用生石膏（先煎）、大青叶，甚至可加用安宫牛黄丸。大便秘结者，加用生大黄（后下）；睾丸肿痛者，加川楝子、橘皮；若热邪过盛、温毒内陷，经多方治疗高热不退，症见神昏谵语，此乃温毒内陷，逆传心包，在此紧急关头，必须加用芳香化浊、开窍醒神之剂，如至宝丹、紫雪丹之类。

○名方验方 疏风清热解毒汤：板蓝根 10g，山栀子 6g，马勃 1g，荆芥 6g（后下），天花粉 10g，薄荷 3g（后下）。上药水煎分服，每日 1 剂。主治流行性腮腺炎，证属风热温毒型者。

加减：对腮腺炎合并脑炎者，加九节菖蒲、金银花、大青叶，以清热解毒、开窍；加生大黄（后下）、芒硝（冲服）、紫雪散，以驱毒热下行。

○饮食疗法 绿豆白菜汤：绿豆 100g，白菜心 2~3 个。先把绿豆淘洗干净后，放入小锅内，加水适量，浸泡 1 小时后煮沸，待煮至将熟，加入白菜心，再煮 20 分钟即可。以上为 1 日量，取汁温热顿服，每日 1~2 次，直至痊愈。具有清热解毒的功效。适用于流行性腮腺炎。

○贴敷疗法 鲜仙人掌 1 块，去刺及表皮，捣泥或切成薄片，贴敷于患侧腮部，每日 1或 2 次。

○贴敷疗法 蒲公英 20g，鸭跖草 15g，水仙花根 20g，马齿苋 20g。上药共捣烂后，外敷于患处。每日换药 1 次。

○针灸疗法 主穴取少商、合谷、商阳穴，配穴取颊车、风池、大椎穴。施以强刺激手法，捻转进针，不留针。每日 1 次，3~5 次为 1 个疗程。

细菌性痢疾

细菌性痢疾，简称菌痢，是由痢疾杆菌引起的常见肠道传染病。临床上以发热、腹痛、腹泻、里急后重感及黏液脓血便为特征，可伴有感染性休克和中毒性脑病。其基本病理损害为结肠黏膜的充血、水肿、出血等渗出性炎症改变。因各型痢疾杆菌毒力不同，临床表现轻重各异，依病程可分为急性、慢性两期。

本病在《黄帝内经》中早有记载，称之为"肠澼"。唐代《千金方》称本病为"滞下"。宋代《济生方》首先提出"痢疾"病名。本病病位虽然在肠，但肠与胃密切相连，如湿热、疫毒之气上攻于胃，或久痢伤正，胃虚气逆，则胃不纳食，成为噤口痢；如痢疾迁延，正虚邪恋，则成久痢或时愈时发的休息痢；痢久不愈反复发作，不但损伤脾胃，而且影响及肾，导致脾肾亏虚，而致痢下不止。

【望舌诊病】
○舌质淡、苔腻而微黄，提示湿热痢。
○舌质红绛、苔黄（彩图 3-1-10），提示疫毒痢。
○舌质淡、苔白，提示寒湿痢。

○舌质红绛而少苔（彩图3-1-11），或舌光滑乏津，提示阴虚痢。

○舌质淡、苔薄，提示虚寒痢。

○舌质淡、苔白腻，提示休息痢。

【中医疗法】

○名方验方　芍药汤加味：黄连9g，黄芩10g，大黄9g，当归10g，白芍20g，木香7g（后下），槟榔7g，肉桂2g（焗服），金银花15g，穿心莲12g，甘草5g。上药水煎分服，每日1剂。具有清热利湿、调气行血的功效。主治细菌性痢疾，证属湿热痢型者。

加减：若嗳腐吞酸、腹部胀满明显，为饮食积滞，可加炒莱菔子12g、神曲15g、焦山楂12g。若痢下白多赤少，舌苔白腻，证属湿重于热，上方去当归、黄芩，加茯苓12g、苍术12g、厚朴10g、陈皮10g，以健脾燥湿。若痢下赤多自少，口渴喜冷饮，为热重于湿，上方可加白头翁15g、黄柏10g、秦皮12g，以直清里热。痢下鲜红者，可加地榆10g、苦参10g、牡丹皮10g、侧柏叶12g。

○名方验方　白头翁汤合芍药汤加减：白头翁18g，黄连9g，黄芩10g，黄柏12g，秦皮12g，当归10g，赤芍、白芍各10g，木香6g（后下），槟榔6g，金银花20g，牡丹皮10g，地榆10g，穿心莲12g。上药水煎分服，每日1剂。具有清热解毒、凉血理气的功效。主治细菌性痢疾，证属疫毒痢型者。

加减：诊为中毒性菌痢神昏者，可用止痢解毒汤：白头翁20g，黄连9g，黄柏12g，秦皮12g，金银花20g，黄芩10g，赤芍10g，牡丹皮10g，加紫雪散1瓶灌服或鼻饲。若症见面色苍白，四肢厥冷而冷汗自出，唇指紫黯，尿少，脉微细欲绝，应加用生脉（或参脉）注射液、参附注射液静脉推注或滴注，以益气固脱。若发生神昏烦躁，惊厥，面色灰白，瞳仁大小不等，呼吸不均匀，加清开灵注射液等静脉滴注，并加神犀丹3g、紫雪散1瓶灌服，1日3~4次。若厥脱、神昏、惊厥同时并见，最为险候，必须采取中西医综合抢救措施挽救。

○名方验方　不换金正气散加减：藿香12g（后下），苍术12g，厚朴10g，法半夏10g，陈皮10g，木香10g（后下），枳实10g，桂枝10g，炮姜6g，白芍12g，当归10g。上药水煎分服，每日1剂。具有散寒除湿、调气和血的功效。主治细菌性痢疾，证属寒湿痢型者。

加减：所下白痢如胶冻、鼻涕，腹胀满，里急后重甚者，为湿邪偏重，治宜温中化湿健脾，方用胃苓汤加味：苍术12g，白术10g，厚朴10g，猪苓10g，茯苓10g，泽泻10g，肉桂2g（焗服），炮姜3g，木香10g（后下），枳实10g，陈皮10g，当归10g。

○灌肠疗法　大黄20g，赤芍30g。上药煎汁120mL，分2次保留灌肠，每日2次，同时煎服葛根汤。主治急性痢疾。

○敷脐疗法　贴脐止泻饼（羌活、白胡椒、肉桂、丁香、姜枣、小葱等，捣烂如泥拌匀，加入适量蜂蜜，做成钱币大小的药饼），用塑料膜包好备用，将药饼贴脐上，固定6~8小时，每日换药1次。主治慢性菌痢，证属虚寒型者。

○针刺疗法　主穴取合谷、天枢、上巨虚穴。配穴，湿热痢，配加曲池、内庭穴；疫毒痢，配加血海、照海穴；寒湿痢，配加中脘、气海、阴陵泉穴；虚寒痢，配加脾俞、胃俞、肾俞穴；休息痢，配加脾俞、足三里、三阴交穴。每次取3~5穴，虚证用补法，实证用泻法，留针20分钟。每日或隔日1次，10次为1个疗程。

○刺络拔罐疗法　取脐周围 1cm 处。以三棱针刺入皮肤 2~3 分深，以出血为度，再拔火罐。

○灸法　取神阙、关元、气海、脾俞、肾俞、大肠俞、胃俞、足三里等穴，每次选 2~3 穴，用艾条温和灸，以穴位局部有合适温度感为度，每日或隔日 1 次，10~15 次为 1 个疗程。适用于慢性痢疾，久不痊愈者。

○耳穴疗法　取大肠、小肠、胃、直肠、神门、脾、肾等耳穴。每次取 3~5 穴，急性痢疾用强刺激手法，留针 20~30 分钟，每日 1 或 2 次。慢性痢疾用轻刺激手法，留针 5~10 分钟，隔日 1 次。

疟　疾

疟疾是由疟原虫经按蚊叮咬传播的传染病。临床上以周期性定时性发作的寒战、高热、出汗退热，以及贫血和脾大为特征。因原虫株、感染程度、免疫状况和机体反应性等差异，临床症状和发作规律表现不一。

我国对疟疾的认识非常久远，殷商时代甲骨文中就有"疟"的象形字。《黄帝内经》中有《疟论》《刺疟论》等篇，专论疟疾病因、病机、症状及针刺治疗等，同时提出寒疟、温疟、瘅疟、风疟、间日发疟、间二日发疟等各种疟名。

【望舌诊病】

○舌质红、苔薄白或微黄（彩图 3-1-12），提示正疟。

○舌质红、苔黄或黄腻，提示暑疟。

○舌质绛、苔厚腻（彩图 3-1-13），提示湿疟。

○舌淡红、苔薄白，提示寒疟或劳疟。

○舌质黯红或有瘀斑，苔薄白，提示疟母。

【中医疗法】

○名方验方　柴胡截疟饮（《医宗金鉴》）：柴胡 12g，黄芩 9g，人参 6g（另行炖服），制半夏 9g，炙甘草 5g，生姜 9g，大枣 4 枚，常山 8g，槟榔 10g，桃仁 6g，乌梅 10g。上药水煎分服，每日 1 剂。具有驱邪截疟、和解表里的功效。主治三日疟或间日疟。

加减：表实少汗而恶寒重，苔白腻者，加桂枝 9g、羌活 10g；口渴甚者，加葛根 30g、石斛 12g、生石膏 20g（先煎）；胸脘痞闷、苔腻者，加炒苍术 12g、姜厚朴 12g、炒青皮 10g（后下）。

○名方验方　截疟七宝饮（《太平惠民和剂局方》）：厚朴、陈皮、炙甘草、草果仁、常山、槟榔、青皮各等份。上药共研细末。每次取服 15g，加水 250mL，酒 70mL，煎取 160mL，去滓，次早温服。具有驱邪截疟、理气化痰的功效。主治疟疾。

○名方验方　清瘴汤（《中医内科学》）：青蒿 8g，柴胡 8g，茯苓 10g，知母 10g，陈皮 6g，制半夏 10g，黄芩 12g，黄连 10g，枳实 10g，常山 8g，竹茹 6g，益元散 9g（冲服）。上药水煎分服，每日 1 剂。具有解毒除瘴、清热保津的功效。主治恶性疟。

加减：热盛伤津、舌质深绛者，加生地黄 12g、玄参 12g、石斛 10g、玉竹 10g；大便干结者，加生大黄 6g（后下）、玄明粉 10g（冲服）；壮热神昏者，急用紫雪丹。

○名方验方　何人饮（《景岳全书》）：制首乌 12g，当归 12g，人参 10g（另行炖服），陈皮 10g，生姜 6g（煨）。上药水煎分服，每日 1 剂。具有补气血、截虚疟的功效。主治劳疟。

加减：疟发时，加青蒿 8g 或常山 6g，以驱邪截疟。

○饮食疗法　红黑猪肉丸：瘦猪肉、红枣、白面各 120g，黑矾 12g。先将黑矾研成细末待用，再将红枣煮熟去核后与猪肉同煮，至肉熟，同捣烂如泥，加入白面、黑矾，制成药丸，每丸重约 4.5g。每次 1 丸，每日 2 次，开水煮汤同服食。具有扶正截疟、顾护胃气的功效。

注意：不可超过规定用量，以防药性蓄积。

○饮食疗法　鸦胆龙眼汤：鸦胆子 10 粒，龙眼肉 10 枚。鸦胆子去壳，纳入龙眼肉中包好，以清水煮，开锅后 30 分钟即成。饮汤食龙眼肉，每日 3 次，疟止发则停用，或减半量连用 3 日。具有截疟扶正的功效。用治疟疾。

注意：不可过服、久服。

蛔虫病

蛔虫病，是指蛔虫寄生于人体小肠内所引起的疾病。临床上以食欲异常、脐周疼痛、时作时止、大便下虫或粪便检验有虫卵等为特征。可见于任何年龄，尤以儿童多见，是儿童时期最为常见的肠道寄生虫疾病，常可影响儿童的肠道功能及生长发育，其并发症较多，严重者可危及生命。一年四季均可发病。

由于饮食不洁，误食虫卵，复加饮食不节，湿热积滞，在脾胃虚弱、虫易滋生繁殖的基础上而形成本病。

根据本病的临床特征，本病属中医学虫积、蛔虫病等范畴，是由于蛔虫寄生在小肠内，扰乱脾胃气机、吸食水谷精微而引起。由于蛔虫喜温恶寒怕热，性好窜动，善于钻孔，故当人体脾胃功能失调或有全身发热时，蛔虫极易在肠中乱窜而引起多种病症。

【望舌诊病】

○舌尖呈红色小点状纹，舌中呈花剥苔（彩图 3-1-14），提示蛔虫病。

○蛔扰肠道（肠道蛔虫症）　舌质淡，苔薄白，属寒证虫痛；舌质红，苔少或无，属热证虫痛；舌质淡或微红，苔白或黄，属寒热错杂。

○蛔厥症（胆道蛔虫症）　舌苔正常或淡红，渐转鲜红或红绛（彩图 3-1-15），提示病属初期；舌质淡，舌体胖嫩见齿痕纹（彩图 3-1-16），苔先白腻或薄白，继而黄腻或黄干，提示脾胃虚寒。

○肠结症（蛔虫性肠梗阻）　舌淡红、苔薄白，提示病属早期；舌质红绛，苔黄燥厚腻或焦黑而干，提示病属晚期。

○舌质淡而少苔，提示蛔下体虚。

【中医疗法】

○名方验方　化虫丸（《太平惠民和剂局方》）［铅粉（炒）、鹤虱（去土）、槟榔、苦楝根（去浮皮）各 1.5kg，明矾（枯）375g。上药为末，以面糊为丸，如麻子大。1 岁儿童服 5 丸，用温浆水加生麻油 1~2 滴调匀送服，亦可用温米饮送下，不拘时候。其虫细小者皆化为水，大者自下］加减。具有驱蛔杀虫的功效。主治蛔虫病，证属虫积肠道型者。

　　加减：腹痛阵作，加乌梅、北细辛、黄连；腹胀、便秘者，加生大黄（后下）、玄明粉（冲服）；恶心呕吐者，加制半夏、竹茹。

　　〇名方验方　布袋丸（《补要袖珍小儿方论》）［夜明砂、芜荑（炒，去皮）、使君子（肥白者，微炒，去皮）各60g，白茯苓、白术、人参、甘草、芦荟（研细）各15g。上药共为细末，汤浸蒸饼为丸，如弹子大。每次取服1丸，以生绢袋盛之，次用精猪肉60g，同药一处煮，候肉熟烂，提取药于当风处悬挂，将所煮肉并汁，令小儿食之。所悬之药，第2日仍依前法煮食，药尽为度］加减。具有健脾杀虫的功效。主治蛔虫病，证属脾虚虫积型者。

　　加减：肢冷、腹痛者，加细辛、川花椒、干姜；神疲、食少者，加怀山药、炒扁豆、炙黄芪；烦躁、口苦者，加胡黄连、知母、黄柏。

　　〇名方验方　乌梅丸（《伤寒论》）［乌梅300枚，细辛84g，干姜140g，黄连224g，当归56g，附子84g（炮，去皮），蜀椒56g（出汗），桂枝84g（去皮），人参84g（另行炖服），黄柏84g。上药各为末，合治之，以苦酒渍乌梅1宿，去核，蒸干米饭上，饭熟捣成泥，和药令相得，纳臼中，与蜜同杵2000下，炼蜜为丸，如梧桐子大。每次取服10丸，食前以饮送服，每日3次。稍加至20丸］加减。具有缓急止痛安蛔的功效。主治蛔虫病，证属蛔厥型者（胆道蛔虫症）。

　　加减：腹痛喜按，面色苍白，形寒肢冷，唇淡苔白，偏寒者，重用干姜、桂枝；唇红舌红，偏热者，重用黄连、黄柏；疼痛剧烈者，酌加大黄、玄明粉（冲服）、枳壳；疼痛缓解后，给予驱虫；憎寒发热甚，有黄疸者，去附子（先煎）、桂枝、干姜，重用黄连、黄柏，加黄芩、茵陈。

　　〇名方验方　大承气汤（《伤寒论》）［大黄12g（酒洗），厚朴15g（炙，去皮），枳实12g（炙），芒硝9g。以水1L，先煮厚朴、枳实2味药，取500mL，去滓；纳大黄，更煮取200mL，去滓；纳芒硝，更上微火一二沸。上为1日量分2次温服。得下，余勿服］加减。具有通里攻下的功效。主治蛔虫病，证属关格型者（蛔虫引起肠梗阻）。

　　加减：病情较轻者，可用生豆油，以润肠，使虫结易于松解；呕吐频繁者，药物难以下咽，可先用推拿等治疗方法。

　　〇饮食疗法　苦楝根皮粥：苦楝根白皮10~15g，粳米50~100g，冰糖适量。将苦楝根白皮置于水中，用文火煎煮，去渣取汁，再入粳米熬粥，粥成后加入冰糖调溶，不拘时间服食。具有杀虫驱蛔的功效。适用于蛔虫病以及因虫积而导致的腹痛。

　　〇饮食疗法　乌梅花椒汤：乌梅10枚，花椒子3~6粒。加水300mL，用文火煎煮成60mL，去渣饮汤，1次服完。具有安蛔温中的功效。适用于蛔虫引起的腹痛发作。

　　〇饮食疗法　炒南瓜子：南瓜子60~100g（儿童用量减半）。将南瓜子炒至皮黄，于早晨空腹时口服，每日1次，5~10日为1个疗程。具有杀虫、健脾的功效。适用于蛔虫病。

　　〇热敷疗法　食盐500g，加入食醋50~100mL，放锅内炒热，用两层纱布包好，嘱患者行仰卧屈膝位，将药袋置于腹部热敷，冷后再予加温，治疗1小时左右。适用于蛔虫引起的关格证。

　　〇针刺疗法　当蛔虫病腹痛不止时，可选足三里、中脘、天枢、内关等穴，行针刺治疗，每日1或2次，中病即止。

钩虫病

钩虫病，是由于钩虫寄生于人体小肠所引起的一种疾病。寄生于人体内的钩虫，主要有十二指肠钩口线虫（简称十二指肠钩虫病）和美洲板口线虫（简称美洲钩虫）两种。

【望舌诊病】

○舌质红，苔薄黄（彩图3-1-17），属皮感虫邪。

○舌质红，苔白，属虫邪犯肺。

○舌质淡，苔白厚，属脾胃虚弱。

○舌质淡，苔白滑，舌体胖，舌边齿痕纹（彩图3-1-18），属气血亏虚。

【中医疗法】

○名方验方　桃叶泄春汤（《浙江中医学院学报》）［桃叶、辣蓼草、连根葱白、荆芥、苏叶、苦参（原方未注明剂量）］加减。上药加水适量，水煎成汤后，先熏后洗患处，每日2次，2日1剂。具有杀虫止痒的功效。主治钩虫病初期，证属皮肤受邪型者。

加减：发热者，加连翘。

○名方验方　止嗽散（《医学心悟》）［桔梗（炒）、荆芥、紫菀（蒸）、百部（蒸）、白前（蒸）各1kg，甘草（炒）360g，陈皮（水洗，去白）500g。上药为末。每次取9g，食后、临卧时用开水调服；初感风寒，生姜汤调服］加减。具有杀虫止痒的功效。主治钩虫病初期，证属虫邪犯肺型者。

加减：喉中痰鸣者，加葶苈子、莱菔子；哮甚者，加代赭石（先煎）、射干；声嘶者，加玄参、土牛膝根；痰中带血者，加白茅根、玄参；便血者，加生地榆、槐花。

○名方验方　榧子杀虫丸（《中医杂志》）［榧子肉21g，槟榔子21g，红藤21g，百部21g，苦楝根白皮21g，雄黄3g，大蒜9g（取汁）。上药除大蒜外共研细末为丸（散剂亦可）。每次取服12g，每日3次，用米汤、稀粥或温开水送服］加减。具有化湿杀虫、健脾益气的功效。主治钩虫病后期，轻症。

加减：消谷善饥，嗜食异物者，加牡丹皮、胡黄连；食欲不振者，加乌梅、木瓜；大便溏者，加炮姜、乌梅。

○饮食疗法　马齿苋汤：鲜马齿苋60g，加水2碗，煎至1.5碗，空腹时服用，每日1剂。适用于钩虫病。

○饮食疗法　生食大蒜：生大蒜1枚，切碎，空腹时吞服，每日1次。主治小儿钩虫病。

○药茶疗法　榧子茶：榧子30g（炒香），用沸水冲泡后，代茶水经常饮服。主治小儿钩虫病。

血吸虫病

血吸虫病是由血吸虫在人体寄生引起的疾病。血吸虫有19种可引起人类发病，其中有5种可引起人畜共患血吸虫病，即日本血吸虫、埃及血吸虫、曼氏血吸虫、间插血吸虫、湄公血吸虫5种。中国是日本血吸虫病最大的流行区，本文"血吸虫病"仅指日本血吸虫寄生引起的疾病，临床以发热、皮肤瘙痒、咳嗽、腹痛腹泻、肝脾大、消瘦、腹水、便血、大便查见血吸虫卵为特征。日本血吸虫病首先在日本发现，除我国外，菲律宾、印度尼西亚、马来西亚、泰国也有流行。

根据本病的病因与临床特征，本病属中医学蛊毒、水毒病的范畴。该病是蛊毒由皮毛侵入肺部，下涉肠道，瘀积肝络，阻碍气血水液运行所致。由于损害部位及人体反应性的不同，各阶段的病理变化不同，以及人体可反复感染血吸虫，故本病临床表现非常复杂。

【望舌诊病】

●急性期

○舌边尖红、苔薄（彩图 3-1-19），提示邪袭肺卫。

○舌边尖红、苔黄腻（彩图 3-1-20），提示邪郁少阳。

○舌苔黄腻，提示邪蕴中焦。

○舌质淡红、苔薄白，提示肝郁脾虚。

●慢性期或晚期

○舌质淡、苔腻，提示湿热滞肠。

○舌质紫黯、有瘀点瘀斑（彩图 3-1-21），提示瘀血内阻。

○舌质淡、苔白腻，提示水湿内停。

○舌质略红、苔少或无，提示肝肾阴虚。

○舌质淡、舌体胖，提示肾阳亏虚。

【中医疗法】

○名方验方　银翘散（《温病条辨》）［连翘 30g，金银花 30g，苦桔梗 18g，薄荷 18g，竹叶 12g，生甘草 15g，荆芥穗 12g，淡豆豉 15g，牛蒡子 18g。上药为散，每次取 18g，用鲜苇根汤煎，候香气大出即取服，勿过煮。肺药取轻清，过煮则味厚而入中焦矣。热服。病重者约 4 小时 1 服，日 3 服，夜 1 服，轻者 6 小时 1 服，日 2 服，夜 1 服。病不解者再服］加减。具有疏风清热、宣肺透邪的功效。主治血吸虫病急性期，证属邪袭肺卫型者。

加减：淋巴结肿大者，加夏枯草、浙贝母；咳吐血痰者，加白茅根、侧柏叶、茜草根；腹痛、腹泻者，加葛根、黄连。

○名方验方　蒿芩清胆汤（《重订通俗伤寒论》）［青蒿脑 4.5~6g，淡竹茹 9g，仙半夏 4.5g，赤茯苓 9g，青子芩 4.5~9g，生枳壳 4.5g，广陈皮 4.5g，碧玉散 9g（包煎）。上药水煎，去滓。每日分 2 次温服，日 1 剂］加减。具有和解少阳、清利湿热的功效。主治血吸虫病急性期，证属邪郁少阳型者。

加减：心烦口渴、胸腹灼热较甚者，加山栀子、黄连；脘痞、纳呆、苔腻明显者，加藿香（后下）、佩兰（后下）、白豆蔻（后下）。胁痛较剧者，加炒青皮（后下）；脾虚、疲乏、纳呆、便溏突出者，加党参、黄芪。

○名方验方　黄芩汤（《伤寒论》）［黄芩 9g，白芍药 6g，甘草 6g，大枣 12 枚。上药加水 1L，煎取 600mL，去滓。每次温服 200mL，日间 2 次，夜间 1 次。每日 1 剂］合香连丸（《证类本草》引《李绛兵部手集方》）［宣黄连、青木香各等份。上药为末，白蜜为丸，如梧桐子大。如久患冷痢，则用煨熟大蒜做丸。每次取服 20~30 丸，空腹时用温开水送下，日服 2~3 次］加减。具有清肠化浊、和络止痢的功效。主治血吸虫病慢性期或晚期，证属湿热滞肠型者。

加减：便血甚者，加地榆、槐花；气虚较甚，神疲、纳呆、面色萎黄虚浮，形体消瘦者，加党参、白术。

○名方验方　膈下逐瘀汤（《医林改错》）［五灵脂6g（炒），当归9g，川芎6g，桃仁9g（研泥），红花9g，牡丹皮、赤芍、乌药各6g，延胡索3g，甘草9g，香附4.5g，枳壳4.5g。上药水煎，去滓温服，日服2~3次。病轻者少服，病重者多服。病去停服，不可多服。每日1剂］加减。具有化瘀通络、攻积软坚的功效。主治血吸虫病慢性期或晚期，证属瘀血内阻型者。

加减：伴腹水，水肿者，加泽泻、薏苡仁、猪苓；纳呆，腹胀者，加麦芽、山楂、鸡内金。

○饮食疗法　苍耳槟榔煎：苍耳子全草100g，槟榔75g。上2味加水适量，煎成60mL。每次10mL，每日3次，饭前服，连服10天。以清热解毒，杀虫消积。治疗急性血吸虫病。

○药茶疗法　鸭跖草茶：鲜鸭跖草250~400g，白糖适量。先将鸭跖草洗净，加水适量煎汤，调入白糖代茶水分3~4次饮服。每日1剂，5~7日为1个疗程。具有清热解毒、行水凉血的功效。适用于血吸虫病急性感染高热者。

○中医特色疗法　针灸主穴取大椎、膈关、云门、京门穴。配穴：肝大，配加肝俞、痞根穴；脾大，配加脾俞、痞根穴；腹水，配加水分、气海、中极穴；下痢，配加天枢、大肠俞穴；腹胀、食欲不振，配加足三里、三阴交穴。可间歇采用梅花针点刺夹脊穴及肝、脾大区。晚期肝脾大，取痞根穴，每次拔罐10~30分钟，间隔1~2日治疗1次。

蛲虫病

蛲虫病是蛲虫寄生于人体盲肠所引起的疾病。临床以肛门周围和会阴部瘙痒、烦躁不安为特征。本病在世界各地都有流行，在寒带、温带或热带普遍存在。城市发病率高于乡村。任何年龄均可感染，但儿童感染率远高于成人。我国各地感染也较普遍，近年来有下降的趋势。

根据本病的临床特征，本病属中医学虫积、蛲虫病的范畴。由于蛲虫寄生在肠内，影响脾胃功能，及雌虫移行至肛门产卵而引起各种临床症状。

【望舌诊病】

○舌质淡、苔薄白（彩图3-1-22），提示虫扰魄门。

○舌质淡、苔薄，提示脾虚虫扰。

【中医疗法】

○名方验方　万应丸（《医学正传·卷五》）［槟榔150g，大黄240g，黑牵牛子120g，皂角10枚，苦楝根皮480g。前三味为末，后二味熬膏，搜和为丸，梧桐子大，再用沉香、木香（后下）、雷丸各30g，分研，依次为衣，每服三丸，四更时以砂糖水送下］加减。具有杀虫止痒的功效。主治蛲虫病，证属虫扰魄门型者。

加减：还可加芦荟、雄黄、芜荑等；阴部潮湿糜烂者，加土茯苓、苦参、黄柏。

○饮食疗法　部榔麦芽糖汤：百部10g，槟榔10g，捣碎入锅水煎，去渣取汁，调入适量麦芽糖搅匀后，做早、晚分服，每日1剂。具有杀虫的功效。主治蛲虫病。

○中药灌肠疗法　百部汤：百部30g，浓煎至30mL，于夜间入睡前行保留灌肠，10~

12 日为 1 个疗程。具有杀虫作用。适用于蛲虫病。

○外洗疗法　百部蛇床子汤：百部 20g，蛇床子 15g，煎汤外洗肛门，每日 1 次，连用 2~3 次。具有止痒杀虫作用。适用于蛲虫病。

○熏洗疗法　复方苦楝根皮汤：苦楝根皮 20g，鹤虱 15g，蛇床子 15g，生百部 15g，野菊花 15g，生甘草 5g，上药加水煮沸 3~5 分钟，坐浴熏洗，每晚睡前 1 次。具有祛湿消炎、止痒杀虫的作用。适用于蛲虫病。

○涂搽疗法　蛲虫软膏：取蛲虫软膏（含 30%百部浸膏及 0.2%甲紫溶液）适量，涂搽于肛门皱襞周围，并挤少量软膏入肛门内。具有杀虫止痒作用。适用于蛲虫病。

第二节　呼吸系统疾病

感　冒

感冒是由风邪侵袭人体所引起的以恶寒、发热、头痛、鼻塞、流涕、全身不适等为主要临床证候的常见外感疾病。相当于西医学的感冒、急性上呼吸道感染和流行性感冒。

感，即感受；冒，即触冒，或逆犯之意。感冒一词，首见于北宋《仁斋直指方·诸风》篇："感冒风邪，发热头痛，咳嗽声重，涕唾稠黏。"必须指出，这里虽然提出了感冒一词，但尚未作病名运用。感冒作为病名运用，据目前资料所见，始于明·吴崑的《医方考》："外感风寒，俗称感冒。感冒者，受邪肤浅之名也。六气袭人者，深者为中，次者为伤，轻者为感冒。"根据病情轻重不同，其轻者，一般通称"伤风"；其重者，称为"重伤风"。如果病情严重，并且在一个时期内广泛流行，不分男女老幼，症状多相类似的，称为"时行感冒"。其发病机制是外邪侵犯肺卫所致，所以一般都有肺卫表证。初起治法，以解表散邪为主。如果是虚人感冒，屡愈屡发，正气愈虚，邪气留恋，又当扶正与祛邪兼顾。

感冒一年四季均可发病，但以冬春季节为多见。由于四季气候的变化和病邪的不同，或由于体质有强弱，感邪有轻重之分，因此，在证候表现上有风寒、风热两大类，夹湿、夹暑等兼证，以及体虚感冒的不同。

【望舌诊病】

○舌苔薄白而润（彩图 3-2-1），提示风寒证。

○舌苔薄白微黄，边尖红（彩图 3-2-2），提示风热证。

○舌苔薄黄而腻，提示暑湿证。

○舌质淡、苔白，提示气虚证。

○舌质淡、舌体胖、苔白，提示阳虚证。

○舌质淡、苔白，提示血虚证。

○舌质红、苔少，提示阴虚证。

【中医疗法】

○名方验方　荆防败毒散加味：荆芥 12g（后下），防风 12g，川芎 9g，羌活 10g，独活 10g，柴胡 12g，紫苏 6g（后下），前胡 12g，枳壳 10g，茯苓 12g，桔梗 12g，生甘草 6g。上药水煎分服，每日 1 剂。具有辛温解表的功效。主治感冒，证属风寒型者。

加减：表寒重者，加麻黄 6g、桂枝 12g，以加强辛温散寒之力；风寒夹湿者，加苍术 10g、白芷 10g（后下），以祛风散寒、祛湿通络。

○名方验方　银翘散加减：金银花 15g，芦根 20g，连翘 15g，牛蒡子 10g，荆芥 10g（后下），淡竹叶 10g，生甘草 6g，薄荷 6g（后下），土牛膝 15g，岗梅根 15g，苍耳子 10g，桔梗 12g。上药水煎分服，每日 1 剂。具有辛凉解表的功效。主治感冒，证属风热型者。

加减：头胀痛较重者，加冬桑叶、白菊花，以清利头目；咳嗽痰多者，加浙贝母 12g、前胡 12g、杏仁 12g，以化痰止咳；咳痰稠黄者，加黄芩 15g、鱼腥草 20g、瓜蒌皮 12g，以清化痰热；咽喉红肿疼痛者，加蒲公英 20g、射干 12g、玄参 12g，以解毒利咽；风热化燥伤津，或秋令感受温燥之邪，痰稠难咳，舌红少津等燥象者，可配加北沙参 12g、天花粉 15g，以清肺润燥。

○名方验方　加味新加香薷饮：香薷 10g（后下），扁豆花 10g，姜厚朴 12g，金银花、青连翘各 15g，青蒿 9g（后下），藿香 12g（后下），滑石粉 30g，芦根 15g，生甘草 6g。上药水煎分服，每日 1 剂。具有清暑化湿解表的功效。主治感冒，证属暑湿型者。

加减：兼暑湿泄泻者，可加黄连 9g，薏苡仁 24g，以清暑化湿止泄；胃纳不佳者，加布渣叶 10g，炒谷、麦芽各 20g；兼肺热咳嗽者，加浙贝母 12g，桔梗 12g，以清热化痰止咳；头重身痛较甚者，加羌活 10g、秦艽 12g，以疏风祛湿止痛。

○饮食疗法　姜丝萝卜汤：生姜丝 25g，萝卜片 50g，红糖适量。取生姜丝、萝卜片加水约 500mL，煎煮 15 分钟，再加入红糖适量，稍煮 1~2 分钟即可。每次取服 200mL。每日 1 次，热服，发汗。主治风寒感冒，头痛，鼻塞，恶寒发热。

○灸疗法　经常感冒者，可选大椎、肺俞或足三里穴，施以艾灸疗法，每日 1 次。

○耳针疗法　取肾上腺、头、肺、鼻等耳穴，行耳穴埋藏法。

急性气管炎及支气管炎

急性气管炎及支气管炎，简称"急支"，是由病毒或细菌感染，物理、化学刺激或过敏等造成气管及支气管黏膜的急性炎症性表现。常见于气候突变之时，多由上呼吸道感染所引起，且常为某些传染病，如麻疹、百日咳、白喉、伤寒等的早期症状，临床主要表现为咳嗽和咳痰，病愈后支气管黏膜可完全恢复正常。亦可发展为细支气管炎或支气管肺炎，或加重原有的呼吸系统疾病。

本病属中医学外感咳嗽等范畴。

【望舌诊病】

○舌质淡，苔白，属肺气虚。

○舌质红而少津（彩图 3-2-3），属肺阴虚。

○舌质红，苔薄黄（彩图 3-2-4），属燥热伤肺。

○舌质红，苔黄腻，属邪热蕴肺。

○舌质淡，苔薄白，属风寒束肺。

○舌苔薄黄或薄白而干燥，属风热袭肺。

○舌尖红，苔薄黄而少津，属燥热伤肺。

【中医疗法】

○名方验方　穿心莲 15g，水煎，日服 2 次。具有清热解毒、凉血消肿的功效。

○名方验方　咳速宁汤：麻黄、麻黄根、五味子、牛蒡子、浙贝母、赤芍、芦荟各 10g、桑白皮、葶苈子、大青叶各 15g，桂枝、杏仁各 6g，细辛 3g，白茅根 30g，甘草 6g。上药水煎分服，每日 1 剂。具有宣肺止咳、泻肺平喘的功效。主治急性气管炎及支气管炎。

加减：夜咳甚者，加生地黄 20g；咽痛者，加马勃 10g；咽痒者，加蝉蜕 10g。

○名方验方　清金治哮汤：鱼腥草 30g，甜杏仁 30g，金银花 15g，瓜蒌皮 12g，浙贝母 12g。上药水煎，分 2 次服用，每日 1 剂。具有清热化痰、止咳定喘的功效。主治急性气管炎及支气管炎。

加减：有风邪袭表者，加荆芥（后下）、防风；热甚者，加黄芩、柴胡；痰多气喘者，加法半夏，地龙；热甚伤津者，加麦门冬、天花粉、橘络；便秘者，加郁李仁、生大黄。

○饮食疗法　二母散：川贝母 10g，知母 12g。上药水煎分服，每日 1 剂。具有清热润肺、化痰止咳的功效。主治急性气管-支气管炎，证属肺热燥咳者。症见咳嗽、痰黄稠，咯吐困难，胸痛口渴或干咳无痰，口干咽燥。

○艾灸疗法　先将厚薄适宜的生姜片置于合谷、列缺穴上，再将艾炷置于姜片上，点燃艾炷，施以隔姜灸法。每穴灸 2~3 壮，每日 1 次。适用于各种类型咳嗽。

○贴敷疗法　附片、肉桂（焗服）、干姜各 20g，山柰 10g。上药共研细末，装瓶备用。先用拇指在双侧肺俞穴用力按摩半分钟左右，以使局部潮红，再取药末一小撮置于穴位上，并取 3cm×3cm 医用胶布贴盖固定。隔日换药 1 次。尤适用于小儿。

慢性支气管炎

慢性支气管炎，简称"慢支"，是指气管、支气管黏膜及其周围组织的慢性非特异性炎症。临床上以长期咳嗽、咳痰，或伴有喘息（哮喘）及反复发作的慢性过程为特征。病情进展缓慢，持续发展常并发阻塞性肺气肿，甚至肺动脉高压、肺源性心脏病（简称肺心病），从而引起心、肺功能障碍，严重地影响健康和劳动力。

引起本病的病因目前尚未完全明了，一般将其分为外因和内因两个方面。外因包括各种细菌、病毒等的感染，理化性刺激，过敏因素及气候变化的影响等；内因包括患者本身呼吸道局部防御和免疫功能低下、自主神经功能失调、内分泌功能减退、遗传因素等。

本病属中医学咳嗽、痰饮、喘证等范畴。

【望舌诊病】

○舌质淡，苔白（彩图 3-2-5），属肺气虚。

○舌质红而少津，属肺阴虚。

○舌质红，苔薄黄（彩图 3-2-6），属燥热伤肺。

○舌质红，苔黄腻，属邪热蕴肺。

○舌质淡红，苔薄白或白滑，属风寒犯肺。

○舌质淡红，苔白腻或舌根中部发黄，属寒热错杂。

○舌质红，苔薄黄而干，舌尖中部见"川"状纹或"口"状纹或"山"状纹，属风燥痰饮。

○舌质淡，苔白或厚腻，舌体胖嫩，舌边有齿痕纹，属痰湿蕴肺。

○舌质红而少津，苔花剥，属肾阴虚。

○舌脉变粗、瘀血，黏膜发红，提示病程较久。

【中医疗法】

○名方验方　棉花根 15~30g，水煎 2 小时以上，每日 3 次分服，10 日为 1 个疗程。具有消炎、解毒、止咳、平喘、化痰的功效。

○名方验方　二陈加络龙汤：陈皮、半夏、茯苓各 15g，橘络、地龙、黄芩、桔梗、紫菀、前胡各 12g，甘草 10g。上料水煎分服，每日 1 剂。具有止咳平喘、化痰通络的功效。主治慢性支气管炎。

加减：痰湿型者，加山药 20g，焦白术 12g，焦三仙各 12g；痰热型者，加鱼腥草、连翘、金银花各 12g；脾肺虚型者，加党参、黄芪各 12g；喘促甚者，加苏子、桑白皮、款冬花各 10g。

○名方验方　补肺汤加减：熟地黄 15~30g，党参 15~30g，黄芪 15~30g，五味子 10g，紫菀 10g，桑白皮 10g。上药水煎，分 2~3 次服用，每日 1 剂。具有补肺止咳、平喘敛肺、滋肾的功效。主治慢性支气管炎。

○饮食疗法　杏霜汤：杏仁 100g（去皮、尖），麸炒（研），粟米 500g（炒为面），食盐 90g。将上料拌匀，每日空心白汤调 3 克服用。主治慢性支气管炎，症见咳嗽痰多，胸闷，食少，体倦。

○饮食疗法　柠檬叶猪肺汤：鲜柠檬叶 15g，猪肺 200~250g。先将猪肺洗净切成片状，用手挤出猪肺内的泡沫，用清水冲洗干净，然后加清水适量与柠檬叶同煮汤，加食盐少许调味，饮汤食猪肺。主治慢性支气管炎久咳不止，咽痒痰白者。

○贴敷疗法　附片、肉桂（焗服）、干姜各 20g，山奈 10g。上药共研细末，装瓶备用。先取生姜与葱白捣汁擦拭双侧肺俞穴及脊柱两侧，再取药末一小撮置于穴位上，并取 3cm×3cm 医用胶布贴盖固定。隔日换药 1 次。

支气管哮喘

支气管哮喘，简称"哮喘"，是由外源性或内在的过敏原或非过敏原等因素，致使支气管平滑肌痉挛，黏膜肿胀，分泌物增加，从而发生不可逆性阻塞为特点的常见的变态反应性疾病。春秋两季发病率较高，可发生于任何年龄，但以 12 岁以前开始发病者居多。

支气管哮喘的得病、发病过程迄今尚未完全阐明。但目前已公认它是一种多因素引起的疾病。从免疫学观点来观察，支气管哮喘的本质是支气管抗原产生的一系列过敏反应，主要是由 IgE 介导的第 I 型变态反应，占 50%~80%，多发生于具有"过敏体质"的患者。自主神经系统中交感神经与副交感神经功能的相对平衡，对维持支气管平滑肌正常张力十分重要，自主神经系统功能异常可引起神经源性炎症，从而导致呼吸道过敏性增强。随着药理学者提出了药物作用机制的"受体学说"以来，人们认识到 β 肾上腺素能受体功能低下是支气管哮喘发病的基本原因。分子生物学研究还发现，支气管哮喘的发病与 cAMP 和 cGMP 在有关细胞内相互平衡关系失调有关。另有部分患者，是在一些非特异性刺激下发生哮喘，比如冷空气的刺激或运动或情绪波动时等；另有少数女性患者与月经或产后有关，这又与呼吸道过敏性增强有关。鉴于支气管哮喘患者活检支气管黏膜、肺普遍存在着以嗜酸粒细胞、肥大细胞反应为主的气道慢性炎症，即使是在疾病的缓解期也有轻度炎症改变，故近年来一些学者又提出哮喘是一种炎症性疾病；遗传学研究表明，多数支气管哮喘患者有家族遗传史，支气管哮喘多数是在遗传的基础上受到体内外某些因素影响而激发的。

临床上通常将支气管哮喘分为内源性哮喘、外源性哮喘和混合性哮喘，较为少见的还有药物性哮喘和运动性哮喘等类型。

本病属中医学哮证、喘证等范畴。

【望舌诊病】

●发作期

○舌质淡或淡红，苔白滑或腻，属寒哮。

○舌质红，苔黄干或黄腻（彩图 3-2-7），属热哮。

○舌苔厚浊，属痰哮。

○舌质紫黯，苔白腻，属痰瘀交阻。

○舌质红，苔薄黄，属肝火。

○舌质黯或舌边有瘀点、瘀斑，苔厚腻或薄，属血瘀。

●缓解期

○舌质淡，苔薄白，属肺肾两虚。

○舌质淡红，苔白滑，属肺脾肾虚（彩图 3-2-8）。

○舌质淡白、舌边有齿痕，苔白，属肺脾气虚。

【中医疗法】

○名方验方　七叶一枝花 15g，加水适量，同鸡肉或猪肺煲服。具有清热解毒、平喘止咳的功效。

○名方验方　补肾平喘汤：太子参 30g，麦门冬 10g，陈皮 10g，姜半夏 10g，炒苏子 15g，炒地龙 15g，制五味子 10g，人参 10g（打碎，另行炖服），灵磁石 30g（先煎），乌梅肉 15g，胎盘 6g（研末，吞服），桃仁 10g。上药水煎分服，每日 1 剂。具有补肾益肺、平喘止咳化痰的功效。主治支气管哮喘，慢性喘息性支气管炎。

加减：阴虚者，加生地黄、玄参；阳虚者，加制附块、肉桂（焗服）；气虚者，加黄芪、白术、玉竹；血虚者，加阿胶（烊化）、当归；血瘀者，加丹参、川芎、赤芍；心悸者，加酸枣仁、生龙牡（先煎）、柏子仁；水肿者，加茯苓、薏苡仁、车前子（包煎）、葶苈子（包煎）；喘甚者，加洋金花、蛤蚧（研末，吞服）；咳甚者，加瓜蒌仁、川贝母；发热者，加柴胡、黄芩、生石膏（先煎）、鱼腥草、金银花、连翘。

○名方验方　截喘汤：旋覆花 9g（包煎），鼠鞠草 25g，全瓜蒌 15g，防风 9g，合欢皮 15g，老鹳草 15g，碧桃干 15g，五味子 9g，野荞麦根 15g。上药水煎分服，每日 1 剂。具有降逆纳气、化痰截喘的功效。主治支气管哮喘发作期。

加减：气虚者，加黄芪 30g、党参 15g；阴虚者，加生、熟地黄各 15g；痰多，加法半夏 9g、贝母 9g；干咳者，加玄参 9g、麦门冬 9g；热证者，加竹沥 30g（兑入）、石膏 30g（先煎）；寒证者，加附子 9g（先煎）、肉桂 3g（焗服）。

○名方验方　咳喘停汤：炙麻黄、炙甘草各 6g，苦杏仁、北五味子、白术、僵蚕、桃仁各 10g，白芍、黄芪、党参各 30g，人参（打碎，另行炖服）、枸杞子、重楼（七叶一枝花）各 15g。上药水煎分服，每日 1 剂。具有温肺补气、止咳平喘的功效。主治支气管哮喘缓解期。

○饮食疗法　南瓜牛肉汤：老南瓜 500g，牛肉 300g，生姜 10g。南瓜、牛肉切块，三味同置于锅内，加水共煮，至牛肉酥熟，再加入黄酒适量和食盐，每日 2 次常服。主治支气管哮喘反复发作，体质虚寒者，咳吐清稀白痰，脘闷，体倦。

○发泡灸法　鲜毛茛叶 3~5 片，捣烂如泥，以姜汁调匀，做成药饼，贴敷于大椎穴处，使之发泡。10 日 1 贴，每疗程 3 次，每年贴敷 1 个疗程。于每年夏季初伏、中伏、末伏的第 1 日上午近 11 时，各贴敷 1 次。

支气管扩张

支气管扩张，简称"支扩"，是临床较常见的支气管慢性异常扩张性疾病。大多继发于呼吸道感染和支气管阻塞，使支气管组织结构较严重的病理性破坏而导致支气管扩张。其临床主要表现为慢性咳嗽、大量脓痰和反复咯血。以儿童和青年多见。

本病属中医学咳嗽、痰饮、肺痿、肺痈等范畴。

【望舌诊病】

●急性发作期

○舌质白或淡红，苔黄或黄腻，属痰热伤肺。

○舌质红，苔薄黄而干燥，属肝火犯肺（彩图 3-2-9）。

○舌质红，苔少或无，属相火灼金。

○舌质淡，苔薄或无，属气不摄血。

○舌质红，苔白燥或黄，属外感邪热。

○舌质红，苔少或无，属阴虚内热。

●慢性迁延期

○舌质红，苔白而厚腻，属痰浊阻肺。

○舌质淡红，苔白润（彩图 3-2-10），属肺脾两虚。

○舌质淡，苔薄白，舌尖"川"状纹或"大"状纹；纹深粗，色红，提示病程较久。

【中医疗法】

○名方验方　参三七、蒲黄炭、甜杏仁、款冬花、川贝母、橘白、橘络、阿胶（烊化）、党参各 15g，海蛤粉、南天竺、百合、生白术、牡蛎各 30g，糯米 60g，白及 120g。上药共研细末，每次服 15g，日服 2 次。1 个月为 1 个疗程。

○名方验方　五复汤：制五味子 3g（后下），旋覆花 9g（包煎），杭白芍 9g，白果 5 枚，炙紫菀 9g，款冬花 9g，北细辛 2.4g，粉甘草 3g，蜜炙麻黄 4.5g，鹅管石 18g（先煎），广陈皮 6g，白芥子 4.5g（包煎）。上药水煎分服，每日 1 剂。具有降气化痰、敛肺止咳的功效。主治支气管扩张。

○名方验方　加减止嗽散：桔梗、炙枇杷叶、川贝各 9g，炙紫菀 10g，百部、全瓜蒌各 12g，太子参 15g，荆芥炭、甘草各 6g。上药水煎分服，每日 1 剂。具有止咳化痰、养肺止血的功效。主治支气管扩张咳血。

加减：咯血量多者，加仙鹤草、白茅根；背冷者，加苏叶、干姜；喘甚气虚者，加炙桑白叶、炙苏子、黄芪、胡桃仁；阴虚内热者，加北沙参、麦门冬、制五味子（后下）。

○饮食疗法　虫草老鸭汤：老雄鸭 1 只，冬虫夏草 15g。先将老雄鸭洗净，去除内脏后，将冬虫夏草置于鸭腹内，加清水适量，放于瓦锅内隔水炖熟，调味后即可食用。适用于支气管扩张日久，正气已虚，疲乏无力，动则气短，潮热盗汗，咳嗽痰少等症。

○饮食疗法　海蜇荸荠汤：陈海蜇 200g，荸荠 200g。将海蜇用开水洗净后去除杂质，切成小块，荸荠洗净，切片，放砂锅中煮汤 3 杯，频频饮服。主治支气管扩张，症见痰多咳嗽者。

肺　炎

肺炎主要是指肺实质的炎症性病变。其分类方法较多，按炎症的解剖部位可分为大叶性肺炎、小叶性肺炎和间质性肺炎等类型；按病因可分为感染性肺炎、过敏性肺炎、化学性肺炎、放射性肺炎等类型。因肺炎的治疗与病因密切相关，故病因分类似乎更符合临床应用实际。在病因分类中，以感染性肺炎较为多见。感染性肺炎中又以肺炎球菌性肺炎、金黄色葡萄球菌性肺炎、病毒性肺炎、肺炎支原体肺炎等多见。

肺炎的病因较多，但绝大多数是由病原微生物，包括病毒、支原体、衣原体、立克次体、细菌、真菌等引起。物理、化学性因素和过敏反应等亦可引起肺部的炎症性反应。

本病属中医学肺热病、风温、肺炎喘嗽等范畴。

【望舌诊病】

○舌边红，苔薄白或黄（彩图 3-2-11），属邪犯肺卫。

○舌质红，苔黄，属痰热壅肺。

○舌质红或绛，苔黄厚或苔少而干，属热入营血。

○舌质暗淡，苔薄或少，属正气虚脱。

○舌质红，苔少而干（彩图 3-2-12），属温邪伤阴，病邪留恋。

【中医疗法】

○名方验方　景天（景天科植物景天的全草）30g，捣烂后绞汁服用。具有清热、解毒的功效。

○名方验方　秋梨 20 枚，红枣 1000g，鲜藕 1500g，鲜生姜 300g，冰糖、蜂蜜各适量。先将梨、枣、藕、姜捣烂取汁，入冰糖溶化后，再用蜂蜜收膏。每日早、晚随意服用。具有清热生津、健脾益且的功效。能有效防治肺炎。

○名方验方　蚤休汤：蚤休 30g，大青叶 30g，败酱草 30g，鱼腥草 30g，黄芩 12g，小蓟 12g。上药水煎分服，每日 1 或 2 剂。适用于肺炎高热。

○名方验方　复肺饮：鱼腥草 100g，生石膏 100g（先煎）。上药水煎分服，每日 1 剂。适用于肺炎发热口渴、咯痰浓稠。

○饮食疗法　荸荠海蜇汤：荸荠 200g，海蜇皮 100g（漂洗）。加水炖熟，每日分 2~3 次服用。适用于肺热咳嗽痰稠。

○饮食疗法　芦根粥：生芦根 15g，大米 30g。煎芦根水煮粥，每日 2 次。适用于邪热伤津型肺炎。

○饮食疗法　冰糖雪耳炖雪梨：雪梨1个，雪耳10g，冰糖15g。将冰糖放入去核梨中加上雪耳和适量清水，加盖炖1小时后，食雪耳、雪梨饮汤，每日1次，连食3~5日。适用于肺炎后期气阴两虚，干咳无痰，口干咽燥等症。

肺脓肿

肺脓肿，又称"肺脓疡"，是由多种病原菌所引起的肺组织化脓性感染，继而引成脓肿，脓肿区因肺组织坏死，形成空腔并积聚脓液的一种疾病。

引起本病的常见致病菌有葡萄球菌、链球菌、肺炎球菌、克雷白杆菌、厌氧菌、螺旋体、霉菌、溶组织阿米巴原虫等。且常为多种病原菌的混合性感染，可通过吸入或血源性播散而引起，也可继发于肺部的其他疾病，如支气管炎、支气管扩张或支气管肺癌等。

本病属中医学肺痈等范畴。

【望舌诊病】

○舌质淡红，苔薄或黄（彩图3-2-13），属风热袭肺。

○舌质红，苔黄腻，属热壅肺络或热毒伤营或气阴两虚。

【中医疗法】

○名方验方　紫金牛30g，水煎，日服2次，每日1剂。具有止咳、化痰、活血、解毒的功效。

○名方验方　泻肺汤：金银花、连翘、蒲公英、鱼腥草各30g，上药水煎分服，每日1剂。

○名方验方　陈芥菜卤：每次取100mL，每日2~3次，炖热服，亦可用沸豆浆冲服，脓尽为度。适用于肺痈各期。

○名方验方　荷叶蜜汁：取荷叶30~50g，煎取浓汁，稍加白蜜和匀，每日2~3次服用。适用于肺痈各期。

○饮食疗法　百合120g，白及60g，瘦猪肉适量（50~100g）。前2味药共研细末备用。用时每取药末6g，与上述瘦猪肉末一起调成糊状，炖熟后服食，日服1次。具有养阴清肺、化瘀排脓的功效。

○饮食疗法　银蒲饮：蒲公英30g，忍冬藤60g。加水煎煮取汁，去渣，加黄酒适量，饭前饮服。具有解热毒、消痈肿的功效。适于肺痈初期患者食用。

○饮食疗法　鱼腥草饮：鲜鱼腥草250~1000g（或干品30~60g）。将鲜鱼腥草捣汁饮服或用冷水浸泡干品2小时后，煎煮一沸，取汁，去渣，频饮。具有清热解毒、消痈排脓的功效。主治肺痈咳吐脓痰，以及肺热咳嗽，热毒疮痈等。适用于成痈期。

○饮食疗法　桃仁粥：桃仁10~15g，粳米30~60g。将桃仁捣烂如泥，加水研汁去渣，以汁煮粳米为稀粥。1日内分2次，空腹温食。具有活血化瘀的功效。适用于肺痈中期服食。

○饮食疗法　加减桔梗汤：桔梗15g，薏苡仁30g，冬瓜仁60g，鲜藕1节，黑木耳5g，冰糖适量。以上各味洗净后，共煎取汁，去渣，调入冰糖，稍煎令溶化，每日分数次频饮。具有清热除湿、解毒排脓的功效。适用于肺痈溃脓期患者服食。

○饮食疗法　糯米阿胶粥：阿胶30g，糯米100g，红糖少许。先用糯米煮粥，待粥将熟时，放入捣碎的阿胶，边煮边搅匀，稍煮二三沸即可食用。具有滋阴润肺的功效。适用于肺痈慢性期。

第三节 消化系统疾病

急性胃炎

急性胃炎是指由于各种不同病因引起的急性胃黏膜炎性病变。它主要是由各种内因或外因的刺激而引起的。常起病较急，伴有胃黏膜充血、水肿、出血、糜烂的，称为急性胃黏膜病变。

急性胃炎可分为单纯性、腐蚀性、感染性、化脓性4种类型。其中以急性单纯性胃炎最为多见。

引发本病的病因以细菌感染或细菌毒素的作用最为多见；其次与饮酒，进食过冷、过热或过于刺激或粗糙的食物，暴饮暴食，以及服用某些对胃黏膜有刺激性的药物（如糖皮质激素、水杨酸盐、磺胺类）等有关；也有少数患者还可因食用虾、蟹、甲鱼等，发生过敏反应而发病。

本病属中医学胃脘痛等范畴。

【望舌诊病】

○急性胃黏膜病变合并血小板减少性贫血　舌质淡红，右侧或左侧见瘀斑，舌中见浅裂纹，苔薄白（彩图3-3-1）。

○急性胃黏膜病变合并上消化道出血，胃窦炎（因饮酒过量所致）及胆囊肿大　舌质红，舌前部两侧微呈紫色，中部或中上部见裂纹，舌前部干而少津，苔黄腻（彩图3-3-2）。

○舌苔白腻，属寒湿；舌苔黄腻，属暑湿；舌苔厚腻，属积滞；舌质淡，苔白，属虚寒。

【中医疗法】

○名方验方　落新妇根（虎耳草科植物落新妇的根茎）15g，焙干后研细末备用。每次取1g，开水冲服，日服3次。具有清热解毒的功效。

○名方验方　管南香（马兜铃科植物圆叶马兜铃的根）15～30g，研细末，每次取服1.5～3.0g，以温开水送服，日服2次。具有清热、解毒、止痛的功效。

慢性胃炎

慢性胃炎是指由于不同病因引起的各种慢性胃黏膜炎性病变。

本病的病因至今未明。但一般认为，急性胃炎未及时治疗和彻底恢复，长期食用刺激性物质，幽门功能障碍导致胆汁反流，胃酸或营养缺乏等均为致病因素。近来也有人认为，幽门螺杆菌感染及自身免疫也是重要因素。

按1982年全国慢性胃炎会议拟订的分类法，将其分为浅表性胃炎、萎缩性胃炎和肥厚性胃炎3种。浅表性胃炎可转变为萎缩性胃炎，或与萎缩性胃炎并存，萎缩性胃炎的转归可出现胃萎缩及恶性贫血，少数患者可发展成胃癌。尤其是胃窦胃炎，若为与胃息肉并存者，更应引起重视，做定期复查。肥厚性胃炎，则可并发出血、贫血以及低蛋白血症等。

本病属中医学胃脘痛、吞酸、嘈杂等范畴。

【望舌诊病】

○舌质淡红，苔薄黄或黄腻，提示慢性浅表性胃炎。

○舌体略小，舌中见裂纹（彩图3-3-3），提示慢性萎缩性胃炎。

○舌体略胖大，全舌满布水液，提示慢性肥厚性胃炎。

○舌质淡红，苔薄白（彩图3-3-4），属肝胃不和。

○舌质红，苔黄厚或黄腻，属脾胃湿热。

○舌质黯红或紫黯，或有瘀点、瘀斑，属胃络瘀血。

○舌质淡红，舌边有齿痕纹，苔薄白，属脾胃虚弱。

○舌质红而少津或见裂纹，属胃阴不足。

○慢性胃炎，舌中见黑苔，属寒湿犯胃。

○慢性萎缩性胃炎，舌质由红而转淡白或青紫，苔腻长久不退，应警惕恶变。

【中医疗法】

○名方验方　大血藤（木通科植物大血藤）9~15g，水煎服，日服2次。具有活血通络、祛风杀虫、解毒止痛的功效。

○名方验方　牡蛎苍术散：牡蛎壳90g，苍术90g。将牡蛎壳用火焙干，研成细面，将苍术晒干，研成细面，混合搅匀即可；每次取1.5~2.0g，每日3次，饭后服用。适用于慢性胃炎之气滞湿阻型。

○名方验方　二黄汤：黄芩12g，黄连12g，甘草6g。上药取水300mL，煎至100mL，每日1剂，分2次服，饭后服用，中病即止，不可久服。适用于慢性胃炎之胃热型。

○名方验方　陈皮9g。用开水100mL冲浸陈皮，放凉后服用。适用于慢性胃炎之痰湿内阻型。

○名方验方　枳术丸：白术60g，枳实30g。共研成细末，每次取3g，与米饭（适量）混合为丸状吞服，每日3次，饭前服用。适用于慢性胃炎之饮食停滞型。

○饮食疗法　饴糖水：饴糖20mL，加温开水100mL溶化，顿服，1日3次，可缓解胃及十二指肠痉挛疼痛。适用于脾胃气虚型胃炎。

○饮食疗法　沙参麦门冬粥：北沙参、麦门冬、冰糖各15g，加入大米100g，煮粥食用，每日2~3次。适用于胃阴不足型胃炎。

○饮食疗法　橘皮生姜红枣水：橘皮、生姜各10g，红枣肉7枚，水煎，1日2次，具有止痛、止呕之功效。适用于气滞型胃炎。

○饮食疗法　威灵仙鸡蛋汤：取威灵仙30g，加水200mL，煎煮30分钟去渣取汁，加生鸡蛋2枚，去壳，兑入药汁，再加红糖10g，共煮成蛋汤。每日1剂，约30分钟见效，若无效可连服2剂。用于治疗胃寒痛或萎缩性胃炎，服之有效。

○发泡灸法　大蒜10g，捣烂如泥，用纱布2~4层包裹，敷压于中脘穴上，待局部皮肤发红、起泡、有烧灼感时去掉（一般保持2小时），洗净蒜汁，每日1次。

急性胃肠炎

急性胃肠炎是指进食刺激性食物，或暴饮暴食，或腹部受凉，或进食腐败、不洁食物而引起的胃肠道急性炎症性病症。好发于夏、秋两季。起病急骤，以频繁呕吐、胃脘部剧烈疼痛为主要临床表现的，则称为急性胃炎；以腹泻、脐周疼痛为主要临床表现的，则称为急性肠炎；呕吐与腹泻均明显的，则称为急性胃肠炎。

本病属中医学呕吐、泄泻、霍乱等范畴。

【望舌诊病】

○舌质淡，苔白或白腻（彩图 3-3-5），属寒湿。

○舌质红，苔黄腻，属湿热。

○唇舌淡润，甚者唇舌青紫或有斑块，苔少或无（彩图 3-3-6），属阴伤亡阳。

【中医疗法】

○名方验方　落新妇根（虎耳草科植物落新妇的根茎）15g，焙干研末备用。用时每取 1g，用开水冲服，日服 3 次。具有清热解毒的功效。

○名方验方　大蒜数瓣，去净外衣，捣烂如泥，加米醋 1 小杯共饮服，每日 1 剂。具有消炎、杀菌的功效。

○名方验方　猪尾芡莲汤：猪尾巴 2 条，莲子 70g，芡实 70g，红枣 5 枚，盐、味精各适量。先将猪尾巴上的肥肉切掉，然后洗净切段。加水 3 大碗煮莲子、芡实、红枣，水沸后改用微火煨炖，放入猪尾再煨 2 小时至极烂，服时加盐及味精适量。适用于脾弱腹胀、便溏、小便不利、肢体水肿、身倦少言者。

胃下垂

胃下垂是指患者站立时，胃的下缘降至盆腔，胃小弯弧线最低点降至髂嵴连线以下的一种病症。临床上则根据其表现的轻重不同，可分为轻、重二度。轻者可无任何症状，重者则可见上腹部隐痛，腹胀（食后更甚），嗳气，腹部重坠感，劳累或站立位时，其症状加重，休息或卧位时可减轻或消失。

本病好发于瘦长体型的患者，多见于 20~40 岁的妇女。多因体质瘦弱，腹部脂肪缺乏，或因某种原因经常压迫胸部和上腹部，致使腹压增加，或因腹壁肌肉损伤及多次妊娠生育或卧床少动等原因，致使胃膈、胃肝、胃肠韧带松弛，腹肌张力下降，腹内压降低，而使胃的位置下移，这是导致本病的根本原因。

根据本病的临床特点，可将本病归属于中医学的"胃缓证"范畴，也可根据其病理变化及临床表现而将其归属于胃脘痛、痞胀、痰饮、呃逆、腹胀、积聚、恶心、嗳气等范畴。

【望舌诊病】

○胃下垂属虚证，故舌质均较淡，绝无红或淡红或紫暗色出现。

○舌质淡，苔薄白，属中气下陷。

○舌质淡湿润或水液满布全舌，苔薄白（彩图 3-3-7），属胃肠停饮。

○舌质淡，苔薄白或黄，属肝胃不和。

○舌质淡，舌体胖嫩，苔薄白（彩图 3-3-8），属脾肾两虚。

【中医疗法】

○名方验方 柴胡3~5g,水煎,每日1剂,日服2次。具有疏肝解郁、解表退热、升举阳气的功效。主治胃下垂。

○名方验方 益气举陷汤:炙黄芪120g,防风3g,炒白术9g,煨葛根12g,炒枳实、山茱萸各15g。上药水煎分服,每日1剂。具有益气举陷的功效。主治胃下垂。

○名方验方 黄芪25g,党参、白术、当归、莪术各12g,桃仁、红花各8g,升麻4g。上药水煎分服,每日1剂。具有益气化瘀的功效。主治胃下垂。

○饮食疗法 小茴香粥:小茴香10~15g,粳米30~60g。先煎小茴香取汁、去渣,入粳米煮为稀粥。或取小茴香3~5g,研成细末,调入粥中煮食。主治胃肠弛缓下垂。

○饮食疗法 吴茱萸粥:吴茱萸2g,粳米30g,生姜2片,葱白2茎。先将吴茱萸研为细末,用粳米先煮粥,待米熟后下吴茱萸及生姜、葱白。同煮为粥。具有补脾暖胃、温中散寒的功效。主治胃下垂。

○贴穴疗法 蓖麻子仁(98%)、五倍子末(2%),按上述比例捣成烂糊,制成每个约10g、直径约1.5cm的药饼备用(成人1次量)。用时在百会穴剃去一些头发(与药饼等大),再将药饼紧贴于百会穴上,外用纱布绷带固定。每日早、中、晚各1次。外用热水袋热熨,每次约10分钟,以感觉温热而不烫痛皮肤为度。

胃肠自主神经功能紊乱

胃肠自主神经功能紊乱,又称胃肠神经官能症、胃肠神经症或胃肠自主神经功能紊乱综合征等。本病大多是由精神因素所致,其症状以胃肠道运动功能紊乱为主,但在病理、解剖等方面却无器质性改变。因此,它并不包括其他系统疾病引起的胃肠功能紊乱。

在正常的情况下,人体对各种内、外环境的刺激必须做出相应的调节,以适应内、外环境的各种变化。然而这些调节功能必须要有自主神经的参与,人体才能进行正常的调节活动。如果因某种原因影响其进行相应的调节活动,就会出现一系列的自主神经功能障碍的症状。这一系列的自主神经功能障碍症状,就称为"胃肠自主神经功能紊乱综合征"或"胃肠自主神经功能紊乱"。

中医学将本病归属于郁证、嗳气、泄泻、便秘、胃脘痛、腹痛、呕吐等范畴。

【望舌诊病】

○舌质淡,苔薄白(彩图3-3-9),属肝胃不和。

○舌质淡,苔白厚腻,属胃气上逆。

○舌质淡,苔薄白或薄黄,属肝脾不和。

【中医疗法】

○名方验方 柴胡、川芎、枳实、香附、陈皮、厚朴各10g,白芍、半夏各6g,甘草5g。每日1剂,水煎300mL,早晚各服1次。具有疏肝和胃、理气止痛的功效。适用于胃肠自主神经功能紊乱,证属肝胃不和型、胃气上逆型。

○名方验方 乌梅15g,姜黄连4g,花椒3g,党参10g,当归9g,盐黄柏4g,制附子6g(先煎),干姜3g,细辛1g,桂枝6g,陈醋30mL,白蜜糖少量(后2味兑入煎好的药液内)。每日1剂,水煎2次,每次取药汁约300mL,分早、晚2次空腹时服用。1周为1个疗程，连续治疗 2 个疗程。具有调和肝脾、泄热温阳的功效。适用于胃肠自主神经功能紊乱，证属肝脾不和型。

○名方验方　安神达郁汤：炒枣仁 30g，生龙骨（代）、牡蛎各 20g（均先煎），合欢花 15g，炒栀子 15g，郁金 12g，炒白芍 12g，夏枯草 10g，川芎 10g，柴胡 10g，佛手柑 10g，生甘草 6g。上药水煎 300mL，早、晚分 2 次服，每日 1 剂。服上药 1~2 剂有效时，停药 2~3 日;．再服 2 剂，再停，再服。不要连服，1 个月为 1 个疗程。主治郁证（胃肠神经官能症，自主神经功能紊乱，精神抑郁症）久不愈者。

加减：舌尖红、心烦重者，加黄连 10g；胃气上逆有痰者，加制半夏 10g。

○名方验方　百麦安神饮：淮小麦 30g，百合 30g，夜交藤 15g，莲子肉 15g，大枣 10g，生甘草 6g。上药以冷水浸泡 30 分钟，加水至 500mL，煮沸 20 分钟，滤汁，存入暖瓶内，不计次数，作饮料服用。具有益气养阴、清热安神的功效。主治神经衰弱、神经症，以神志不宁，心烦急躁，悲伤欲哭，失眠多梦，善惊易恐，心悸气短，多汗，时欲太息，舌质淡红或嫩红，脉细弱或细数无力为主症，中医辨证属心阴不足，虚热内扰，或气阴两虚，心神失养者。

加减：兼气郁者，加合欢花 30g；兼痰浊者，加竹茹 9g、生姜 6g。

顽固性胃肠自主神经功能紊乱

顽固性胃肠自主神经功能紊乱，又称顽固性胃肠神经官能症、顽固性胃肠自主神经功能紊乱综合征。引起本病的原因与胃肠自主神经功能紊乱基本相同，为节省篇幅，在此不再赘述。

中医学将本病归属于郁证、嗳气、泄泻、便秘、胃脘痛、腹痛、呕吐等范畴。

【望舌诊病】

○舌质淡，苔薄白，属气滞。

○舌质淡红，苔厚腻（彩图 3-3-10），属食滞。

○舌质淡，苔淡白或白腻，属虚寒。

○舌质红，苔黄而厚腻（彩图 3-3-11），属实热。

【中医疗法】

○名方验方　黄芪 15g，白术、柴胡、桂枝、木香（后下）、干姜、甘草各 10g，白芍 20g。每日 1 剂，水煎，早晚饭前分 2 次服用。10 日为 1 个疗程。具有温中散寒、理气缓急的功效。适用于顽固性胃肠自主神经功能紊乱，证属气滞型、虚寒型。

○名方验方　焦山楂、炒麦芽各 10g，石莲子 12g，炒神曲 10g，鸡矢藤 15g。每日 1 剂，水煎，早、中、晚饭前分 3 次服用。具有消食导滞的功效。适用于顽固性胃肠自主神经功能紊乱，证属食滞型。

溃疡性结肠炎

溃疡性结肠炎，又称慢性非特异性溃疡性结肠炎，是一种原因未明的，以直肠、结肠黏膜的浅表性非特异性广泛性溃疡为特征的炎症性病变。

本病病因未明，其发病可能与自身免疫反应、遗传、感染、变态反应、精神、饮食等因素有关。

本病属中医学腹痛、泄泻、痢疾、肠痹、肠风、脏毒、滞下等范畴，少数属便秘等范畴。

【望舌诊病】

○舌质淡，苔薄白，属肝郁湿阻或脾肾阳虚或脾胃虚弱。

○舌质红，苔黄腻，属湿热下注。

○舌质紫黯或见瘀斑、瘀点，苔薄（彩图3-3-12），属瘀血内停。

○舌质红，苔黄（彩图3-3-13），属毒热内蕴。

○舌质淡红，苔白，属寒热错杂。

【中医疗法】

○名方验方　鸦胆子（苦木科植物鸦胆子的果实）15～30粒，去壳取仁，每次用空心胶囊或龙眼肉包裹后吞服。具有清热解毒、杀虫截疟、腐蚀赘疣的功效。

○名方验方　鲜马齿苋 30～60g，煎水 1 碗，冲入捣烂的大蒜泥 10～15g，滤过得汁，可酌加白糖，每日 2 次，同时用生大蒜 5g，切细温水吞服，每日 2～3 次。该法对于各种类型均可适用。

○名方验方　带壳高粱 50g，干姜 6g，水煎服，每日 2～3 次，适用于虚寒型慢性结肠炎。

○名方验方　陈荷散：陈皮 15g，干荷叶 10g，缩砂仁 2g，以开水泡服，每日 2 剂，早晚各服 1 剂。适用于溃结，证属脾虚湿盛型者。

○饮食疗法　用甜菜与粳米煮粥，剂量不限，适用于湿热型。

○饮食疗法　陈皮椒姜焖竹丝鸡：竹丝雄鸡 1 只（去毛及内脏），陈皮 3g，高良姜 3g，胡椒 6g，草果 2 枚，全部用料用葱、醋、酱油和匀，放入锅内，加少量水，文火焖熟，调味。具有补虚温中、健脾开胃的功效。适用于溃结，证属寒湿阻滞型，症见脘腹胀满、腹泻、口干不欲饮者。

○饮食疗法　黄精党参蒸鸡：嫩母鸡 1 只（去毛及内脏），黄精 30g，党参 30g，怀山药 30g，生姜、葱花各适量，将调好味之鸡块及上药放入锅内，隔水蒸熟，随量食用。具有益气补虚、健脾开胃的功效。适用于溃结，证属脾胃虚弱型，症见体弱、纳呆、腹胀、腹泻者。

○灌肠疗法　黄连 2～3g，研细末，加入温开水 150mL 搅匀后灌肠。隔日 1 次，9 次为 1 个疗程。具有清热泻火、燥湿解毒的功效。

消化性溃疡

消化性溃疡是指发生于胃或十二指肠的一种慢性溃疡。它的形成均与胃酸和胃蛋白酶的消化作用有关。其发病年龄段以青壮年为多。有慢性长期反复发作史和典型的节律性疼痛等临床特征。常有出血、穿孔、幽门梗阻、癌变等并发症。

本病属中医学胃脘痛、胃气痛、胃痛等范畴。

胃溃疡

胃溃疡是指发生于胃部的一种慢性溃疡，是临床常见病、多发病。溃疡的形成大多是因胃的局部黏膜保护功能减退，无法抵抗胃酸和胃蛋白酶等酸性胃液的消化作用所致。

【望舌诊病】

○当胃溃疡合并有炎症时，黄苔的出现频率明显增高。

○舌边清晰，舌苔圆形、光滑有缺损，提示消化性溃疡。

○舌质淡，苔薄白，属寒凝气滞。

○舌质淡，苔厚腻（彩图 3-3-14），属饮食积滞。

○舌质淡或淡红，苔薄白，属肝气犯胃。

○舌质红，苔黄腻（彩图 3-3-15），属脾胃郁热。

○舌质紫黯，或有瘀点、瘀斑，属瘀血阻络。

○舌质淡嫩或舌边见齿痕纹，苔薄白而滑，属脾胃虚寒。

○舌质红而少津，苔少而花剥，属脾胃阴虚。

十二指肠溃疡

十二指肠溃疡，是指发生于十二指肠部的一种消化性溃疡。其发病主要是与迷走神经功能亢进，其壁细胞分泌盐酸的量增加有关。一般以十二指肠的局部黏膜的保护功能减退，无法抵抗胃酸、胃蛋白酶等酸性胃液的消化作用为基本原因。

【望舌诊病】

○大多数患者见瘀黯舌（彩图 3-3-16）。

○舌根、大乳头前边缘清晰，光滑的多发性圆形舌苔缺损。

○舌质淡或淡红，苔薄白，舌边或见齿痕纹。

【中医疗法】

○名方验方 溃疡丸：山竹树皮、两面针各等份。上药共研为细末，和蜜为丸，每丸重 10g，每次取服 1 或 2 丸，每日 3 次。适用于消化性溃疡病，症见疼痛反复不止者。

○名方验方 金铃子散：延胡索 100g，川楝子 100g。上药共研细末，每次取服 15g，每日 3 次。适用于肝气郁结，肝胃不和型消化性溃疡病。

○名方验方 牡蛎白及散：牡蛎 5 份，白及 4 份。按比例称取上药，混匀研为细末；每次取 3~6g，每日 3 次，饭后用温开水送服。适用于各型消化性溃疡病。

○名方验方 白鲜皮根：白鲜皮根适量。洗净，抽去硬芯，阴干后压成细末备用；每次取服 5g，每日 2 次，空腹时用温开水送服，用鸡蛋 1 枚加食油煎服用，则疗效更佳。适用于胃热型消化性溃疡病。

○饮食疗法 白胡椒煲猪肚汤：白胡椒 15g（略打碎），猪肚 1 只（去杂，洗净），加清水适量，用慢火煲熟，调味后服食。适用于虚寒型溃疡病。

○饮食疗法 莲子粥：莲子 30g，大米 100g。按常法煮粥，每天食用，连续服食 1 个月。适用于脾胃虚弱型溃疡病。

○饮食疗法 银耳红枣粥：银耳 20g，红枣 10 枚，糯米 150g。按常法煮粥。适用于脾胃虚弱型溃疡病患者。

○敷脐疗法　取川楝子、延胡索、香附各 6g，沉香 3g，上药共研细末，取适量以姜汁调为糊状，贴敷于脐部，外用纱布覆盖，胶布固定，每日换药 1 次。具有行气止痛的功效。适用于气滞型。

上消化道出血

上消化道出血是一种常见的，而且是较为严重的临床病症。出血部位位于屈氏韧带以上的消化道，包括食管、胃、十二指肠、上段空肠、胰管以及胆道等部位。

上消化道大量出血一般是指在数小时内，失血量超过 1000mL 或循环血容量的 20%。其主要临床表现为呕血或（与）黑粪，常伴有因血容量减少而引起的急性周围循环衰竭，是临床上常见的一种急症，应引起高度重视，积极抢救。

引起上消化道出血的病因很多，最常见的有消化性溃疡、糜烂出血性胃炎、食管胃底静脉曲张和胃癌等。

本病属中医学血证中的吐血、便血等范畴。

【望舌诊病】

○舌质红，苔黄腻（彩图 3-3-17），属胃中积热。

○舌质红，苔黄厚，属肝火犯胃。

○舌质淡红，苔黄厚腻（彩图 3-3-18），属食积伤胃。

○舌质淡，苔薄白，属脾虚不摄。

○舌质紫黯或紫斑，属瘀阻胃络。

○舌质红，少苔，属阴虚火旺。

○舌质淡，无苔或少苔，属气血两虚。

【中医疗法】

○名方验方　蚕豆苗（嫩茎叶）30g，冷开水洗净，捣汁服用。如无蚕豆苗，可改用蚕豆梗 30g，水煎分服，每日 1 剂。主治上消化道出血。

○名方验方　止血速效方：大青叶 30~60g，柿霜 30g（烊化），三七粉 3g（吞服）。将大青叶煎水 120mL，冲入柿霜搅匀，用于吞服三七粉，每日 2 次。主治消化性溃疡并发呕血。

○名方验方　生大黄 3g，黄芩 10g，栀子 10g，代赭石 15g（先煎），鲜藕汁 30g，水煎服，每日 3 剂。适用于胃热炽盛之出血。

○名方验方　刺苋菜根鲜品或干品 60g，洗净、切片，加水 800mL，用文火煎至 300mL，每次 100mL，每日 3 次口服。适用于上消化道出血。

○名方验方　四红丸：当归炭、蒲黄炭、阿胶、大黄炭、槐花炭各 60g。依法制成蜜丸，每丸重 9g，每次服 1 丸，每日 2~3 次。适用于上消化道出血所致的便血。

○饮食疗法　三七莲子粥：粳米 30g，莲子肉 10g。加水熬粥，调入三七粉 1g，可长期服用。适用于脾胃虚弱之上消化道出血。

○饮食疗法　枸杞黑豆大枣炖猪骨：生猪骨 250g，枸杞子 15g，黑豆 30g，大枣 20 枚，上料同放入锅内，加水炖至烂熟，调味服食，隔日 1 次，可长期服用。适用于阴虚火旺之吐血。

○饮食疗法　白及羹：红枣 10 枚，加水煮烂，调入白及粉 10g，煮熟制成羹，适量饮服。适用于脾虚型溃疡出血。

○饮食疗法　芝麻嫩叶茶：芝麻嫩茎叶 80g，水煎，去渣取汁饮服，每日 1 剂。适用于上消化道出血。

○饮食疗法　茅根金针菜煎：新鲜金针菜花或全草 25g，白茅根 25g。上 2 味水煎，每日 1 剂二煎，早、晚分服。适用于吐血。

○贴敷疗法　大蒜 30g，去净外衣，捣烂如泥，贴敷于双足心（涌泉穴）处，外用布包扎，每次 3~4 小时，每日或隔日 1 次。适用于胃热吐血。

便　秘

凡大便秘结不通，排便时间延长，或有便意而排出困难，均称为便秘。大多是由于饮食、劳倦、情志损伤，造成大肠积热或燥热伤津，气机郁滞或寒凝，或阴阳气血亏虚、失于温养、濡润，使大肠的传导功能失常所致。临床上将其分为热秘、气秘、冷秘、虚秘等。

西医学中的胃肠功能紊乱、肠神经官能症、习惯性便秘、药物性便秘、炎症性便秘、手术后便秘等，均可按本证辨证施治。

【望舌诊病】

○舌质红，苔黄厚腻或焦黄起芒刺（彩图 3-3-19），属热秘。

○舌质淡，苔白腻，舌体胖，舌边见齿痕纹，属气秘。

○舌质淡，苔薄白（彩图 3-3-20），属气虚秘。

○舌质淡白，苔薄或少，属血虚秘。

○舌质淡，苔白润，属冷虚秘。

○舌质红，苔无或少，属血虚或阴虚。

【中医疗法】

○名方验方　咸温通便汤：玄参 20g，白术 30g，升麻 10g，海参 1 条。水煎分服，每日 1 剂。主治习惯性虚秘。

加减：气虚甚者，酌加党参、黄芪；阴血不足者，酌加生地黄、当归；兼郁热后重者，酌加黄连、木香（后下）。

○名方验方　清热平肝汤：玄参、赤芍、三棱、青皮、枳壳、甘草各 10g，生地黄、麦门冬、连翘各 15g，番泻叶 7g，石决明 20g。水煎分服，每日 1 剂。主治便秘，症见神昏发热，舌质红、苔黄腻少津，脉弦数。

加减：燥屎难下者，加生大黄 10g（后下）、芒硝 6g（冲服）。

○名方验方　益气润肠导下汤：肉苁蓉 20g，黑芝麻 30g，川厚朴 6g，枳实 6g，柏子仁 12g，党参 20g，木香 3g（后下）。水煎分服，每日 1 剂。主治老年人便秘。

加减：肠中干燥者，加蜂蜜适量，调服。

○饮食疗法　蜜蜂桑葚膏：新鲜桑葚，擂烂，用纱布滤过取汁，放瓦锅里煮，稍浓缩后加入蜜蜂适量，不断搅匀，煮成膏状，冷却后瓶贮备用。早、晚各服 1~2 汤匙，以温开水送服。适用于病后气血虚损，肠燥便秘。

○饮食疗法　冰糖杏仁糊：南杏仁 15g，北杏仁 3g，清水泡软去皮。大米 50g，清水泡软，与南、北杏仁一起捣烂，加清水及冰糖适量煮成稠糊服食。适用于老年人肠燥便秘。

○敷脐疗法　大田螺 1 只，食盐适量，共捣烂如泥，贴敷于脐部，外用纱布覆盖，胶布固定。每日换药 1 次。具有散结通便的功效。

痔

痔，一般称为痔疮，是直肠下端黏膜下或肛管皮下静脉丛发生扩大、曲张而形成柔软的静脉团。本病在成年人中极为常见，故有"十人九痔"之说，儿童则较少见。根据其发生的部位，分内痔、外痔和混合痔 3 种。

本病属中医学肠风、肠澼、脏毒、截肠、近血等范畴。

【望舌诊病】

○舌质红，苔薄白或薄黄，属内伤肠络。

○舌质红，苔黄腻（彩图 3-3-21），属湿热下注。

○舌质紫黯或有瘀点、瘀斑，属气滞血瘀。

○舌质淡，苔薄白（彩图 3-3-22），属脾虚气陷。

○舌质红，苔薄，属阴虚肠燥。

【中医疗法】

○名方验方　雪见草（荔枝草）30～60g，水煎，先熏后洗局部。另取全草 30g 水煎，加红糖适量搅匀后服用，日服 2 次。具有凉血、解毒的功效。

○名方验方　消痔汤：槐花 15g，艾叶 15g（后下），荆芥 15g（后下），苦参 30g，黄连 15g，薄荷 15g（后下），栀子 15g，枳壳 15g，黄柏 15g，大黄 15g（后下），白芷 15g（后下），地骨皮 30g，蛇床子 30g。将药物用纱布包好，放入大砂锅内，添水 5 碗，煮煎约 0.5 小时，取出药包，趁热先熏患部，待温后洗浴约 0.5 小时。每日熏洗 1～2 次，每剂可使用 3～4 次。主治痔瘘肿胀疼痛，手术后创面过大，发炎，肿痛，伤口愈合迟缓者。

加减：有虚热大便干燥者，加槐角 15g、黄连 6g、生地黄 15g。

○名方验方　消肿止痛膏：五倍子 60g，黄连 15g，雄黄 6g，朱砂 6g，冰片 6g。将药物共碾成细粉，每 20g 药粉加入凡士林 60g、芝麻油 20g，调制均匀即成，将患部洗净拭干，敷药膏如铜钱厚，每日换药 1 次。主治外痔发炎肿痛，内痔嵌顿疼痛，肛周脓肿初起，手术后肛门边缘水肿及伤口周围肿痛等。

○名方验方　清燥合剂：忍冬藤 9g，连翘 12g，天门冬 9g，麦门冬 9g，生地黄 9g，黄连 1.5g，灯心草 3g，莲子心 1.5g，绿豆 30g，玄参 9g，栀子 9g，生甘草 1.5g。上药水煎分服，每日 1 剂。主治：①枯痔期间烦热口干，小便短少。②肠燥火盛之肛门疼痛、便秘。

加减：若伴便血，配合便血合剂；便秘甚，配合麻仁丸同时服用。

○饮食疗法　菠菜玉米粥：菠菜 500g，玉米面 100g，食盐少许。菠菜洗净切碎，开水中焯过，捞出，玉米面加水煮成粥，粥将熟时将菠菜放入，二三沸后调盐即可。用于治疗痔疮之气滞血瘀证，症见内痔核脱出不能还纳，表面紫暗或外痔水肿，伴肛门疼痛，舌质红，苔黄厚，脉弦滑有力。

○饮食疗法　槐花炖猪肠：猪大肠 250g，槐花（鲜）50g，食盐、味精各适量。猪肠洗净，槐花放入肠腔中，两端用线扎紧。加水清炖，熟后捞出肠段，切丝，撒食盐、味精调味后，分餐食用。用于治疗痔疮之湿热下注证，症见便血，色鲜红，点滴而下，便后肛门肿物脱出，可自行回纳或手托回纳，或伴有肛门灼痛，舌红苔黄或腻，脉弦滑数。

○熏洗疗法　冬青树叶 250~500g，清水适量煎汤，先熏后洗肛门，即可取效。适用于内痔。

○熏洗疗法　鱼腥草 100g，朴硝 50g，煎汤先熏后洗。主治痔疮。

肛　裂

肛裂，即肛管的皮肤全层裂开，并形成慢性感染性棱形溃疡。大多发生于肛管前、后正中线上，同时发生于两侧的则较为少见。一般发生的部位，男性者多见于后部，女性者则多见于前部。

本病的发生多与肛管损伤、感染等因素有关。以周期性肛门疼痛且久治不愈为其临床特征。多见于 30~40 岁的中年人，老人和儿童则较为少见。

本病属中医学钩肠痔等范畴。

【望舌诊病】

○舌质偏红，苔黄燥（彩图 3-3-23），属燥火。

○舌质偏红，苔黄腻（彩图 3-3-24），属湿毒。

○舌淡红，苔少或无，属阴虚肠燥。

○舌质淡，苔薄白，属血虚肠燥。

【中医疗法】

○名方验方　生甘草、金银花、黄柏各 10g，每 2 日 1 剂，水煎 4 次分服。具有清热解毒、润肤生肌的功效。

○名方验方　肛疾康汤：黄芪 30g，苍术 25g，白术 25g，肉苁蓉 20g，白芍 60g，枳壳 10g，玉竹 10g，秦艽 10g，桃仁 10g，甘草 6g。上药水煎分服，每日 1 剂。具有益气养阴、润肠通便的功效。主治肛裂。

○名方验方　当归 10g，肉苁蓉 30g，生地黄 30g，麦门冬 10g，火麻仁 10g（打碎），全瓜蒌 30g，玄参 15g，远志 10g。上药水煎分服，每日 1 剂。具有滋阴清热、润肠通便的功效。主治肛裂。

加减：大便鲜红者，加地榆 30g、槐花 30g；大便干结者，加生大黄 6g（后下）、玄明粉 6g（冲服）；肛内持续性疼痛，检查见肛窦部充血并压痛者，加金银花 30g、连翘 10g、延胡索 10g。

○饮食疗法　蜂蜜腌核桃仁：蜂蜜 20g，核桃仁 50g。核桃仁洗净，焙干研为细末，蜂蜜腌制调匀，分次食用。具有活血化瘀、通便的功效。主治肛裂。

○饮食疗法　蒲公英粳米粥：蒲公英 20g，粳米 50g。蒲公英洗净，切成碎粒，置锅中，加清水 500mL，加粳米，急火煮开 5 分钟，改文火煮 20 分钟，成粥，趁热食用。清热解毒。主治肛裂。

○饮食疗法　马兰头炒佛手：马兰头 50g，佛手 100g。马兰头洗净，切为碎粒，佛手洗净后切为小片，油锅烧热，将马兰头及佛手同炒加食盐、味精，食用。具有行气活血、清热解毒的功效。

○贴敷疗法　白及 20g，蜂蜜 50g，共熬成糊状，敷于患处，外用纱布覆盖，胶布固定。每日换药 1 次。主治肛裂。

脂肪肝

脂肪肝，是指各种原因或疾病所引起的肝细胞内的脂肪大量堆积，并不属于一种独立的疾病。其原因不同，临床症状也很不相同，程度也很不一致，一般可分为轻、中、重三度。当脂肪在肝细胞内沉积过多，引起结构和成分改变时，可影响其肝脏的正常功能。经适当治疗后，轻、中度的患者可得到恢复，重度患者则很难得到治愈，最终演变成肝硬化。脂肪肝患者也有猝死的。引起脂肪肝的病因，除了乙醇、药物及营养过剩等原因以外，极端的营养不良也可引起脂肪肝的发生。

【望舌诊病】

○舌边较圆滑，质淡红，苔白腻，属痰湿阻络。

○舌质黯红，苔薄白（彩图 3-3-25），属肝郁气滞。

○舌边圆滑、胖大，舌面有瘀斑、瘀点（彩图 3-3-26），属痰瘀内结。

○舌质淡胖，苔厚腻，属肝肾阴虚。

○舌质淡，苔白，属肝肾阳虚。

○舌质红，苔黄腻，属湿热内蕴。

○舌边或全舌见紫斑或瘀点、瘀斑，苔薄，属瘀血阻络。

【中医疗法】

○名方验方　加味四逆散：醋柴胡 6～10g，赤芍、白芍各 15～30g，枳壳、枳实各 3～10g，炙甘草 3～6g。上药水煎分服，每日 1 剂。具有疏肝理气、化瘀祛痰的功效。主治肝郁瘀阻型脂肪肝。

加减：血脂高者，加何首乌、生山楂、茵陈、决明子；脘腹胀闷者，加玫瑰花、厚朴、川楝子；体胖恶心头晕者，加全瓜蒌、半夏、陈皮。

○名方验方　去脂汤：明矾、青黛各 6g，浙贝母、山楂、决明子各 15g，泽泻、郁金、丹参、焦槟榔各 12g。上药水煎分服，每日 1 剂。具有祛痰化瘀、活血消脂的功效。主治痰瘀阻络型脂肪肝。

加减：脾大者，加泽兰；肝胆湿热者，加龙胆、苦丁茶；大肠湿热者，加白头翁、大黄；肝肾亏虚者，加枸杞子、黄精；脾虚者，加苍术、党参。病情稳定后，改服用化脂散（明矾、青黛、浙贝母、滑石、郁金等）。

○名方验方　加味枳术汤：柴胡、三棱、莪术各 6g，当归、云苓、川楝子各 12g，赤芍、白术各 15g，枳实、党参、鳖甲（先煎）各 10g，生山楂 30g。上药水煎分服，每日 1 剂。具有疏肝健脾、和胃软坚的功效。主治脾虚气滞血瘀型脂肪肝。

加减：肝热者，加栀子、牡丹皮；肝阴虚者，加女贞子（后下）、墨旱莲；兼呕吐者，加竹茹、陈皮；纳呆畏食者，加缩砂仁、焦三仙；胁痛者，加郁金、香附；腹胀者，加大腹皮、广木香（后下）；肝阳上亢者，加龙骨（先煎）、牡蛎（先煎）、决明子；失眠者，加炙远志、炒枣仁。

○名方验方 消脂护肝汤：泽泻、生山楂、丹参、绞股蓝各30g，柴胡、枳实各12g，生鳖甲（先煎）、何首乌、海藻、路路通各15g，蒲黄10g。上药水煎分服，每日1剂。具有化湿疏肝、散结通脉的功效。主治肝郁湿阻型脂肪肝。

加减：痰湿明显者，加荷叶20g、苍术15g；肝大明显者，加桃仁12g。

○饮食疗法 荠菜淡菜汤：荠菜60g，淡菜30g，煮汤调味即可服食。

○饮食疗法 海藻蛎肉汤：海藻50g，新鲜蛎肉100g，红枣2枚，用文火煮1小时，调味后即可服食。

○药茶疗法 三花减肥茶：玫瑰花、代代花、茉莉花、川芎、荷叶各适量，每日1包，用开水冲服。主治脂肪肝。

○艾灸疗法 取关元、足三里、丰隆、肺俞、脾俞、肾俞穴，每次选2~3穴，以艾条或艾炷施灸。每日1次，10~15次为1个疗程。具有温补脾肾的功用，主治脾肾阳虚型脂肪肝。

○梅花针疗法 取背俞穴、足三里穴，施以轻叩手法，每次15分钟，每日1次，20次为1个疗程。具有调理脾胃、健运水湿的功效。

肝硬化

肝硬化是一种以肝脏损害为主要表现的慢性全身性疾病。本病是多种致病因素持久反复作用于肝脏组织，引起肝细胞变性、坏死和再生，纤维组织增生等一系列病理变化，最后导致肝脏组织结构形体异常、质体变硬的一种疾病。

肝硬化不是一种独立的疾病，而是各种肝脏或胆道疾病发展到晚期的一种表现。其病因很多，主要以病毒性肝炎最为常见，其他诸如血吸虫病、慢性乙醇中毒、化学药物及慢性化学毒物或细菌毒素中毒、胆汁瘀积、循环障碍致长期肝淤血，以及代谢紊乱、营养失调等也可引起肝硬化的发生。

【望舌诊病】
○舌质淡，苔薄白，属肝气郁滞。
○舌质淡红，舌边见齿痕纹，苔薄白（彩图3-3-27），属肝郁脾虚。
○舌质黯红或瘀滞，苔薄而浊，属气滞血瘀。
○舌质淡黯，苔浊而腻（彩图3-3-28），属脾肾阳虚。
○舌质红绛，苔少或无而干燥，属肝肾阴虚。
○舌质黯滞，苔浊腻，属水湿内阻。
○舌脉青紫色，扩大、充盈，脉形粗大怒张；小舌脉见青紫色或黯红色，怒张时见囊状或囊柱状，提示病程较长。

【中医疗法】
○名方验方 炒党参、京三棱、炙鳖甲各10g，共研细末，每次取服3g，日服3次，以开水送服。具有益气、软坚、消积的功效。

○名方验方 荣肝汤：党参12g，炒白术10g，炒苍术10g，木香10g（后下），茵陈15g，当归12g，白芍12g，香附10g，佛手10g，山楂15g，泽兰15g，牡蛎15g（先煎），王不留行12g。上药水煎分服，每日1剂。主治慢性肝炎、早期肝硬化，证属肝郁脾虚、气滞血瘀，湿热未清型者。

　　○名方验方　软肝缩脾方：柴胡6g，黄芩10g，蝉蜕6g，白僵蚕10g，姜黄6g，水红花子10g，炙鳖甲20g（先煎），生牡蛎20g（先煎），大黄1g，焦三仙各10g。上药水煎分服，每日1剂。主治早期肝硬化，临床多用于肝炎晚期，表现为胁痛、腹胀、癥瘕、舌质有瘀斑、苔白、脉弦涩等，证属气滞血瘀型者。

　　加减：肝功能异常，舌苔黄腻有湿热征象者，加茵陈蒿30g、土茯苓30g；胸胁不适，善叹息，脉沉而滞，气郁明显者，加佛手10g、香附10g；脘痞畏食、呕恶、苔白腻，湿阻中焦者，加藿香10g（后下）、佩兰10g（后下）、姜半夏10g；心烦易怒，舌红起刺，火郁证明显者，加黄连6g、龙胆3g、牡丹皮10g；形体消瘦，神疲乏力，脉弱，气虚明显者，加太子参6g、白术10g；血虚者，加阿胶10g（烊化）、当归10g；中阳不足，畏寒肢冷者，加干姜3g、吴茱萸3g；舌质红绛，苔少且干，肝肾阴亏者，加生地黄20g、枸杞子10g、女贞子10g（后下）。

　　○饮食疗法　山药桂圆炖甲鱼：山药片30g，桂圆肉20g，甲鱼1只（约重500g）。将甲鱼宰杀，洗净去杂肠，连甲带肉加适量水。与山药、桂圆肉清炖至烂熟，食肉饮汤。适用于鼓胀，证属肝肾阴虚型者。

　　○饮食疗法　枸杞南枣煲鸡蛋：枸杞子30g，南枣10g，鸡蛋2枚。将枸杞子、南枣加水适量，用文火炖1小时后，将鸡蛋敲开放入，再煮片刻成荷包蛋。食蛋饮汤，每日2次。适用于鼓胀，证属肝肾亏损，脾胃虚弱型者。

　　○饮食疗法　鲤鱼赤豆汤：鲤鱼1条（约重500g），陈皮6g，赤小豆120g。鲤鱼去鳞杂洗净，加陈皮、赤小豆共煮真烂为度，可加适量白糖，食肉饮汤，每周2～3次。适用于鼓胀，证属寒湿困脾型者。

　　○敷脐疗法　麝香0.5g，葱白2节，共捣为糊状，置于肚脐上；或先将麝香置于脐上，再用葱泥敷盖，外用胶布固定。每2日换药1次。具有利尿的功效。适用于肝硬化腹水。

肝病后肝大

　　正常成年人的肝脏位置，当平静呼吸时，其上界位于右锁骨中线的第5肋间，其下缘则隐藏于肋缘之后；当做深呼吸时，一般不能触及或刚可触及肝脏，也有少数人其肝的左叶可在剑突下触及，但一般不超过3cm，边缘锐利，表面光滑，质地柔软，无压痛表现。当各种原因造成肝脏受损而发生病变时，使得肝脏体积增大，以致在肋缘下可被触及，就称为"肝病后肝大"。肝病后肝大并不是一种独立的疾病，而是一种临床体征而已。

　　【望舌诊病】

　　○舌脉青紫、瘀阻、增粗（彩图3-3-29），提示病程较久。

　　【中医疗法】

　　○名方验方　消癥利水汤：醋鳖甲30g（先煎），炙黄芪20g，茵陈20g，泽泻20g，丹参20g，大腹皮20g，猪苓20g，白茅根20g，淫羊藿20g，炒白术20g，制五味子15g，莪术15g，党参15g，柴胡9g。上药水煎，分早、中、晚3次服，每日1剂。具有培补脾肾、祛瘀化瘀、利水消肿的功效。主治肝硬化代偿失调所出现的水肿鼓胀、肝脾大。

　　加减：肝病虚损严重，肝功能障碍，絮浊试验、血清蛋白电泳试验异常者，加培补脾肾之品，白术可增至 40g，另加女贞子 20g（后下）、仙茅 20g、鹿角胶 9g（烊化）；肝病虚损严重、抵抗力低下、微循环障碍、肝脾大、形成癥积肿块者，一般是轻重药并用，加重丹参、赤芍、莪术等药之分量。

○饮食疗法　莲子山药甲鱼汤：山药 50g，莲子（去心）20g，甲鱼 1 只，调料适量。先将甲鱼洗净，放于沸水中，使其排尿后，剖腹去其内脏，放入砂锅内，加入莲子、山药、调料等，再加清水适量，用文火炖煮约 50 分钟即可。食肉饮汤。具有软坚散结、补脾益气的功效。适宜用于慢性肝炎、肝硬变之肝脾大者。

胆囊炎

胆囊炎，是指各种原因引起胆囊内产生炎症的一种疾病。常有急、慢性之分。可以是原发性的，即不伴有胆囊结石的；也可以是继发性的，即在胆囊结石的基础上，而后发生炎症的。

急性胆囊炎的发病原因主要是：①胆囊管梗阻（如胆石、胆道蛔虫、中华分枝睾吸虫、梨形鞭毛虫、癌肿等引起的阻塞）。②细菌感染（如大肠埃希菌以及链球菌、葡萄球菌、伤寒杆菌、粪链球菌、产气杆菌等）。③胰液向胆囊反流等。本病 70%～80%合并胆道结石。我国农村中以胆道蛔虫为最常见诱发因素。

慢性胆囊炎多发生在胆石症的基础上，且常是急性胆囊炎的后遗症，或因体内胆固醇紊乱所致。此外，亦可见于伤寒病的带菌者。

本病归属于中医学胁痛、腹痛、结胸、少阳病、胆胀、黄疸等范畴。

【望舌诊病】

○舌淡红，苔薄白或微黄，属肝胆气郁。

○舌质红，苔黄腻或黄厚（彩图 3-3-30），属湿热蕴结。

○舌质红绛，苔黄燥或起芒刺，属热毒壅盛。

【中医疗法】

○名方验方　新鲜马鞭草根 60g，捣烂后绞汁，取药汁加酒、水（酒 2 份，水 1 份）合煎，于早晨空腹时服用，服后须卧床休息 1 小时，连服 1 个月。主治肝病后肝大。

注意：服药期间，勿食荤冷食物。

○名方验方　消癥利水汤：醋鳖甲 30g（先煎），炙黄芪 20g，茵陈 20g，泽泻 20g，丹参 20g，大腹皮 20g，猪苓 20g，白茅根 20g，淫羊藿 20g，炒白术 20g，制五味子 15g，莪术 15g，党参 15g，柴胡 9g。上药水煎，分早、中、晚 3 次服，每日 1 剂。具有培补脾肾、祛瘀化癥、利水消肿的功效。主治肝硬化代偿失调所出现的水肿鼓胀、肝脾大。

加减：肝病虚损严重，肝功能障碍，絮浊试验、血清蛋白电泳试验异常者，加培补脾肾之品，白术可增至 40g，另加女贞子 20g（后下）、仙茅 20g、鹿角胶 9g（烊化）；肝病虚损严重、抵抗力低下、微循环障碍、肝脾大、形成癥积肿块者，一般是轻重药并用，加重丹参、赤芍、莪术等药之分量。

○饮食疗法　海带茴香青皮汤：海带 25g，小茴香、青皮、荔枝核各 15g。上药加水煎煮熟后，食海带饮汤，分 2 次服用，每日 1 剂。具有软坚、消积的功效，用于治疗肝脾大。

○饮食疗法　莲子山药甲鱼汤：山药 50g，莲子（去心）20g，甲鱼 1 只，调料适量。

先将甲鱼洗净，放于沸水中，使其排尿后，剖腹去其内脏，放入砂锅内，加入莲子、山药、调料等，再加清水适量，用文火炖煮约 50 分钟即可。食肉饮汤。具有软坚散结、补脾益气的功效。适宜用于慢性肝炎、肝硬化之肝脾大者。

胆石症

胆石症，是指胆道系统（包括胆囊、胆管和肝管）中的任何部位发生结石的一种疾病。它是一种常见病、多发病。据有关资料显示，我国人群中大约 10% 的人患有胆石症。

结石形成的原因至今尚未完全阐明，但一般认为与神经系统功能紊乱、胆道感染、胆汁比例失调、结石核心的存在等有关。临床上根据结石所处的部位不同，一般可分为肝内胆管结石、胆总管结石和胆囊结石 3 种。

【望舌诊病】

○舌淡红，苔薄白或微黄（彩图 3-3-31），属肝郁气滞。

○舌质红，苔白腻或黄腻，属肝胆湿热。

○舌质绛红或紫且干燥，苔腻或灰黑无苔，属毒热内蕴。

○舌质红或见裂纹或光剥苔（彩图 3-3-32），属肝阴不足。

○舌边质红，苔白腻或黄腻，尤以黄腻苔满布舌面，诊断意义更大、更有价值。

○舌下见黄染，舌下黄染早于巩膜黄染。经治疗后，巩膜黄染可先褪去，舌下黄染最后才褪。

【中医疗法】

○名方验方　胆石清汤：乌梅 15g，炒白芍 30g，甘草 6g，生大黄 5g（后下），茵陈蒿 30g，木香 12g（后下），枳实 15g，焦山楂 15g。上药水煎分服，每日 1 剂。主治除热毒型以外的胆石症、胆囊炎，症见胁痛、腹胀、纳呆、嗳气，舌红，苔薄黄，脉弦者。

○名方验方　六胆汤：金钱草 30g，生鸡内金 9g，广木香 9g（后下），炒香附 9g，佛手 3g，逍遥丸 9g（包煎）。上药水煎分服，每日 1 剂。主治慢性胆囊炎、胆结石，症见右上腹胀痛或牵至右肩部疼痛，食后腹胀，每因情志或劳作而增减，饮食减少，嗳气频作，苔薄、脉弦者。

○名方验方　疏肝利胆汤：柴胡 10g，枳壳 10g，赤芍 10g，甘草 8g，木香 10g（后下），黄芩 10g，黄连 6g，熟大黄 8g，鸡内金 10g，郁金 10g，川厚朴 10g，生山楂 10g。上药水煎分服，每日 1 剂。主治肝胆湿热导致之胁痛、脘胀、口苦、口干、食纳呆滞、恶闻油腻、时作呕吐或嗳气不止、大便秘结，甚则恶寒发热，出现黄疸，脉弦，舌暗红，苔黄腻者。

加减：胁痛较甚者，可加延胡索、川楝子；大便秘结甚者，熟军改用生军；个别患者大便稀溏，去熟大黄加藿香（后下）；呕恶嗳气甚者，加姜半夏；消化不良者，加炒二芽；苔黄厚腻者，加金钱草；恶寒发热者，加金银花、连翘；黄疸出现者，加茵陈蒿、山栀子。

○饮食疗法　鸡骨草红枣饮：鸡骨草 30g，红枣 6 枚，煎汤代茶水饮服，每日 1 剂。适用于各型胆石症。

○饮食疗法　麦芽山楂鸡内金饮：炒麦芽 15g，焦山楂 15g，生鸡内金 15g，红枣 5 枚。上药煎汤代茶水饮服，每日 1 剂。适用于胆石症各型。

○饮食疗法　焖猪蹄：猪蹄 250g，焖熟后食用。适用于胆石症缓解期，具有通利透窍，促进胆总管蠕动，有利于结石排出。

急性胰腺炎

急性胰腺炎是由各种原因引起的胰腺本身分泌的胰腺消化酶被激活而发生对胰腺自身消化而引起的急性炎症性疾病。

引起本病的病因复杂，临床上最常见的是胆道疾病（如胆道结石、慢性胆囊炎、胆道蛔虫症等），其次是暴饮暴食、酗酒、胰管梗阻（如胰管狭窄、结石、肿瘤）等，某些传染病或细菌与病毒感染、外伤、手术、乙醇、妊娠、胰腺血管病变、十二指肠液反流或阻塞，以及部分药物（如呋塞米、糖皮质激素等）、遗传因素、免疫因素等也有可能诱发本病。

一般认为，是胰腺泡损伤释放出活性的胰酶（主要是胰蛋白酶和脂肪酶），使胰腺及周围组织被消化而造成急性胰腺炎。

本病可分两型，即间质水肿型和出血坏死型，以前者为多见。急性间质水肿型可发展为出血坏死型。胰腺炎若继发感染，可发展成局部脓肿、弥漫性腹膜炎或败血症。

本病的临床特征是：突然发作的持续性的上腹部剧痛，伴有发热、恶心、呕吐，继而全腹均有疼痛，以及血清和尿淀粉酶活力增高，严重者可发生腹膜炎和休克。

本病属中医学心胃痛、脾心痛、结胸、腹痛、胁痛等范畴。

【望舌诊病】

○舌质红，苔黄或黄腻（彩图 3-3-33），属湿热气滞。

○舌质红，苔厚腻或焦黄，属脾胃实热。

○舌质红绛，苔焦黄，属瘀热内结。

○舌质淡，苔薄白（彩图 3-3-34），属气滞食积。

【中医疗法】

○名方验方　二白生脉汤：麦门冬 15g，五味子 9g，白芍 12g，黄芪 18g，鳖甲 15g（先煎），白薇 6g，石斛 10g，煅龙骨、煅牡蛎各 30g（先煎）。每日 1 剂，水煎分服。本方具有养阴清热、益气敛汗的功效。对急性胰腺炎，症见急性胁腹痛，面色苍白，神疲肢倦，四肢欠温，食欲不振，心悸，失眠，证属气阴两伤者有效。

加减：阳虚欲脱者，加附子（先煎）；气虚甚者，加人参（或党参）；血虚者，加熟地、当归；血热者，加生地、牡丹皮。

○名方验方　清胰汤：柴胡 15g，黄芩 10g，胡黄连 10g，杭白芍 15g，广木香 10g（后下），延胡索 10g，生大黄 15g（后下），芒硝 10g（冲服）。每日 1 剂，水煎分服。具有疏肝理气、清热燥湿、通里攻下的功效。主治急性胰腺炎，症见突发性上腹部疼痛，恶心，胁胀，证属肝郁气滞、脾胃蕴热型者。

○名方验方　柴胡陷胸汤：柴胡 9g，黄芩 9g，法半夏 9g，白芍 15g，枳实 10g，生大黄 10g（后下），芒硝 12g（冲服），甘遂 3g。上药水煎分服，每日 1 剂。主治急性胰腺炎。

○饮食疗法　莱菔子汤：鲜莱菔子或干莱菔子 60~90g。鲜莱菔子捣汁；或用干莱菔子 60~90g，煎浓汤汁，分次冲蜂蜜服用。具有行气解郁、利水消肿的功效。适用于急性胰腺炎。

○灸法　取神阙（脐部）穴，施以隔盐灸法，每日 1 次，10 次为 1 个疗程。

○针刺疗法　取主穴分 3 组：第 1 组取足三里、下巨虚、内关穴；第 2 组取中脘、梁门、阳陵泉、地机穴；第 3 组取脾俞、胃俞、中脘穴。配穴：呕吐重者，配加天突穴；腹胀明显者，配加上巨虚穴。施以强刺激手法，得气后留针 1 小时，急性期每日 2~3 次。针刺后接通电针。

○耳穴疗法　取胆区、胰区、交感、神门穴，采用强刺激手法，留针 30 分钟，每日 3 次，或予埋针。

○三棱针疗法　取足三里、厉兑、下脘、天枢穴，用三棱针点刺放血，每日 1 次，5 次为 1 个疗程。

第四节　心脑血管疾病

慢性心功能不全

慢性心功能不全，又称慢性充血性心力衰竭，简称慢性心衰，是指心脏在心肌病变或长期负荷过重等病因作用下，工作能力减低，不能通过各种代偿机制将静脉回心血量充分排出以维持足够的心排血量，而出现的静脉回流受阻，脏器瘀血现象。动脉系统灌注不足，不能适应全身代谢的需要，从而发生一系列临床症状和体征的全身性病理状态。在慢性心力衰竭的病程中，有些患者对常规的心力衰竭治疗，不再有反应而症状仍然持续存在，这种称为"难治性心力衰竭"或"顽固性心力衰竭"。

根据本病的临床症状，本病属中医学心悸、怔忡、喘证、心痹、痰饮等范畴。而顽固性心力衰竭则属中医学心悸、胸痹、咳喘、水肿等范畴。

【望舌诊病】

○舌质淡，舌边有齿痕，苔薄白（彩图 3-4-1），属心气虚弱。

○舌质红，苔薄或少，属气阴两虚。

○舌质淡，苔少或无（彩图 3-4-2），属心阳虚脱。

○舌质紫黯或有瘀斑、瘀点，苔薄白，属气虚血瘀。

○舌质淡，苔白腻，属痰浊阻肺。

○舌质红，苔黄腻，属痰热壅肺。

【中医疗法】

○名方验方　温阳强心汤：桂枝、葶苈子、杏仁各 9g，熟附片、黄芪、丹参各 15g，赤芍、茯苓、桃仁各 12g，益母草、赤小豆各 30g，防己 6g。上药水煎分服，每日 1 剂。具有温阳益气、强心利水的功效。主治慢性风心病、心力衰竭，症见心悸、气急、咳喘不已、不能平卧、咳血、面晦黯、面目虚浮、足肿、尿短、四肢不温等，心肾阳虚型。

加减：喘息不得卧，自汗绵绵者，加人参、制五味子、煅龙骨（先煎）、煅牡蛎（先煎），或用参附汤或参蛤散吞服，以益气敛汗，以防虚阳外越。

○名方验方　四合一方：党参 15g，麦门冬 10g，制五味子 6g（打碎），桂枝 10g，炙甘草 5g，黑附片 10g（先煎），黄芪 15g，当归 10g。上药水煎分服，每日 1 剂。具有温通血脉、强心助阳的功效。主治心阳虚损，心血不足所致的胸闷不舒，心悸怔忡，气短汗出，喘息乏力，动则加甚，面白肢冷，脉细涩、结、代等。

加减：阳虚肢冷较甚者，加淫羊藿 15g；心阳虚，血脉瘀阻，舌质有瘀点，唇紫者，加丹参 12g；痰热痹阻，心痛彻背，背痛彻心者，合瓜蒌薤白半夏汤；善后调理宜加生姜 10g、大枣 12g。

○名方验方　实脾汤：附子 9g（先煎），桂枝 9g，党参 9g，黄芪 9g，白术 9g，茯苓 15g，陈皮 9g，大腹皮 9g，槟榔 9g。上药水煎分服，每日 1 剂。具有温阳益气、行气利水的功效。主治水肿，症由风湿性心脏病引起，症见全身水肿，其头面、胸腹、足背俱肿，按之没指，胸闷气急，胃部作胀，不能进食，面色苍白，形寒肌冷，唇紫舌淡，舌苔薄白，脉沉细，重按则无等。

○饮食疗法　莲子冬虫草炖猪心：莲子 30g（不去心），冬虫夏草 5～10 条，水 1 碗，炖猪心 1/3 只。用瓦盅隔水炖，炖熟后，食肉饮汤。适用于心功能不全，症见心悸，脉律不整者。

○饮食疗法　冬瓜鲤鱼赤小豆汤：冬瓜 150g，赤小豆 30g，薏苡仁 30g，鲤鱼 1 小条，水适量，煲汤，少许油、盐调味后，食鱼喝汤。适用于心功能不全水肿者。

○灸法　取神阙、气海、关元穴，施以灸法，每日 1 次，7～10 次为 1 个疗程。具有回阳固脱的功效。

○针刺疗法　主穴选内关、间使、通里、少府、心俞、神门、足三里穴。配穴：水肿者，配加水分、水道、阳陵泉、中枢透曲骨穴，或三阴交、水泉、飞扬、复溜、肾俞穴，二组穴位可交替使用。咳嗽痰多者，配加尺泽、丰隆穴；嗳气腹胀者，配加中脘穴；心悸不眠者，配加曲池穴；喘息不能平卧者，配加肺俞、合谷、膻中、天突穴。每次取 4～5 穴，每日 1 次，7～10 日为 1 个疗程，休息 2～7 日再行下 1 个疗程治疗。

○耳穴疗法　取肾上腺、皮质下、心、肺、内分泌等耳穴，两侧耳穴交替使用，适当刺激后间歇留针，留针 2～4 小时，每日 1 次。

风湿性心脏病

风湿性心脏病，简称风心病，是指急性风湿性心脏炎症所遗留下来的以心瓣膜病变为主要表现的一种心脏病，又称风湿性心瓣膜病。在慢性瓣膜病的基础上，可有风湿炎症长期反复发作，称作"活动性风湿病"。由于活动性风湿病可继续存在和发展，并进一步加重瓣膜的损害和心脏的负担，临床上可出现心功能不全、心律失常等病变征象。本病在我国，是最常见的器质性心脏病之一。在成年人心血管疾病中发病率较高，约占 40%，好发于 20～40 岁的青壮年，女性多于男性。受损的瓣膜以二尖瓣最为常见，主动脉瓣次之，三尖瓣和肺动脉瓣则较少被侵犯，也可几个瓣膜同时受累，称作联合瓣膜病变。

本病属中医学心悸、怔忡、心痹、咳喘等范畴。

【望舌诊病】

●急性期

○舌质红，苔薄微黄，属外邪袭肺。

○舌质红，苔黄（彩图 3-4-3），属风湿侵心。

○舌红绛，苔黄而干燥，属热毒犯心。

●慢性期

○舌质淡，苔白，属心气虚弱。

○舌质青紫，或见瘀点、瘀斑（彩图 3-4-4），属心血瘀阻。

○舌质黯淡，或见瘀点瘀斑，苔白滑，属心肾阳虚。

○舌质淡，苔白滑，属水气凌心。

○舌质黯淡，苔苍白或无苔，属阳气虚脱。

【中医疗法】

○名方验方　利湿化瘀汤：制半夏 9g，枳实 9g，茯苓 30g，丹参 15g，川芎 9g，赤芍 6g，沙参 15g，麦门冬 9g，制五味子 9g（打碎）。上药水煎分服，每日 1 剂。具有利湿、化瘀的功效。主治风湿性心脏病，证属肺络瘀阻型，症见心悸水肿，咳喘咯血，唇青，瘀斑等。

加减：心悸失眠者，加炒酸枣仁、柏子仁；气虚者，加党参、黄芪；阳虚者，加制附子（先煎）、桂枝；水肿者，加薏苡仁、木通；喘甚者，加蛤蚧（研末，吞服）。

○名方验方　风心汤：桂枝 6~30g，茯苓 10g，生白术 10g，炙甘草 6g，生姜 3g，大枣 15g，熟附子 10~20g（先煎），三七末 2g（冲服）。上药水煎分服，每日 1 剂。具有温散风寒、健脾化湿、通阳利水的功效。主治风心病。证属阳气不足，风寒湿重型，症见心悸气促，胸骺，胸闷，面色白或晦黯，畏寒肢冷，舌质淡白，边紫黯或有瘀点，苔薄白，脉多虚弱或弦紧而涩、结、代。

○名方验方　君心康汤：红参 5g（蒸，兑入）、麦门冬 12g，桂枝 10g，猪苓 10g，炙甘草 6g，白术 10g，丹参 15g，甘松 6g，五加皮 15g。上药按常规煎取药汁 300mL，分 2 次温服，每日 1 剂，2 周为 1 个疗程。具有益气养阴、活血蠲饮、温阳复脉的功效。主治慢性风湿性心脏病。

○饮食疗法　老丝瓜 1 个，向日葵花盘 10 个。2 味浓煎取汁，用滚沸药汁冲生鸡蛋 1 枚，每日 1 剂，不拘时服。

○饮食疗法　大冬瓜 1 个，切盖去瓤，以赤小豆填满，煨至火尽，取出切开，将豆焙干为末，水糊为梧子大。每服 70 丸，煎冬瓜子汤送下，日服 3 次，以小便利为度。

○灸法　取足三里、三阴交、中极、曲池、内关穴，每次施灸 15 分钟，每日 1~2 次。具有温通经络、行气活血、祛湿逐寒的功效。主治风心病心悸气短，关节疼痛。

○针灸疗法　上肢取肩俞、曲池、合谷、外关、中渚、阳池穴；下肢取环跳、风市、伏兔、梁丘、足三里、阳陵泉、昆仑、三阴交、照海穴；脊背取风池、天柱、大椎、身柱、命门、肺俞、脾俞穴。每次每组穴位选 3~4 穴，交替使用。每日 1 次，施以平补平泻手法。适用于风心病，症见关节疼痛，轻度心悸气短者。

○耳穴疗法　取心、肺、肾、脾、肝、胃、内分泌等耳穴，亦可用压痛法找到压痛点，或用电阻法找到电阻较低的反应点。每次选 1~2 穴，施以毫针刺法，并予留针 30 分钟，每日 1 次。适用于风心病，症见心悸、气短者。

慢性肺源性心脏病

慢性肺源性心脏病，简称肺心病，是心血管系统较常见的一种疾病。本病系由于肺部、胸廓或肺动脉的慢性病变所引起的肺循环阻力增加，进而引起右心室肥厚，最后发展为右心衰竭的一种心脏病。由慢性肺功能不全所致者，尚可因缺氧和高碳酸血症影响了全身各部位重要器官，造成严重的功能衰竭，故本病是以肺、心功能障碍为主要表现的全身性疾病。在气候寒冷的地区，本病的发病率较高。

引发本病的主要原因：肺部的慢性阻塞性病变，如慢性气管、支气管炎，阻塞性肺气肿，支气管哮喘合并感染，且反复发作；胸廓病变，如脊椎畸形、胸膜纤维化等；肺血管病变，如各种原因所致的肺动脉高压等。

本病属中医学肺胀、咳喘、痰饮、水肿、心悸等范畴。

【望舌诊病】

●发作期

○舌质黯淡，口唇发青，苔白滑，属风寒束肺。

○舌质黯红，苔黄腻而少津（彩图 3-4-5），属痰热困肺。

○舌质红，苔薄黄或黄腻而干燥，属燥热伤肺。

○舌质黯红，苔黄燥，属肺热腑实。

○舌质淡，舌体胖或舌质紫黯、苔白滑，属阳虚水停。

○舌质紫黯，舌体颤动，苔黄浊，属痰热动风。

●缓解期

○舌质淡或淡红，苔白（彩图 3-4-6），属肺肾两虚，痰瘀阻络。

○舌质黯淡，苔薄而有津，属心肺肾虚，气逆不纳。

○舌边尖质红，苔薄或花剥苔，属阴虚燥热，气逆不降。

○舌质红，苔黄腻，属痰热壅肺。

○舌质黯红或淡紫，苔白腻或黄腻，属痰蒙清窍。

○舌脉曲张，呈紫黯色，或如蚯蚓团状；其他的细小舌脉则如同树枝状向舌外方向伸展，色鲜红，提示病情较稳定；色紫黯或有出血点，提示病情危重难治。

【中医疗法】

○名方验方　参赭镇气汤：党参、代赭石各 20g（先煎），生芡实 15g，生山药、山茱萸、生龙骨、生牡蛎各 20g（均先煎），生白芍 12g，炒紫苏子 6g（包煎）。上药水煎分服，每日 1 剂。具有补益肺肾、镇惊安神降气的功效。适用于肺心病缓解期。

加减：血瘀者，加当归、丹参；脾虚水泛者，加白术、茯苓；心阳不振者，加桂枝。

○名方验方　木防己汤：生石膏 30g（与薏苡仁 15g 共捣），木防己、桂枝、葶苈子、莱菔子各 10g，生晒参、生半夏各 6g，茯苓 12g。上药水煎分服，每日 1 剂。具有利水降逆、养阴清热的功效。主治慢性肺心病急性发作。

加减：兼表证者，加麻黄、杏仁；热盛口干者，去生晒参，加黄芩、鱼腥草、鲜竹沥；痰涎涌盛、喘咳气逆者，加苏子（包煎）、白芥子（包煎）、川厚朴。

○名方验方　麻杏二三汤：炙麻黄、杏仁、陈皮、清半夏、云茯苓、炒莱菔子、黄芩、漏芦各 10g，生石膏 45g（先煎），生甘草、苏子各 6g（包煎），车前子 15g（包煎）。上药水煎分服，每日 1 剂。具有抗感染、清热利尿、止咳平喘的功效。主治肺心病急性发作。

○饮食疗法　陈皮粥：先取陈皮 15～20g，煎成药汁，去渣，然后加入粳米适量，煮粥，分 2 次服食，每日 1 剂。用于治疗慢性肺心病缓解期，痰湿壅盛，出现痰多易咳，晨起为甚，纳呆，舌淡红、苔白腻患者。

○饮食疗法　桃仁粥：桃仁 10g，去皮尖，研烂，取汁与粳米 50g，一起煮粥，早晚与餐点同食，每日 1 剂。用治慢性肺心病缓解期，瘀血阻络，出现唇甲青紫，舌质瘀点、瘀斑者，具有活血、化痰、通脉之功效。

○针刺疗法　主穴取天突、膻中、列缺、太渊穴。配穴：脾虚痰盛型者，配加脾俞、丰隆、足三里穴；肺肾两虚型者，配加太溪、肾俞、肺俞、气海穴；痰热蕴肺型者，配加肺俞、尺泽、丰隆穴。适用于各种类型的肺胀。

○耳穴疗法　取平喘、肺、下屏尖、神门、脑、下脚端等耳穴，每次选 2～3 穴，施以强刺激，并予留针 10～30 分钟，每日或隔日 1 次。适用于各种类型的肺胀。

○穴位贴敷疗法　取熟附子 60g（先煎），肉桂 12g，母丁香 18g，党参 90g，黄芪 270g，紫苏 12g，白术 90g，干姜 80g，防风 60g，依法制成膏药，每张重 15g，密封防潮贮藏。用时，将药膏烘软，贴背部第 3 脊椎处。适用于治疗肺胀，证属肾阳亏虚型者。

病毒性心肌炎

病毒性心肌炎，是由于病毒感染而引起心肌局灶性或弥漫性的炎性病变。临床上，根据病情的不同性质，常分为急性、亚急性和慢性等多种类型。自从抗生素广泛应用于临床以来，与溶血性链球菌感染有关的风湿性心肌炎已有明显减少，而由病毒所引起的心肌炎，则相对比以往有所增多。

目前认为，多种病毒可以引起心肌炎，如柯萨奇病毒、流行性感冒病毒、埃可病毒、水痘病毒、腮腺炎病毒、传染性单核细胞增多症病毒（EB 病毒）、脊髓灰质炎病毒等。且以可引起肠道与呼吸道感染的各种病毒最为多见，其中又以柯萨奇病毒引起者最多，并以柯萨奇 B 病毒感染最为常见。

本病属中医学惊悸、怔忡、脚气、水肿、喘证、温病、心痹、虚劳、汗证、厥证、猝死等范畴。

【望舌诊病】

○舌质红，苔薄黄，属热毒侵（淫）心。

○舌质红，苔黄而厚腻（彩图 3-4-7），属痰热扰心。

○舌质黯红或紫黯，舌边有瘀斑或瘀点，苔薄白，属心脉瘀阻。

○舌质淡红，苔薄白或少苔，属（心）气阴两虚。

○舌质淡，苔白（彩图 3-4-8），属心阳不振。

○舌质淡，舌体胖，舌边有齿痕纹，苔白，属心肾阳虚。

○舌质红，苔少或无津液，属阴虚内热。

【中医疗法】

○名方验方　清营解毒汤：金银花 30g，连翘 20g，黄连 10g，莲子心 10g，丹参 20g，玄参 15g，生地黄 15g，麦门冬 25g，蒲公英 25g，板蓝根 20g，竹叶 10g。上药水煎，分早、晚 2 次服用，每日 1 剂。主治病毒性心肌炎，证属温热毒邪入里，耗伤心营，心脉失养而引起的发热，胸闷，胸痛，心悸，舌红少津，脉细数或促、代等。

加减：心前区痛者，加川芎、莪术，以活血通络止痛；心律不齐者，加葛根、五味子；齿鼻出血者，加墨旱莲、牡丹皮，以清热凉血止血；咳嗽多痰者，加鱼腥草、川贝母，以清热化痰止咳；失眠者，加蝉蜕、北五味子。

○名方验方 养心通脉饮：黄芪、党参、麦门冬、制五味子、白术、防风、炙甘草、当归、川芎、丹参、玉竹、酸枣仁、金银花、连翘、黄芩。上药水煎，早、晚分服，每日 1 剂，14 日为 1 个疗程。具有益气养阴、活血化瘀、宁心清热的功效。主治病毒性心肌炎。

加减：重镇安神者，加龙齿（先煎）、磁石（先煎）；心律不齐者，加苦参、紫石英（先煎）。

○名方验方 清气化痰丸加减：瓜蒌仁 12g，杏仁 10g，黄芩 10g，茯苓 12g，枳壳 10g，陈皮 10g，胆南星 9g，制半夏 9g，葶苈子 6g（包煎），蝉蜕 9g，苦参 15g，焦三仙 10g。上药水煎分服，日服 1 剂，7 日为 1 个疗程。具有清热化痰、肃肺祛邪、护心调脉的功效。主治病毒性心肌炎。

加减：咽痛口渴者，加玄参 10g、板蓝根 10g、山豆根 5g、山栀 3g；气血亏虚者，加黄芪 15g、清阿胶 10g。

○饮食疗法 冬虫草莲子炖兔肉：冬虫夏草 5～10g，莲子 30g（不去心），兔肉 75g，蜜枣 2 枚，上料加水 200mL，放入瓦盅内炖熟，油盐调味后食用。适用于病毒性心肌炎，证属心肾阴虚型者。

○饮食疗法 龟苓膏（保健食品）：每次 15g，用沸水冲成膏状，待冷冻后服食。适用于病毒性心肌炎，证属湿毒犯心型者。

○药茶疗法 人参茶或人参含片（保健品）：每次 1 包（粒），每日 3 次。适用于病毒性心肌炎，证属心气虚弱型者。

○针刺疗法 取心俞、厥阴俞、内关、太冲穴，并随症加减。每日 1 次，1 周为 1 个疗程。适用于病毒性心肌炎，症见心悸、胸痹者。

○耳穴疗法 取内分泌、心、交感、神门下等耳穴，用胶布固定王不留行子，每日按压 2～3 次，每次 5 分钟，保留 5～7 日。适用于病毒性心肌炎，症见心悸、胸痹者。

○贴敷疗法 胆南星、川乌各 30g，共研细末，与适量熔化的黄蜡拌匀后，摊布于手、足心上，每日 1 次，晚敷晨取，10 日为 1 个疗程。具有化痰除湿的功效。适用于病毒性心肌炎，证属痰湿内阻型。

心包炎

心包炎，是指心包膜脏层和壁层的炎性病变。病变可波及邻近组织，有时可同时并发心肌炎或心内膜炎。临床上常按其病程的长短，分为急性心包炎和慢性心包炎两种，前者常见心包渗出液，后者常可引起心包缩窄。

引起心包炎的病因很多，但一般可概括为感染性的和非感染性的两大类型。在感染性的心包炎当中，以结核性心包炎最为常见，病毒性、化脓性心包炎临床也并非少见，亦有见于真菌性的和寄生虫性的。在非感染性的心包炎当中，常见的有风湿性、特发性、肾衰竭性、放射损伤性、胆固醇性、乳糜性、心肌梗死性、肿瘤性或自身免疫性心包炎等多种。

本病属中医学心痛、胸痹、喘咳、心悸、痰饮等范畴。

【望舌诊病】

○舌质淡红，苔黄腻或白腻，属外邪犯心。

○舌质红，苔黄（彩图3-4-9），属热毒壅盛。

○舌质红，苔少或少津，属痨虫疰心。

○舌质红，苔黄浊或黄腻（彩图3-4-10），属湿热蕴心。

○舌质淡，苔白腻或黄腻，属湿浊淫心。

○舌质红，苔黄腻，属痰热陷心。

○舌质青紫晦黯，有瘀点、瘀斑，苔薄白，属心血瘀阻。

【中医疗法】

○名方验方　芝麻丹参散：黑芝麻、丹参各30g，檀香10g（后下），瓜蒌皮20g。上药水煎分服，每日1剂。适用于瘀血结心以胸闷、胸痛为主症者。

○名方验方　二牛一车散：牵牛子、牛蒡子各9g，车前子、赤茯苓各15g，上药共研细末，每次取4g，每日服2~3次；或水煎分服，每日1剂。适用于心包炎，少至中量心包积液伴腹水或全身水肿者。

○名方验方　控涎丹：甘遂、大戟、白芥子各等份，蜜糊为丸，每丸重3g，每次2~4丸，每日2次，以姜汤送服。适用于心包炎，外感风湿之邪，证属痰饮内盛型的患者。

○饮食疗法　龙眼丹参饮：桂圆肉30g，远志肉、丹参各15g，以水煎后加红糖搅匀，每日2次代茶水饮服。适用于心包炎，肝气不舒、心脾阳虚或气滞血瘀而以心前区疼痛为主证、兼腹胀者。

○针刺疗法　取厥阴俞、心俞、膻中、内关等穴，用平补平泻法行针，得气后留针15~20分钟，留针期间捻转3~5次。每日1次，10次为1个疗程。适用于心包炎，证属心阴虚型者。

○针刺疗法　取心俞、巨阙、心平（位于少海穴下3寸处）或厥阴俞、膻中、内关等穴，加配膈俞或血海，进针后刮针2分钟，四肢胸腹得气后留针20分钟。每日或隔日1次，10次为1个疗程。适用于心包炎，证属瘀血结心型者。

○耳穴疗法　取肺、心、神门、肾上腺等耳穴，采用埋针法或用胶布固定王不留行子，每日按压2~3次，每次5分钟，并保留3~5日。适用于心包炎，证属湿浊淫心、痰热陷心型者。

○敷脐疗法　地龙薤白泻心饼：地龙、甘遂各9g，薤白15g，黄连、猪苓各12g，细辛5g，上药共研为末，再以葱白20~30g捣烂，和药末调敷脐部。每日换药1次。适用于心包炎，证属心肾阳虚，痰饮凌心型者。

冠状动脉硬化性心脏病

冠状动脉硬化性心脏病，简称冠心病。过去曾称本病为冠状动脉性心脏病、冠状动脉粥样硬化性心脏病或缺血性心脏病。它是临床常见病、多发病，亦是心血管系统的常见疾病之一，又是中老年人群的常见疾病。发病的重要因素为脂质代谢失调和动脉壁损坏，易患因素包括高脂血症、原发性高血压、糖尿病、吸烟、酗酒、脑力劳动、情绪紧张并缺乏体力劳动和遗传因素等。

1979 年，世界卫生组织将冠心病分为心绞痛、心肌梗死、心力衰竭、心律失常、心脏骤停 5 种。

心绞痛

心绞痛是冠状动脉发生硬化、狭窄和（或）痉挛，心肌发生急剧而短暂的缺血、缺氧而引起的临床综合征，是冠心病中最为常见的一种类型。

【望舌诊病】

〇舌质黯红或紫黯，有瘀点、瘀斑，苔薄或少（彩图 3-4-11），属心血瘀阻。

〇舌质淡，苔浊或腻，属痰浊壅塞。

〇舌质淡红，苔薄白或少或无，属气阴不足。

〇舌质淡，苔薄白，属心阳亏虚。

〇舌质淡，苔白滑，属胸阳痹阻。

〇舌质淡，舌体胖，苔白（彩图 3-4-12），属心肾阳虚。

〇舌脉怒张，提示病程较久。

【中医疗法】

〇名方验方　调气化瘀方：黄芪 10g，党参 10g，炙甘草 5g，旋覆花 10g（包煎），广郁金 10g，丹参 10g，三七粉 3g（吞服）。主治心痛频发，胸痛掣背，憋闷，动则气急，倦怠无力，胃脘作胀，舌质黯红，苔薄白，脉沉细者。

加减：临证偏于阳虚者，可伍用薤白、桂枝、降香、川芎等温性理气活血药；偏于阴虚者，可伍用赤芍、枳壳、金铃子、延胡索等凉性、平性理气活血药。

〇名方验方　止痉散：全蝎、蜈蚣各 3g（焙干），黄芪 30g。上药共为细末，每次取服 12g，每日 3 次，用开水冲服。病情重者，上方加用至每日 4 次；病情缓解后，仍需服上方巩固疗效，但剂量可减半。

〇饮食疗法　参七炖鸡：人参 6g，三七粉 3g，鸡肉 75g，水 200mL，置于瓦盅内，隔水炖熟，油盐调味食用。适用于心绞痛，证属气虚血瘀型者。

〇饮食疗法　粉葛煲汤：粉葛 200g（去皮、切片），猪瘦肉 75g，水适量煲汤，油盐调味，分次饮服。适用于心绞痛，血压偏高者。

〇针灸疗法　主穴取内关、心俞、膻中、通里、厥阴、巨阙、足三里穴。随证配穴：心血瘀阻配型者，配加膈俞、阴郄穴；气阴不足型者，配加阴郄、太溪、三阴交穴；心阳不振型者，配加命门（灸）、巨阙穴；痰浊壅盛型者，配加中脘、丰隆穴；阳气暴脱型者，配加关元（灸）、气海（灸）穴。每次选 4~5 穴，各穴轮换交替使用，连续治疗 10 次后可停针数日，再行治疗。巨阙穴宜沿皮刺。在针刺背部俞穴的同时可注意找寻敏感点进行针刺。对心阳不振，寒凝。心脉者，可用灸法。

〇耳穴疗法　取心、皮质下、交感区等耳穴，施以埋针法或埋王不留行子，嘱患者自行按压刺激，以达到缓解心绞痛的目的。

○推拿按摩疗法　用拇指或手掌按揉心俞、膈俞、厥阴俞、内关、间使、三阴交、心前区阿是穴，每次 10 分钟。主治心绞痛。

○敷脐疗法　川芎 12g，冰片 7g，硝酸甘油 10 片，丹参注射液数支。前 3 味药共研细末备用。用时每取 0.5g，用丹参注射液调成糊状，贴敷于脐部，外盖纱布，胶布固定。隔日换药 1 次。

心肌梗死

心肌梗死，是由于冠状动脉闭塞，血流中断，使部分心肌因严重的持久性缺血而发生局部坏死所致。心肌梗死绝大部分系由冠状动脉硬化所引起；少数见于梅毒性主动脉炎累及冠状动脉开口，结缔组织疾病（风湿性疾病）或冠状动脉栓塞所引起。

本病属中医学真心痛等范畴。

【望舌诊病】

○舌淡红，苔薄白，属气虚血瘀，腑气不降。

○舌质淡，苔白，属心阳虚衰。

○舌体胖大，舌面有瘀斑或瘀点，舌边见齿痕纹（彩图 3-4-13）；或全舌黯淡，苔薄白，属气虚血瘀。

○舌质黯淡，苔白腻，属心阳虚衰，寒凝心脉。

○舌质青紫，苔少或无，属阳脱阴竭。

○舌质黯红，苔黄腻，属痰瘀热互结。

○舌脉曲张，见囊柱状或粗枝状（彩图 3-4-14），提示心肌梗死。

【中医疗法】

○名方验方　心梗救逆汤：红参 15g（炖服），熟附片 15g（先煎），山茱萸 18g，全瓜蒌 12g，薤白 6g，当归 18g，红花 6g，降香 4.5g（后下），煅龙骨 30g（先煎），煅牡蛎 30g（先煎）。上药水煎分服，每日 1 剂。具有益气回阳固脱、行气宽胸、活血化瘀的功效。主治急性心肌梗死，心源性休克，症见突发心前区绞痛，神志不清，小便自遗，冷汗湿衣，四肢厥冷，血压降低，脉微欲绝。心电图示急性心肌梗死者。

○名方验方　通心汤：苦参 15g，制半夏 12g，全瓜蒌 12g，川厚朴 9g，枳实 12g，制大黄 9g，当归 18g，川芎 6g，石菖蒲 9g，五灵脂 10g（包煎）、蒲黄 10g（包煎）。上药水煎分服，每日 1 剂。具有清热祛湿、活血化瘀的功效。主治急性心肌梗死伴心律失常者。症见左胸阵发性刺痛，心悸，口臭且干，大便秘结，舌边红带紫，苔白腻，脉弦小不均。西医诊为急性前壁心梗，伴心律失常。

○饮食疗法　虫草莲子炖猪心汤：冬虫夏草 10 条，莲子 30g（不去心），猪心 75g，大枣 3 枚。用瓦盅隔水炖熟，油盐调味后服食。主治心肌梗死，症见身体虚弱者。

○针灸疗法　主穴取内关（双）、膻中穴，配穴取足三里（双）。膻中穴，针尖向下平刺，反复行针；内关穴，先用导气法待针感放射至前胸或侧胸，并用泻法；足三里穴，用捻转加小幅度提插之补法。留针至胸痛显著缓解或消失，留针期间宜反复间断行针。适用于心肌梗死，证属血瘀心痛型者。

○耳穴疗法　取心、神门、皮质下等耳穴，配交感、内分泌、肾上腺、胸等耳穴。用王不留行子粘贴于耳穴上，并时时按压。适用于心肌梗死，各种类型的心绞痛。

○穴位按压疗法 患者取坐位或侧卧位，由肩胛骨下角下缘画一垂直于脊柱的直线，直线相交于脊背正中线处即为至阳穴。将1枚伍分硬币之边缘横放于至阳穴上，适当用力按压3~5分钟。具有良好的缓解心痛的功效。适用于各种类型的心痛。

心律失常

正常、健康人的心脏是按照一定的频率和节律进行有节奏地跳动的。当心脏因受到生理或病理等多种因素的影响，发生了心脏冲动的形成或冲动的传导发生障碍，而引起心脏的频率或节律异常改变时，就称为心律失常。

一般的心律失常，常分心动过速、心动过缓、心跳暂停3种。

本病属中医学惊悸、怔忡、昏厥、虚劳、水肿等范畴。

【望舌诊病】

○舌质淡红，苔薄白，属心气不足。

○舌质红而少津液，苔少或无（彩图3-4-15），属心阴亏虚或肝肾阴虚。

○舌质淡红，苔少，属心脾两虚。

○舌质淡，苔白（彩图3-4-16），属心阳不足。

○舌质淡，苔浊腻，属痰扰心脉。

○舌质紫黯，或有瘀点、瘀斑，属心脉瘀阻。

○舌质淡，苔薄白，属脾肾阳虚或心虚胆怯。

○舌质淡，苔白腻，属痰浊阻滞。

【中医疗法】

○名方验方 桂甘龙牡汤：桂枝9g，炙甘草6g，龙骨12g（先煎），牡蛎12g（先煎）。上药水煎分服，每日1剂。主治心悸不宁，坐立不安，烦躁乏力，舌淡苔白，脉弦缓无力。

加减：心悸烦躁，手足厥冷，脉沉而舌淡者，治当心肾同温，上下兼顾，合用茯苓四逆汤加减：桂枝9g，炙甘草6g，茯苓12g，人参6g（炖服），制附子12g（先煎），干姜6g。

○名方验方 归脾汤：太子参10g，炒白术10g，炒谷、麦芽各15g，炒神曲15g，桔梗6g，防风6g，生白芍12g，夜交藤15g，生龙骨（先煎）、生牡蛎各20g（先煎）。上药水煎分服，每日1剂。主治心下悸动，精神困顿，头晕，纳差腹胀，大便溏薄不爽，舌淡红，苔白而腻，脉沉数者。

加减：舌苔白略厚，脉沉而小数者，酌加茯苓15g、怀山药15g、薏苡仁15g，以加强健脾化湿之功。

○名方验方 温胆汤：法半夏12g，茯苓12g，竹茹12g，生姜12g，枳实9g，橘皮9g，甘草6g。上药水煎分服，每日1剂。主治口苦，呕吐，心悸且烦，胆小善惊，脉弦而舌苔白腻者。

加减：兼有易悲失眠，口苦，时欲呕吐，脉弦滑，舌红苔腻者，加柴胡、黄芩，以解郁化痰；心下痞满，呕吐目眩者，则上方改法半夏15g、生姜20g、茯苓30g，以涤痰止呕除饮。

○饮食疗法 当归生姜羊肉汤：当归10~30g，羊肉75~100g，生姜3片，大枣2枚，清水 1~1.5 碗，放入炖盅内炖熟，油盐调味，饮汤亦可食肉。适用于心血少而体质虚寒的心律失常。

○饮食疗法　粉葛煲猪肉：粉葛 250~500g、猪瘦肉 100~150g，同煲汤后，食肉饮汤。适用于心律失常。

○针刺疗法　取内关、神门、心俞、厥阴俞穴，采用平补平泻法，得气后留针 10~15 分钟，每日 1 次。适用于各种早搏。

○耳穴疗法　取内分泌、心、神门、交感、皮质下等耳穴。用胶布固定王不留行子贴压于耳穴上，嘱患者每日自行按压 2~3 次，每次 5 分钟，10 次为 1 个疗程。可配合药物治疗。主治缓慢性心律失常。

○穴位按摩疗法　①患者取仰卧位，医者用拇指指端顺时针方向按压左神藏穴或灵墟穴。适用于阵发性、室上性心动过速。②取心俞、膈俞、至阳穴，采用点、按、揉等手法，在上述穴位上施以刺激，手法由轻至重，每次 15 分钟。每日 1 次，10 次为 1 个疗程。适用于缓慢性心律失常。

病态窦房结综合征

病态窦房结综合征（SSS），简称病窦综合征，是由窦房结及其邻近组织的病变，引起窦房结起搏功能和（或）窦房传导障碍，从而产生多种心律失常的综合表现。

本病的常见病因有冠心病，或因风湿热、白喉等疾病所致的心肌炎以及结缔组织疾病，进行性肌营养不良等非特异性病变，老年人年老造成窦房结硬化-退化-纤维变性，甚至心房、房室结、希-浦氏系统病变，使窦房结功能低下。另外，某些药物和原发性 R-T 间期延长综合征，阻塞性黄疸，高钾或低钾血症等均可诱发本病的发生。

本病属中医学心悸、怔忡、眩晕、胸痹、脉迟、厥证等范畴。

【望舌诊病】

○舌质淡，苔白，属心阳亏虚。

○舌质淡，苔薄白，属气血两虚。

○舌质黯淡，苔薄白（彩图 3-4-17），属心肾阳虚。

○舌质淡，苔白腻或白滑，属痰浊内阻。

○舌质紫黯或有瘀点、瘀斑，苔薄（彩图 3-4-18），属气滞血瘀。

【中医疗法】

○名方验方　麻黄附子细辛汤：麻黄 10g，制附子 10g（先煎），北细辛 3g。上药水煎，分 2 次温服，每日 1 剂。具有温阳散寒通脉的功效。主治病窦综合征。

加减：气虚者，加黄芪、人参；兼瘀者，加丹参、川芎。

○名方验方　炙甘草汤：炙甘草 15g，大枣 10g，阿胶 10g（烊化），生姜 10g，人参 10g（炖服），生地黄 10g，桂枝 10g，麦门冬 12g，火麻仁 10g（打碎）。上药水煎，分 2 次温服，每日 1 剂。具有益气养血、滋阴复脉的功效。主治病窦综合征。

加减：阳虚者，加制附子（先煎）；兼瘀者，加丹参、川芎。

○名方验方　升陷汤：生黄芪 30g，升麻 6g，柴胡 6g，桔梗 6g，知母 10g。上药水煎，分 2 次温服，每日 1 剂。具有益气升阳的功效。主治病窦综合征。

加减：瘀血胸痛者，加丹参、郁金；失眠者，加炒酸枣仁、合欢花；气虚下陷甚者，加人参（炖服）。

○饮食疗法　猪心当归汤：人参50g，当归50g，猪心1个。将猪心剖开洗净，人参、当归洗净后与猪心同煮，熟后即可食用，喝汤食猪心。具有补益气血、养心宁神的功效。主治病窦综合征，身体虚弱者。

○饮食疗法　人参炖鸡汤：人参10g，鸡肉75~100g，大枣2枚。将上料加水1碗，置于瓦盅中，隔水炖熟，油盐调味，饮汤食肉。具有健脾益气的功效。主治病窦综合征，证属心气虚弱型者。

○耳穴疗法　取内分泌、心、神门、交感、皮质下等耳穴。用胶布固定王不留行子贴压于耳穴上，嘱患者每日自行按压2~3次，每次5分钟，10次为1个疗程。可配合药物治疗。主治缓慢性心律失常。

○穴位按摩疗法　①患者取仰卧位，医者用拇指指端顺时针方向按压左神藏穴或灵墟穴。适用于阵发性、室上性心动过速。②取心俞、膈俞、至阳穴，采用点、按、揉等手法，在上述穴位上施以刺激，手法由轻至重，每次15分钟。每日1次，10次为1个疗程。适用于缓慢性心律失常。

心脏神经症

心脏神经症是由于高级中枢神经功能失调，引起以心脏血管方面临床表现的一种功能性疾病。在病理解剖上心脏血管无器质性病变；但也有少数患者在长期患有器质性心脏病的同时，伴有心脏神经症。

心脏神经症是神经症的一种类型。心血管系统的活动受神经和内分泌系统的调节，其中神经系统的调节起主导作用。高级神经中枢通过交感与副交感神经组成的自主神经系统调节心血管的正常活动。由于各种因素，如情绪激动、忧虑、持续兴奋等各种致病因素，使中枢神经的正常活动失调，受自主神经调节的心血管系统的功能也发生紊乱，从而引起本病的发生。

本病属中医学心悸、怔忡、胸痹、郁证等范畴。

【望舌诊病】

○舌质淡红，苔薄略黄（彩图3-4-19），属心胆气虚。

○舌质淡，苔薄白，属心脾两虚。

○舌质红，苔少（彩图3-4-20），属心肾不交。

○舌质红，苔白腻，属肝郁化火。

【中医疗法】

○名方验方　归脾汤：人参6g（炖服），炒白术9g，炙黄芪12g，当归9g，茯神9g，炙远志6g，炒酸枣仁12g，广木香6g（后下），龙眼肉12g，炙甘草3g，生姜5片，大枣1枚。上药水煎，分2次温服，每日1剂。具有补血养心、益气安神的功效。主治心脏神经症。

加减：心悸重者，加柏子仁、琥珀；呼吸困难重者，用广木香（后下）、瓜蒌；倦怠乏走力明显者，重用人参（炖服）、黄芪。

○名方验方　逍遥散：白芍药 9g，当归 9g，茯苓 9g，炒白术 9g，醋柴胡 9g，薄荷 3g（后下），生姜 3 片，炙甘草 5g。上药水煎，分 2 次温服，每日 1 剂。具有健脾化痰、疏肝理气的功效。主治心脏神经症。

加减：心悸明显者，加柏子仁 15g、生龙骨 30g（先煎）、生牡蛎各 30g（先煎）；胸痛明显者，加丹参 15g、延胡索 12g、川楝子 12g；气短明显者，加生黄芪 15g、党参 12g；焦虑失眠者，加炒枣仁 30g、合欢花 10g。

○饮食疗法　人参枣仁汤：人参 5g，茯神 15g，炒枣仁 10g，砂糖 30g，前 3 味药水煎取汁调入砂糖，人参连用 3 次。代茶水饮用。具有养心安神、镇惊定志的功效。适用于心脏神经症，症见心神不宁，坐卧不安，眠少多梦者。

○饮食疗法　甘草小麦汤：甘草 9g，小麦 24g，大枣 5 枚，瘦肉 90g，盐适量。将用料洗净，大枣去核，瘦肉切成块状。加清水适量煮约 1 小时，调味即成。随意服食。具有养心安神、益气除烦的功效。主治心脏神经症。

○针刺疗法　取心俞、肾俞、巨阙、内关、神门、通里、间使、足三里、三阴交、太溪等穴，每次选 3~5 穴，用毫针刺入，酌情施以补泻手法，得气后并予留针 20 分钟。每日 1 次，10 次为 1 个疗程。

○耳穴疗法　取皮质下、交感、神门、心俞等耳穴，毫针刺入得气后，留针 1 小时。每日 1 次，10 次为 1 个疗程。

○头皮针疗法　取感觉区、足运动区、晕听区、胸腔区，毫针刺入得气后，留针 15~30 分钟，其间捻转行针 1~5 分钟，捻转角度在 180° 以内，频率每分钟 120~200 次，每日 1 次，10~15 次为 1 个疗程。

○穴位贴敷疗法　取吴茱萸（米醋炒）、桂皮、柏子仁、远志各 300g，丁香 6g，姜汁适量。前 5 味药研为细末，过筛，加入姜汁调为糊状。取关元、神阙、肾俞（或加中脘、期门）穴，将药糊分别涂于布上，置于穴位处，纱布盖后，胶布固定，每日换药 1 或 2 次。

○按摩疗法　嘱患者取仰卧位，施术者站于右侧。先用双手拇指抚法，推法沿胸肋间隙由前至后施术，反复操作 1~3 分钟。然后用全手掌抚法施术于胸部两侧，由前向后反复操作 5~6 遍，再用双手掌重叠按压于胸前，由胸骨上端向下依次顿挫按压，反复操作 5~6 遍，用手要轻巧。然后点揉天突、云门、屋翳、膻中、天池等穴位。

脑血栓形成

脑血栓形成，是指在脑动脉的颅内、外段动脉管壁病变，尤其是动脉粥样硬化的基础上，发生血液的有形成分凝聚，致使动脉管腔明显狭窄或闭塞，引起相应部位的脑部发生梗死，从而引起一系列的临床症状。

脑动脉粥样硬化是引起本病的最常见病因，其次是各种脑动脉炎，包括结核性脑膜炎、化脓性脑膜炎、钩端螺旋体病、红斑狼疮、结节性动脉周围炎、血栓闭塞性脉管炎、大动脉炎及其他非特异性脑动脉炎等。少见的病因有颈部动脉的直接外伤、先天性动脉狭窄以及真性红细胞增多症等疾病。血压降低和血液凝固性增高（如分娩后），亦为诱发本病的因素。

本病属中医学中风、卒中、偏枯等范畴。

【望舌诊病】

●中风先兆期

○舌质红，苔黄（彩图 3-4-21），属肝肾阴虚，风阳上扰。

○舌质淡，苔白腻，属气虚痰阻。

●中风卒中期

○舌质黯淡，苔薄白或白腻，属风痰瘀血，痹阻络脉。

○舌质红或红绛，苔薄黄（彩图 3-4-22），属肝阳上亢，风火上扰。

○舌质黯红或黯淡，苔黄或黄腻，属痰热腑实，风痰上扰。

○舌质黯淡，舌面有瘀点、瘀斑，苔薄白或白腻，属气虚血瘀。

○舌质红绛或黯红，苔少或无，属阴虚风动。

○舌质淡，苔薄白，属经脉空虚，风邪入中。

○舌质红绛，苔黄腻或干腻，属痰热内闭清窍。

○舌质黯淡，苔白腻，属痰湿蒙塞心神。

○舌痿，舌质紫黯，苔白腻，属元气败脱，神明散乱。

●中风后遗症期

○舌质淡紫，舌面有瘀点、瘀斑，苔白（彩图 3-4-23），属气虚血滞、络脉瘀阻。

○舌质红，苔黄，属阴虚阳亢、络脉瘀阻。

○舌质黯，苔腻，属风痰阻窍、络脉瘀阻。

●中经络

○舌质红或红绛，苔薄黄（彩图 3-4-24），属肝阳暴亢、风火上扰。

○舌质黯淡，苔薄白或白腻，属风痰瘀血、痹阻络脉或气虚血瘀。

○舌质黯红或黯淡，苔黄或黄腻，属痰热腑实、风痰上扰。

○舌质红绛或黯红，苔少或无，属阴虚风动。

●中脏腑

○舌质红绛，苔黄腻而干燥（彩图 3-4-25），属风火上扰清窍。

○舌质黯淡，苔白腻，属痰湿蒙蔽心神。

○舌质红绛，苔褐黄而干腻，属痰热风闭心窍。

○舌体萎缩，舌质紫黯，苔白腻，属元气败脱、心神散乱。

【中医疗法】

○名方验方　化痰通腑汤：全瓜蒌 15~30g，胆南星 6~10g，生大黄 10~15g（后下），芒硝 10g（冲服）。适用于缺血性中风急性期。

○名方验方　通脉舒络饮：黄芪 30g，红花 10g，川芎 10g，炒地龙 15g，川牛膝 15g，丹参 30g，桂枝 6g，生山楂 30g。上药水煎，分 2 次温服，每日 1 剂。主治中风、痹证，偏于气虚血瘀型者。

　　加减：①语言謇涩明显，属气郁或痰湿内阻者，加郁金 12g、石菖蒲 10g、半夏 10g、茯苓 15g。②语言障碍，吞咽困难者，原方去桂枝，加胆南星 10g、郁金 10g。③头痛甚者，去桂枝、红花，加僵蚕 10g、白菊花 15g。④眩晕明显，若系肝阳上亢者，去桂枝、川芎、黄芪，加珍珠母 30g（先煎）、茺蔚子 10g。⑤纳呆胸闷、舌苔白腻，湿浊明显者，加白术

10g、茯苓10g、薏苡仁20g或藿香、佩兰各10g（均后下）；⑥呕吐者，加竹茹、姜半夏各10g。⑦便秘、口臭者，加生大黄12g（后下）。⑧抽搐者，去桂枝，加僵蚕、钩藤（后下）各10g。

○名方验方　千金竹沥汤：竹沥60g，生葛根汁60g，生姜汁15g。每日1剂，日服3次，温服。主治中风不语、大便不通等。

○名方验方　通腑醒神胶囊：番泻叶3g，虎杖10g，人工牛黄粉1.5g，天竺黄6g，瓜蒌仁9g。上药依法制成胶囊剂，每次口服2粒，每日2次，用温开水吞服。具有清热通腑、涤痰醒脑的功效。适用于中风急性期，痰邪积滞腑气不通之证。

○饮食疗法　珍珠母粥：珍珠母50g，生牡蛎50g，粳米100g。将珍珠母与生牡蛎各50g，煮水500mL，去渣，用粳米100g，煮粥服食，每日2次。主治脑血栓形成。

○饮食疗法　桃仁决明蜜茶：桃仁10g（打碎），决明子12g，白蜜适量。将桃仁、决明子水煎，加白蜜适量即成。每日分2次冲服，每日1剂，可服5~7剂。具有活血清肝、益肾降压的功效，适用于脑血栓形成，有热象者。

○刺血疗法　脑血栓形成后遗症患者，刺太阳、曲泽、委中、中渚穴出血；脑梗死患者，刺太阳、曲泽、解溪穴出血；以上诸穴每穴出血量5~15mL，多者可达30mL。

○耳穴疗法　多选肾上腺、心、肝、脑干、皮质下、神门等耳穴。虚证，多埋针；实证，则强刺激。

○灌肠疗法　取通腑灌肠液：生大黄15g（后下），枳实15g，虎杖30g，益母草30g。上药水煎成150~200mL，做保留灌肠，每日1或2次，适用于中风急性期之各种实证。亦可用安宫牛黄丸或承气汤类，亦可用栓剂。或以辨证方制成药液，每次100~150mL，于直肠内给药，每日1或2次，治疗中风之吞咽困难及闭证患者。

○推拿疗法　适用于中风卒中期和后遗症期的半身不遂，尤其是半身不遂的病症。其手法可采用推、拿、滚、接、擦、捻、搓。取穴有风池、肩井、肩髃、天井、手三里、环跳、阳陵泉、委中、承山穴。推拿部位：面部、背部及四肢，以患侧为重点。

○药枕疗法　①石膏枕（生石膏适量，打碎后装入枕芯，令患者枕之，用于脑出血急性期）。②菊丹芎芷枕（菊花、丹皮、川芎、白芷共研末，装入枕芯，令患者枕之，用于脑出血患者的恢复期或缺血性脑梗死患者急性期）等。

○贴敷疗法　马钱子、蔓荆子、黄芪各12g，上药共研细末，加清水适量调成糊状，贴敷于患侧足心（涌泉穴）处，每日1换。具有活血、理气、通络的功效。适用于中风瘫痪者。

脑出血

脑出血，通常是指非外伤性脑实质内动脉破裂出血。其出血部位多数发生于大脑半球内（约占80%），少数原发于脑干和小脑内（约占20%），是病死率较高的疾病之一。

引起本病最常见的病因是高血压和动脉硬化，占70%~80%，其次为脑动脉瘤、脑血管畸形、脑瘤等疾病。大部分患者是在情绪激动、暴力等状况下造成血压骤升而发病。

【望舌诊病】

○舌诊辨证内容与"脑血栓形成"基本相同。

○舌质红或红绛，苔薄黄（彩图3-4-26），属肝阳上亢。

○舌质红绛或黯红，苔少或无，属肝肾阴虚。

○舌质黯淡或黯红，苔白腻，属痰浊上扰。

○舌质红绛，苔褐黄而干腻（彩图3-4-27），属痰热腑实。

【中医疗法】

○名方验方　加减乌梅丸：土茯苓30g，板蓝根24g，乌梅15g，北细辛5g，干姜6g，黄连6g，丹参12g，当归12g，制附子5g（先煎），川椒3g，桂枝4g，黄柏12g，人参10g（炖服），大黄6g，三七粉12g（冲服）。上药水煎，分2次温服，每日1剂。具有平肝益肾、养血通络的功效。适用于脑出血恢复期。

○名方验方　丹七中风汤：胆南星10g，大黄10g，天竺黄10g，丹参30g，三七粉3g（冲服），泽泻15g，川牛膝10g，夏枯草30g。上药水煎，分2次温服，每日1剂。具有清热通腑、活血化瘀的功效。适用于脑出血恢复期。

○名方验方　旱田黄龙饮：墨旱莲15g，田七6g（先煎），炒蒲黄10g（包煎），地龙12g，野菊花15g，茜草10g，毛冬青10g，牛膝15g，丝瓜络20g，红花3g，生地黄12g，丹参15g。上药水煎，分2次温服，每日1剂。具有滋阴通络、止血活血的功效。适用于脑出血出血期。

○饮食疗法　黄芪猪瘦肉汤：黄芪15g，当归、枸杞子各10g，瘦猪肉100g（切片）。上料共入砂锅内加水炖汤，调味服食。每日或隔日1剂，连服15日。具有益气通络的功效。适用于脑出血恢复期。

脑动脉硬化症

脑动脉硬化症，是由于脂质沉积于脑动脉内壁，以致脑动脉发生粥样硬化、小动脉硬化、微小动脉玻璃样变等脑动脉变性病变，由此导致慢性、进行性脑缺血、缺氧，表现为脑功能障碍、精神障碍和局灶性损害等慢性脑病综合征。

本病的确切病因目前尚未完全明了，但可以肯定与糖尿病、高脂血症和原发性高血压等疾病有关，多数患者脑组织存在有不同程度的萎缩表现，整个脑重量减轻，脑回变小，脑沟增宽，尤以额叶、颞叶为甚。大约70%的脑卒中患者，都存在有脑动脉硬化症。

本病属中医学眩晕、健忘、不寐、中风、虚劳、呆证等范畴。

【望舌诊病】

○舌质黯红，少苔（彩图3-4-28），属肝肾亏虚、脑髓不充。

○舌质淡或淡黯，舌体胖，舌边有齿痕纹，苔浊腻，属脾虚痰浊、蒙蔽清窍。

○舌质淡，舌体胖嫩，苔白腻，属阳气亏损。

○舌质黯红或淡红，苔腻浊，属痰瘀阻滞。

○舌脉扩大、怒张（彩图3-4-29），提示病程较久。

○舌体萎缩，不能自然转动、伸展，提示病情较重。

【中医疗法】

○名方验方　加味益气聪明汤：黄芪20g，党参15g，升麻5g，葛根15g，蔓荆子12g，白芍10g，黄柏8g，丹参20g，川芎12g，炙甘草10g。上药水煎分服，每日1剂。具有补气活血醒脑的功效。适用于脑动脉硬化症。

○名方验方　丹参通络饮：丹参20g，怀牛膝20g，龙骨15g（先煎），牡蛎15g（先煎），女贞子20g（后下），天麻15g（后下），炒蒲黄10g（包煎），川芎6g，郁金10g，当归15g，全蝎5g，制南星10g，泽泻10g，制首乌15g。上药水煎分服，每日1剂。具有祛痰化瘀、滋阴潜阳的功效。适用于脑动脉硬化症。

○名方验方　软脉灵汤：当归20g，川芎15g，熟地黄18g，枸杞子15g，怀牛膝20g，制首乌18g，人参10g（炖服），丹参30g，水蛭15g，红花15g。上药水煎分服，每日1剂。具有滋补肝肾、益气活血的功效。适用于脑动脉硬化症。

加减：失眠者，加炒枣仁30g；心烦不安者，加山栀子15g、牡丹皮12g；夜寐盗汗者，加浮小麦30g、大枣12枚、麦门冬15g。

○饮食疗法　兔肉紫菜豆腐汤：兔肉60g，紫菜30g，豆腐50g，食盐、黄酒、淀粉、葱花各少许。上料加清水适量，用慢火炖兔肉熟后，饮汤食肉，每日1剂。具有清热利水、化痰软坚的功效。主治动脉硬化症、原发性高血压、高脂血症、冠心病。

○饮食疗法　决明子粥：炒决明子10~15g，粳米60g，冰糖少许，或加白菊花10g。炒决明子、粳米同煮粥，粥成后加入白糖搅匀后服食。每日1剂。具有清肝明目、通便的功效。主治高脂血症，原发性高血压，动脉硬化症等引起的头晕头痛，目赤肿痛，以及大便秘结等症状。

○药茶疗法　花生全草（干品）50g，煎汤代茶水饮用。适用于脾虚湿盛者。

○针刺疗法　动脉粥样硬化，证属心血瘀阻型者，宜取心俞、巨阙、膻中、血海、膈俞穴，针刺用泻法，得气后留针10分钟；痰浊阻滞者，宜取足三里、丰隆、脾俞、肺俞穴，针刺用泻法，每次10分钟，每日1次，10次为1个疗程。

○针刺疗法　动脉粥样硬化，证属心阳虚型者，取内关、神门，或大椎、关元、足三里穴。用补法行针，得气后留针5~20分钟，每日1次，10次为1个疗程。

○针刺疗法　动脉粥样硬化，证属痰浊阻滞型者，取足三里、丰隆、脾俞、肺俞。刺用泻法，每次10分钟。每日1次，10次为1个疗程。

○针刺疗法　动脉粥样硬化，证属肝阳上亢型者，取风池、肝俞、曲池、太冲、太溪。针刺用泻法或平补平泻法，留针20分钟。每日1次，10次为1个疗程。

○推拿疗法　①心阳虚者，取左灵墟、天池、心俞、屋翳等穴，采用掌擦法，复合震颤法，每分钟200圈左右。②心气虚者，推拿心前区、内关、膻中、三阴交、足三里等穴，每穴3~4分钟，早晚各1次。③心血瘀阻者，揉擦涌泉，按摩内关、合谷、膻中、足三里等穴，每日早晚各1次，再按心前区、天池、灵墟等穴位12分钟，再按背部心俞穴4分钟，每日2次。④痰浊内阻者，取腹部中脘、天枢穴，用一指禅推法及摩法治疗6~8分钟，再按揉脾俞、胃俞、足三里、内关、丰隆穴；然后在左侧背部横擦，以透热为度。⑤肝阳上亢型者，先推桥弓，自上而下，每侧各20余次，交替进行，再用扫散法在头侧胆经循行部自前向上方后下方操作，两侧交替进行各数十次，配合按角孙穴，然后按揉太冲、行间穴，以酸胀为度，最后擦两足涌泉穴，以透热为度。

原发性高血压

原发性高血压，以前曾称高血压病，是一种以动脉血压持续升高，或神经功能失调表现为临床特征，并伴有动脉、心脏、脑和肾等器官病理性改变的全身性疾病。

本病病因尚未完全阐明。目前认为主要与中枢神经系统及内分泌体液调节功能紊乱有关，其次与年龄、职业、环境等因素也有密切联系。此外，家族性高血压病史、肥胖症、高脂血症、高钠饮食、吸烟、酗酒等各种因素的影响，也促使原发性高血压的发病率有所增高。

此外，高血压也作为某种疾病的一种症状表现，如肾脏疾病、内分泌疾病、颅内疾病等均可发生高血压症状，称为继发性或症状性高血压。

根据本病的主要证候、病程、转归及其并发症，本病当属于中医学的头痛、眩晕、肝风、中风等范畴。

【望舌诊病】

○舌质红，苔黄厚或黄腻（彩图 3-4-30），属肝阳上亢。

○舌质红或红绛，苔少或无，属肝肾阴虚。

○舌质淡，舌体胖嫩，舌边有齿痕纹，苔白（彩图 3-4-31），属阴阳两虚。

○舌质红或黯红，苔薄白或薄黄，属阴虚阳亢。

○舌质淡或微红，苔薄白或无，属阴阳两虚。

○舌质红，苔薄白，属冲任失调。

○舌质淡或淡胖，苔白腻或厚，属痰湿阻逆。

○舌质红或黯红，或有瘀点、瘀斑，苔黄腻，属痰热瘀阻。

○舌脉蓝紫色变，舌细络充血、扩张，均提示病程较久。

【中医疗法】

○名方验方　清肝汤：葛根 12g，钩藤 12g（后下），白薇 12g，黄芩 12g，茺蔚子 12g，白蒺藜 12g，桑寄生 12g，磁石 30g（先煎），牛膝 12g，泽泻 12g，川芎 12g，野菊花 12g。上药水煎，分 2~3 次服用，每日 1 剂。具有清肝抑阳的功效。主治原发性高血压、颈椎病、梅尼埃病，证属肝阳上亢，阴虚阳亢之眩晕症，表现为"目闭眼眩，身移耳聋，如登车舟之上，起则欲倒"者。

加减：阳亢明显者，加生龙骨 15~20g（先煎）；失眠者，加合欢皮 15g、柏子仁 10g；肾阴虚明显者，加女贞子 12g（后下）、川续断 12g；腹胀纳差，肝胃不和者，加陈皮 10g、木香 10g（后下）。

○名方验方　决明钩藤汤：生石决明 30g（先煎），杭菊花 10g，钩藤 10g（后下），生牛膝 10g，川石斛 10g，龟甲 10g（先煎），远志肉 10g，何首乌藤 15g，青竹茹 10g，六一散 18g，生铁落 20g（先煎），忍冬藤 12g。上药水煎 2 次，早、晚分服，每日 1 剂。方中生石决明、龟甲、生铁落等重镇潜质药物须先煎半小时，再加入其余药物同煎。具有清肝滋阴、调和阴阳、清化湿热的功效。主治原发性高血压。

○名方验方　益心健脑汤：黄芪 30~60g，葛根 15~30g，桑寄生 15~30g，丹参 20~40g，生山楂 9~15g，川芎 6~9g。上药取水适量浸泡 30 分钟左右，连煎两次，取药汁 300~

400mL，分 2~3 次温服，每日 1 剂。具有补气活血、益心健脑的功效。主治冠心病、原发性高血压、脑栓塞、脑血栓形成、脑动脉硬化以及心律失常，高脂血症等心血管疾病，证属气虚血瘀型者。

加减：主要是根据病证变化和兼证的多少进行相应的加减。如出现畏寒肢冷，加桂枝 6g、炮附子 9g（先煎）；出现口干、舌红苔少、大便干结等阴虚证，加麦门冬 12g、生何首乌 15g；体倦、神疲、气短等气虚证明显者，加党参 30g、北五味子 6g；血瘀气滞疼痛明显者，加香附 12g、延胡索 9g；失眠多梦者，加炒枣仁 15g、夜交藤 30g。

本方在用量上可根据病情适当调整。

○药茶疗法　桑寄生红枣茶：桑寄生 30g，红枣 5 枚。用滚开水泡袋茶饮用。适用于一般性原发性高血压，证属血虚型者。

○饮食疗法　沙葛或芹菜炒肉片：沙葛 120g 或芹菜 100g，瘦猪肉或兔肉或鱼肉 50~75g，加适量油盐共炒至熟，分次服食，每日 1 剂。

○饮食疗法　五味降压汤：紫菜 1 块，芹菜 5 根，番茄 1 个、马蹄 1 个、洋葱 1 个。紫菜用水浸泡去沙，芹菜洗净切段，番茄切片，洋葱切丝，马蹄去皮切成片，上料一起放入砂锅，加水共煮半小时，加调料即成。具有滋阴、平肝、降压的功效。主治原发性高血压。

○针灸疗法　主穴取风池、曲池、足三里、太冲。配穴：肝火炽盛型者，配加行间、太阳；阴虚阳亢型者，配加太溪、三阴交、神门；痰湿内盛型者，配加丰隆、内关；阴阳两虚型者，配加气海、关元（灸）。每次选主穴 2 穴和配穴 1 或 2 穴，行稍强针法，并予留针 20 分钟。主治原发性高血压。

○耳穴疗法　取皮质下、神门、心、交感、降压沟等耳穴。每穴捻针半分钟，留针 30 分钟，每日 1 次。掀针埋藏，或王不留行子按压，每次选 2~3 穴，可埋针 1~2 日，10 日为 1 个疗程。主治原发性高血压。

○皮肤针疗法　脊柱两侧，以腰骶椎为重点，作为叩刺部位，并兼叩颈椎、前额、后脑及眼区、四肢末端。采用轻刺激。先自脊椎部叩起，自上而下，先内侧，后外侧，然后再叩击颈项、头额等部位。亦可用中号或大号火罐在除头部以外的上述部位拔罐 10 个左右，时间约 15 分钟。主治原发性高血压。

○贴敷疗法　吴茱萸、菊花各 15g，共研细末，加食用醋适量调成糊状，于睡前贴敷于双足心（涌泉穴）处，外用纱布包扎固定，次晨除去。每日 1 次，2 周为 1 个疗程，疗程间相隔 1 周，连用 3 个疗程。具有平肝息风的功效。适用于原发性高血压，证属肝阳上亢型者。

原发性直立性低血压

原发性直立性低血压，又称特发性起立性低血压或特发性直立性低血压或特发性体位性低血压等，是一种广泛的自主神经和驱体神经系统疾病。本病是指患者在站立时，由于血液循环异常，从而引起血压低下，收缩压常低于 90mmHg（12kPa），舒张压常低于 60mmHg（8kPa），使临床出现一系列症状的一种疾病。

本病病因尚未十分明了。目前有两种学说：一种是神经变性学说，认为本病是一种自主神经系统、锥体系统、锥体外系统、小脑系统等广泛的神经系统变性疾患，以自主神经变性为其主要特征。另一种是儿茶酚胺代谢或分泌障碍学说，认为本病是由于儿茶酚胺代谢或分泌障碍，从而引起神经传导失常，导致神经功能失调，特别是以自主神经功能失调为其主要特征。

本病属中医学眩晕、厥证、心悸、虚劳等范畴。

【望舌诊病】

○舌质淡，苔薄白，属气血亏虚或心脾两虚。

○舌质淡，舌体胖，苔白腻（彩图3-4-32），属脾胃虚弱或属脾虚湿困。

○舌质红，少苔（彩图3-4-33），属肝肾阴虚。

【中医疗法】

○名方验方 补中益气汤：黄芪18g，人参6g（炖服），炒白术9g，炙甘草9g，升麻6g，柴胡6g，当归3g，橘皮6g。上药水煎，分2次服用，每日1剂。具有补中益气、养血升阳的功效。适用于原发性低血压。

加减：兼血虚者，加熟地黄、制首乌各15g。

○名方验方 参芪精草升压汤：党参、黄芪、黄精各30g，生甘草、当归各15g，升麻、柴胡各9g，白芍12g，大枣5枚。上药水煎，早、晚2次分服，每日1剂，7日为1个疗程。具有补气养血、升阳升压的功效。适用于原发性低血压。

加减：心烦失眠、多梦健忘者，加炒枣仁30g、远志15g、夜交藤15g；腰膝酸软者，加川续断、炒杜仲各18g；血虚甚者，加鸡血藤30g、熟地黄15g；阳虚者，加桂枝9g、附片6g（先煎半小时）；阴虚火旺者，加知母12g、黄柏10g。

○名方验方 升压汤：党参、黄芪各30g，白术、大枣、当归各18g，柴胡、桂枝、白芍、陈皮各12g，升麻、炙甘草各6g。上药水煎2次，取药汁300mL，分3次口服，每日1剂，20日为1个疗程，每个疗程之间间隔3~5日。具有健脾益气、补肺固表、调和营卫的功效。适用于原发性低血压。

加减：病久兼血瘀者，加当归15g、红花5g。

○饮食疗法 黄芪母鸡汤：黄芪50~100g，母鸡1只。母鸡去毛洗净，剖腹去肠杂，黄芪纳入鸡腹，炖鸡至熟烂。去黄芪渣，食鸡饮汤。具有补气升压的功效。主治原发性低血压。

○饮食疗法 天麻黄芪炖鸡：黄芪15g，天麻10g，仔母鸡1只（重800g），葱、姜、精盐、黄酒各适量。将鸡剖净，除去内脏及鸡爪，黄芪、天麻洗净切片，置于鸡腹腔内，同置于砂锅中，加入葱、姜、精盐、黄酒和清水600mL。先用大火烧沸，再转为小火炖酥烂，分1或2次趁热食鸡肉、喝汤。适用于低血压眩晕。

○药茶疗法 桂枝肉桂茶：肉桂、桂枝各5g，炙甘草5g。肉桂、桂枝各洗净切薄片，和炙甘草同放在大茶杯中，加入沸水200mL，加盖焖浸15分钟。代茶频饮，连服10~20日。适用于体质虚弱、低血压、消瘦、怕冷、食欲不振。

血栓性静脉炎

血栓性静脉炎是静脉血管腔内的一种非特异性炎性病变，同时伴有血栓形成的一种血管性疾病。其基本病理变化为静脉管腔炎性改变，血流缓慢，血液黏稠度增加，进而导致静脉内血栓形成。发生于表浅静脉者，称浅层静脉炎；发生于深部静脉者，称深层静脉炎。

引起本病发病的原因，目前公认为静脉血流缓慢、血液高凝状态和静脉壁损伤等三大因素。静脉血流缓慢多见于长期卧床或静脉部位受压的患者；血液高凝状态常见于手术、晚期癌症、严重脱水、血液浓缩等病症的患者。长期口服避孕药物，可降低抗凝血酶Ⅲ的水平，从而增加血液的凝固性。静脉壁损伤可分为：化学性损伤，如静脉内注射刺激性药物；感染性损伤，如静脉或静脉周围的细菌性感染；机械性损伤，如骨折外伤或手术创伤等。

本病属中医学脉痹、恶脉等范畴。

【望舌诊病】

○舌淡红，苔薄白（彩图 3-4-34），属气滞血瘀。

○舌质淡或淡红，苔白或微黄，属肝郁痰凝。

○舌质红，舌边有瘀斑，苔黄或白厚腻（彩图 3-4-35），属湿热内蕴。

○舌质淡，苔薄白而湿润，属气虚湿注。

【中医疗法】

○名方验方 通脉饮：黄芪 30g，忍冬藤 20g，党参 15g，当归 5g，川芎 15g，皂角刺 15g，赤芍 15g，木香 10g（后下），木通 10g，穿山甲（代）10g，大黄 10g。上药加水煎成汤剂，分 2 次口服，每日 1 剂，10 日为 1 个疗程。主治血栓性浅静脉炎。

加减：症见舌质淡红、苔薄黄或黄腻，局部红肿疼痛，浅静脉如条索状，质软，触痛拒按，脉细数或数者，加地龙 30g、金银花 15g，黄芪、党参原剂量减半；症见局部可触及条索状浅静脉，质硬，有触痛或牵扯痛，牵拉条状静脉两端，皮下可出现凹陷性浅沟，局部拘胀不适，舌质暗红，苔薄白，脉弦数或缓者，加鸡血藤 30g、桂枝 10g；疼痛甚者，加川楝子 15g、延胡索 10g。

体会：血栓性浅静脉炎，属中医学脉痹等范畴。《素问·痹论》指出，痹"在于脉则血凝不流"。本病病因与虚损，湿热下注，瘀血有关，治宜活血化瘀，通络止痛。全方诸药合用，共奏活血化瘀、行气止痛、通经活络之功效。

注意：治疗期间，忌饮酒、吸烟。

○名方验方 败酱赤豆汤：蒲公英、金银花、赤小豆、薏苡仁各 30g，败酱草、泽泻各 15g，赤芍、怀牛膝、陈皮各 10g，生甘草 6g。上药水煎 2 次，2 次药液混匀后分 2 次温服。主治血栓性静脉炎。

○名方验方 萆薢渗湿汤加减：萆薢 15g，薏苡仁 30g，黄柏 15g，丹参 10g，茯苓 15g，泽泻 10g，滑石 15g，木通 10g，紫花地丁 10g，忍冬藤 30g，生甘草 3g。上药水煎 2 次，2 次药液混匀后分 2 次温服。具有清热利湿、解毒通络的功效。主治血栓性静脉炎，证属湿热阻络型者。

临证事宜：本证也可服用四妙勇安汤和茵陈赤小豆汤加减。红热甚者，选加蒲公英 15g、连翘 12g、金银花 30g；肿胀者，加苍术 9g、泽泻 12g；疼痛明显者，加桃仁 15g、红花 6g；发热者，加牛蒡子 12g。

○名方验方 桃红四物汤加减：当归 9g，赤芍 15g，桃仁 15g，丹参 30g，红花 9g，川芎 10g，莪术 15g，忍冬藤 15g，生黄芪 15g。上药水煎 2 次，2 次药液混匀后分 2 次温服。

具有活血化瘀、行气散结的功效。主治血栓性静脉炎，证属血瘀阻络型者。

临证事宜：发于下肢者，加怀牛膝 12g；发于上肢者，加桑枝 9g；红肿者，加蒲公英 30g、紫花地丁 12g；肿胀者，加滑石粉 12g；硬性条索状物肿甚者，加鸡血藤 30g、水蛭 12g；水肿晨轻暮重者，加升麻 9g、黄芪 15g。

○饮食疗法　鸡蛋煨绿萼梅花：鸡蛋 1 枚，绿萼梅花将开者 7 朵。鸡蛋顶端开一小口，将绿萼梅花放入蛋内，封口，饭上蒸熟，去梅花，食蛋，每日 1 枚，连服 7 日。适用于静脉炎。

○针灸疗法　①循经取穴法：主穴取夹脊穴、膈俞、太渊穴。配穴：上肢桡侧病变者，配加合谷、曲池穴；肘中部位病变者，配加内关、曲泽穴；病变部位在下肢内侧者，配加阴陵泉、三阴交穴；胸腹壁部位病变者，配加内关、阳泉穴。主穴针刺以得气为度，配穴针感宜直达病所。并予留针 30 分钟，隔日或 3 日 1 次，5 次为 1 个疗程。②局部针刺法：用针浅刺病变脉管两侧，每针距离 1cm 左右，并配合针刺合谷、内关、手三里、曲池穴，或足三里、阴陵泉、三阴交穴。施以平补平泻手法，每次留针 30 分钟，每日 1 次，10 次为非 1 个疗程。

③艾灸疗法：取膈俞、膻中穴，每次每穴用点燃的艾条温灸 7 分钟，并灸条状硬索处 15 分钟，均灸至局部皮肤红润为度。每日 1 次，7 次为 1 个疗程。

○贴敷疗法　①初期可用金黄膏外敷，每日换药 1 次。或用金黄散，用水或茶叶水调匀，外敷红肿处。局部红肿渐消，可选用冲和膏贴敷。②鲜马齿苋，捣烂后外敷患部，每日 2 次或紫金锭研末，醋调成糊状后外用。

○涂擦疗法　①红灵酒：生当归 60g，红花 30g，花椒 30g，肉桂 60g，樟脑 15g，细辛 15g，干姜 30g。上药取 95% 乙醇（酒精）1000mL，浸泡 7 日后备用。用时，每日用棉签蘸药水在患处揉擦 2 次，每次 10 分钟。②冰阿酊：冰片 50g，血竭 10g，红花 10g，阿司匹林片 0.9g。上药共研细末，置于 75% 乙醇（酒精）100mL 中，滤过备用。用时摇匀，用棉签蘸药液涂于患处，每日 2~3 次。

○熏洗疗法　透骨草、伸筋草、艾叶各 15g，独活、桂枝、红花、干姜各 10g，花椒、附子（先煎）各 3g。每日 1 剂，加水煎沸后，趁热先熏后洗局部，每次 15~25 分钟。每日 2 次。具有祛寒、通络的功效。

第五节　血液病和结缔组织疾病

贫　血

贫血，是指循环血液的单位容积内的血红蛋白量低于其正常值的下限范畴。贫血不是一种独立的疾病，它是由多种疾病所引起的一种症状。反过来，多种疾病都可伴有贫血症状的发生。

【望舌诊病】

○舌质淡或苍白，舌体胖而厚大，舌面满布津液，苔薄白或白腻，舌边或有齿痕纹，提示贫血。

○舌脉浅淡，呈白色或淡黄色，如蒙一层薄膜状（彩图3-5-1），提示贫血。

【中医疗法】

○名方验方　养血健老汤：黄芪30g，党参15g（重度贫血用人参3g，另兑入），阿胶15g（烊化），鸡血藤15g，淫羊藿12g，当归10g，蚕沙10g，大枣10g，鸡内金6g，炙甘草6g，缩砂仁3g（后下）。上药加水煎成汤剂，滤过取汁，分3次口服，每日1剂，20日为1个疗程。主治老年性贫血（是指60岁以上由于生理老化过程而发生的贫血）。

加减：咯血者，加仙鹤草15g；头晕目涩者，加枸杞子10g、杭菊花10g；心悸、失眠者，加炒酸枣仁10g；血瘀心痛者，加丹参15g、川芎10g；呕血、便血者，加白及粉10g（分吞）；重度贫血者，可酌加紫河车（研末吞服），其所含雌激素、肾上腺皮质激素、红细胞成熟因子，多能促进骨髓造血干细胞的增殖。

○名方验方　归脾汤加减：黄芪30g，白术15g，党参15g，当归25g，茯苓15g，远志10g，阿胶10g（烊化），益母草16g。上药头煎加水400mL，煎30分钟，取药汁150mL，第2煎加水300mL，取药汁150mL，二煎药汁混合，分2次温服，每日1剂。具有益气养血的功效。主治缺铁性贫血，适用于消化性溃疡忌服铁剂者。

加减：偏气虚者，重用黄芪、党参；偏血虚者，重用阿胶、当归；偏阳虚者，加淫羊藿、炮姜；偏阴虚者，加生地黄、牡丹皮。

○名方验方　双补生血汤：党参15g，白术10g，黄芪15g，当归10g，缩砂仁9g（后下），枸杞子12g，熟地黄15g，茯苓15g，制何首乌12g，盐菟丝子12g，煅绿矾1g（冲服）、炙甘草10g。上药水煎，分2次温服，每日1剂，20日为1个疗程，连用2个疗程。具有健脾补肾、益气生血的功效。主治缺铁性贫血。

注意：忌饮浓茶水。

○饮食疗法　龙眼当归煲鸡：龙眼肉、当归各15g，鸡半只，调料适量。将鸡肉洗净切块，龙眼肉、当归洗净，共置于锅内，加水炖熟，调味，食肉饮汤。每日1剂。主治贫血。

○饮食疗法　莲子龙眼糯米粥：莲子15g，龙眼肉10g，糯米30g。将莲子、龙眼肉、糯米同煮成粥，温热时食用，每日2次。具有补心脾、益气血的功效，适用于失血性贫血。

原发性血小板减少性紫癜

原发性（特发性）血小板减少性紫癜（ITP）是一种病因未明的常见出血性疾病。因血中存在着血小板抗体而使血小板破坏过多，数量减少，从而引起紫癜。骨髓巨核细胞数量正常或增加，但有质的改变。由于其发病原理与免疫有关，故近年来又称本病为"原发性免疫性血小板减少性紫癜"。

本病的确切病因目前尚未十分清楚。但已肯定其发病机制与自身免疫有关，即存在血小板相关抗体（PAIgG）。由于PAIgG与血小板相关抗原结合，或有补体系统的参与，导致血小板被巨噬细胞所吞噬破坏，引起血小板数量减少，并可影响血小板功能，使血小板聚集与黏附能力下降。因巨核细胞与血小板具有共同的抗原性，故PAIgG还可作用于骨髓的巨核细胞，使其成熟障碍而致血小板的生成减少。另外，抗体还能够损伤毛细血管内皮细胞，使其通透性增加而出血。

本病属中医学肌衄、发斑、血瘀、血证等范畴。

【望舌诊病】

○舌质红绛起芒刺，苔黄厚而干（彩图3-5-2），属邪热炽盛、迫血妄行。属急性ITP，尤多见于儿童。

○舌质淡，体胖大有齿痕，苔白而厚腻，属脾气虚弱、统摄无力。为慢性ITP的主要类型。

○舌边尖红，苔薄黄而干，中心有裂纹或剥脱（彩图3-5-3），属阴虚火旺、灼伤血络。为慢性ITP的常见类型，尤多见于经激素治疗者。

○舌质紫黯或有瘀斑，苔白腻，属气滞血瘀、脉络受阻。亦常见于慢性ITP。

○舌质淡，舌体胖大有齿痕，苔薄白，属气血双亏、心脾两虚。见于慢性ITP长年失血而合并缺铁性贫血者。

○舌质淡，舌体胖，苔薄白而水滑，属阳气不足、脾肾两虚。多见于老年慢性ITP患者。

【中医疗法】

○名方验方　归脾汤：炒白术9g，茯神9g，炙黄芪12g，龙眼肉12g，炒酸枣仁12g，人参6g（炖服），木香6g（后下），炙甘等3g，当归9g，炙远志6g，生姜5片，大枣1枚。上药水煎分服，每日1剂。具有益气摄血的功效。主治紫斑反复发作、病程长而致气血亏虚、气不摄血者。

加减：出血较重者，加仙鹤草、阿胶（烊化）、茜草根、地榆、紫草等；畏寒肢冷、便溏、舌淡嫩、苔白滑、脉沉者，可合用保元汤；腰酸膝软者，加山茱萸、盐菟丝子（包煎）、续断、巴戟天、山药等；伴纳差者，可加炒白术、茯苓、陈皮、炒苍术等。

○名方验方　归芪五草汤：生黄芪30g，紫草30g，赤芍18g，牡丹皮炭12g，全当归15g，仙鹤草15g，墨旱莲15g，茜草根15g，生甘草8g。上药水煎分服，每日1剂。具有益气健脾、活血止血的功效。主治原发性血小板减少性紫癜。

加减：鼻、齿衄者，加川牛膝、白茅根、小蓟；瘀斑多者，加丹参、益母草；胸胁苦满、急躁易怒、月经过多者，加焦山栀、柴胡；心脾不足、心悸失眠、倦怠乏力、纳呆者，加炒党参、炒枣仁、炙远志、青龙齿（先煎）；肝肾两虚者，加制首乌、女贞子（后下）、枸杞子、阿胶（烊化）；阴虚火旺者，加生地黄、玄参；脾虚及肾者，加淫羊藿、人参（打碎）、制黄精。

○名方验方　消癜灵汤：鹿角胶10g（烊化），生地黄10g，枸杞子15g，山茱萸10g，党参15g，黄芪30g，牡丹皮10g，紫草10g。上药水煎分服，每日1剂。具有补肾益气、凉血止血的功效。主治原发性血小板减少性紫癜。

加减：鼻衄者，加黄芩、紫珠；齿衄者，加白茅根；月经过多者，加仙鹤草；大便下血者，加槐花；血虚者，加当归、阿胶（烊化）。

○饮食疗法　阿胶黄酒饮：阿胶30g，黄酒、水适量。把阿胶和水、黄酒一起入盅，用文火炖化饮服，临食时可加入适量赤砂糖。主治血小板减少性紫癜，症见皮肤散在紫斑，斑色苍白者。

○饮食疗法　藕节煮大枣：藕节250g，大枣1000g。将藕节洗净，加水适量煎至稠状，再放入大枣，煎至熟透。拣去藕节，食大枣，可尽量服用，连续进食3~5个月。具有补血止血的功效。主治血小板减少性紫癜。

白血病

白血病是造血系统的一种恶性肿瘤。它是国内 10 种高发的恶性肿瘤之一，也是儿童和青少年中发病率与病死率最高的一种恶性肿瘤。

目前本病的病因和发病机制尚未完全清楚。可能与病毒、放射因素、化学因素、遗传因素等有关。病理上，本病在骨髓中，有广泛的幼稚白细胞增生，后者进入血液，并浸润破坏其他组织。

根据病势的急缓与骨髓象中原细胞的多少，本病可分为急性白血病和慢性白血病两种。急性白血病起病较急，骨髓象中原细胞在 10% 以上（常明显增多），不经特殊治疗，病程一般短于 6 个月；慢性白血病起病缓慢，骨髓象中原细胞少于 2%，幼稚和成熟的细胞占多数，不经特殊治疗，病程一般在 1 年以上。

根据增殖的原始细胞群的不同，急性和慢性白血病，也可分为淋巴细胞性白血病和非淋巴细胞性白血病两大类，后者又可分为粒细胞性白血病、单核细胞性白血病。

急性白血病属中医学温劳、热劳、血证等范畴；慢性白血病属中医学贫血、虚劳等范畴；有肝脾大及淋巴结肿大的，属中医学虚损、癥瘕、瘰疬痰核等范畴。

【望舌诊病】

○舌质红绛，苔黄腻或灰黑，属热毒炽盛。

○舌质红或淡红，苔薄黄（彩图 3-5-4），属气阴两虚。

○舌质淡，苔薄白，属气血两虚。

○舌质紫黯，有瘀点或瘀斑，苔白（彩图 3-5-5），属瘀血痰核互结。

【中医疗法】

○名方验方　固本汤：黄芪 20g，党参 20g，白术 10g，茯苓 15g，女贞子 15g（后下），墨旱莲 15g，枸杞子 15g，人参 15g（炖服），全当归 15g。上药水煎分服，每日 1 剂。具有益气养血、滋阴助阳的功效。主治急性粒细胞白血病。

加减：呕吐明显者，加竹茹、半夏；食欲欠佳者，加缩砂仁（后下）、焦三仙；出血者，加仙鹤草。

○名方验方　益气养阴清热汤：黄芪 24g，太子参 15g，炒白术 15g，茯苓 15g，生地黄 24g，黄精 15g，天门冬 15g，麦门冬 15g，白花蛇舌草 30g，半枝莲 30g，小蓟 30g，蒲公英 30g，生甘草 10g。上药水煎分服，每日 1 剂。具有益气养阴清热的功效。主治急性髓系白血病。

加减：贫血较重者，加当归、阿胶（烊化）、枸杞子、女贞子（后下）；鼻衄、齿衄、皮肤瘀斑等出血症状明显者，加三七粉（冲服）、牡丹皮、玄参、紫草；伴感染、热势较重者，加金银花、连翘、栀子、黄芩、板蓝根；持续高热不退者，加安宫牛黄丸。

○名方验方　地黄汤加减：水牛角丝 120g（先煎），生地黄 15g，赤芍 10g，玄参 15g，麦门冬 15g，金银花 20g，连翘 15g，板蓝根 30g，黄芩 10g，牡丹皮 10g，白花蛇舌草 15g，鲜小蓟 200g，半枝莲 10g，三七粉 3g（冲服），蒲公英 150g，白茅根 200g。上药水煎分服，每日 1 剂。具有清热解毒、益气养血中的功效。主治急性白血病。

○饮食疗法　蟾蜍煮鸡蛋：大蟾蜍 1 只，小鸡蛋 1 枚。蟾蜍带皮洗净，于腹壁正中线划开，不去内脏，放入鸡蛋，用线缝合，煮成肉烂。食蛋不喝汤，每日 1 枚，连服 6 日。主治急性粒细胞白血病。

○饮食疗法　排骨芫茜冻：猪排骨 500g，鲜芫茜 250g，食盐、五香粉、食醋、白糖适量。将猪排骨敲碎，加水 1500mL，慢火熬煮成浓糊状，除去骨渣，取 500mL 糊汁，加入洗净切碎的芫茜，放入适量的五香粉、食盐、味精等，放冷成冻状。每日取服 1~2 次，切成块状，醮白糖、醋食用。具有补虚抗癌、宜髓健胃的功效。主治慢性粒细胞白血病。

类风湿性关节炎

类风湿性关节炎（PA），又称畸形性关节炎、强直性关节炎、萎缩性关节炎，简称类风关，是一种以关节及关节周围组织的非感染性炎症为主的，能引起肢体严重畸形的慢性全身性自身免疫性疾病。如累及其他脏器，可引起心包炎、心肌炎、胸膜炎、间质性肺炎、肾淀粉样变以及眼部疾病（如巩膜炎、虹膜炎），还可并发血管炎以及末梢神经损害等，因此又称为类风湿病。其关节症状特点为，关节腔滑膜发生炎症、渗液、细胞增殖、血管翳（肉芽肿）形成，软骨及骨组织破坏。最后关节强直，关节功能丧失。由于全身多系统受损，又认为它是一种免疫系统调节紊乱所致的炎症反应性疾病。也属结缔组织疾病，是典型的结缔组织疾病之一。

本病属中医学痹证范畴；也有人称其为历节病、顽痹尪痹、骨痹、肾痹、虚痹、鹤膝风等，以区别于其他的痹证。

【望舌诊病】

○舌质红，苔黄腻，属湿热阻络。

○舌质偏淡或黯红，苔白腻或白滑（彩图 3-5-6），属寒湿阻络。

○舌质稍红或边有红点，苔微黄或燥，属寒热错杂。

○舌质红，苔黄腻，属毒热瘀阻。

○舌质红或偏黯，多有瘀点、瘀斑，舌体较瘦而小，苔少，属肝肾两虚、瘀血阻络。

○舌质淡紫，或偏红或见裂纹，或有瘀点、瘀斑，苔少或无，属气血虚弱、瘀血阻络。

【中医疗法】

○名方验方　十全大补汤合独活寄生汤：党参 15g，独活 10g，桑寄生 30g，秦艽 10g，防风 10g，北细辛 5g，当归 10g，白芍 10g，川芎 10g，地黄 10g，杜仲 15g，牛膝 15g，茯苓 15g，黄芪 15g，白术 10g，肉桂 3g，甘草 5g。上药水煎分服，每日 1 剂。具有益肝肾、补气血的功效。主治类风湿性关节炎。

加减：偏阴血虚者，加左归丸；偏阳虚者，加右归丸；肿胀甚者，加白芥子、皂角刺，外敷皮硝；关节疼痛者，加石楠叶、老鹳草、忍冬藤等。

○名方验方　清利搜通汤：茵陈 30g，滑石 30g，生薏苡仁 30g，防风 10g，防己 15g，猪苓 15g，老鹳草 30g，金银花 30g，露蜂房 15g，蜈蚣 2 条，僵蚕 15g，全蝎 4g，生甘草 10g，雷公藤 16g。上药水煎分服，每日 1 剂。具有清热利湿、搜风通络的功效。主治类风湿性关节炎。

加减：热重者，加蒲公英 30g、生石膏 30g（先煎）、知母 10g；痛甚者，加秦艽 16g、羌活 20g、延胡索 20g；气虚者，加黄芪 20g、党参 15g；胃脘不适者，减老鹳草，加半夏 10g；月经量减少或闭经者，加泽兰叶 15g、当归 15g。

○名方验方　四物四藤汤：生地黄 20g，赤芍 15g，炒白芍 15g，当归 15g，川芎 12g，雷公藤 15g，青风藤 30g，络石藤 20g，忍冬藤 20g。上药水煎分服，每日 1 剂。具有养血荣筋、通络止痛的功效。主治类风湿性关节炎。

加减：寒甚者，加制川乌 10g（先煎）、制草乌 10g（先煎）、辽细辛 5g，去生地黄、忍冬藤；湿甚者，加薏苡仁 30g、炒苍术 12g，去生地黄；风甚者，加威灵仙 15g、羌活 12g、独活 12g；关节肿痛明显者，加片姜黄 15g、炮穿山甲 15g（先煎）；麻木晨僵严重者，加炙僵蚕 12g、制木瓜 15g；拘挛变形者，加全蝎 5g、蜈蚣 2 条、乌梢蛇 10g；倦怠气短者，加生黄芪 20g、党参 15g；阳虚畏寒者，加鹿角霜 15g（先煎）、制附子 12g（先煎）、露蜂房 15g。

○饮食疗法　桑枝药酒：桑枝、黑豆、薏苡仁、十大功劳叶、金银花、五加皮、木瓜、黄柏、蚕沙、松仁各 30g、白酒 3000mL。将上料共捣碎，装入细纱布袋内，扎紧袋口，放入小坛内，倒入白酒，密封浸泡 10 日以上，即可食用。每次随酒量饮服 30~50mL，每日 2 次。具有祛风除湿、清热通络的功效。适用于湿热痹痛，症见肢体关节麻痛，痛处焮红灼热，筋脉剧痛、肿胀疼痛剧烈、筋脉拘急，兼有心烦、口渴、舌红苔黄、脉滑等。

○饮食疗法　三蛇酒：木瓜 30g，防风、防己、红花各 60g，威灵仙、土茯苓各 90g，当归、生地黄各 120g，蝮蛇、眼镜蛇、赤链蛇各 500g，60 度高粱酒适量。上药除三蛇外，选用 60 度高粱酒 1500mL 浸泡 3 周，然后取出滤液。药渣加水再煎，去渣取汁。另用三蛇分别浸酒 1000mL，3 周后滤取酒液，等量混合成三蛇酒。将药酒、药汁与三蛇酒混合备用。用时，每次饮服 10~15mL，每日 3 次。具有祛风除湿、通络止痛的功效。适用于类风湿性关节炎，或其他性质的关节炎而中医辨证属风、湿之邪偏胜的痹证患者。

○发泡疗法　斑蝥 3 份，大黄 5 份，共研细末，混匀备用。在病变脊柱处上下左右各旁开 1 寸处取穴，并配合循经取穴，每次选 2 穴。取药末 0.5g，外敷于所选穴位上，待 24 小时后取下，用消毒针穿刺水疱以排出分泌液，并清洁消毒局部。一般施治 2~3 次，其间宜休息 3~5 日。

○贴敷疗法　鹅不食草 2500g，透骨草 2500g，水泽兰 5000g，生川乌 250g，马钱子 750g。上药共研细末，每次取药末 60g，水 200mL 煮沸，再取出炒 5~8 分钟，加入 50%乙醇 20mL 调匀，装入纱布袋内贴敷于压痛点处，每次 2~3 小时。每日 1 次，6 次为 1 个疗程，疗程间宜相隔 3~5 日，3 日更换药末 1 次。

第六节　内分泌疾病和代谢性疾病

甲状腺功能亢进症

甲状腺功能亢进症，简称"甲亢症"，是由于甲状腺激素分泌过多所致的一组临床常见的内分泌疾病。病理上以甲状腺肿大，同时有多种脏器和组织病变为特征；临床上以代谢率增高和神经兴奋性增高为主要表现。

本病临床上以弥漫性甲状腺肿伴甲状腺功能亢进和结节性甲状腺肿伴甲状腺可能亢进者占绝大多数，其他原因所致者均极少见。

本病的主要发病因素是自身免疫，如长期使用甲状腺刺激物（LATSL）、抗促甲状腺激素抗体（HSIG）引起下丘脑–垂体–甲状腺轴失调，形成甲状腺肿大，甲状腺激素分泌过多所致。

本病属中医学瘿病、瘿气、瘿瘤、心悸、泄泻、脏躁等范畴。

【望舌诊病】

○舌前半部或全舌见规律性分布的赤红色点状纹，形如草莓，提示甲状腺功能亢进症。

○舌质红或边尖发红，苔薄白或薄黄（彩图3-6-1），属阴虚阳亢。

○舌质淡，舌体胖嫩，舌边或有齿痕纹，苔薄白腻（彩图3-6-2），属脾虚痰湿。

【中医疗法】

○名方验方　甲亢灵汤：黄芪30~45g，白芍12g，生地黄15g，香附12g，夏枯草30g，制何首乌20g。上药水煎分服，每日1剂。主治甲状腺功能亢进症，证属气阴两虚型者，症见甲状腺肿大、心悸、汗出、急躁易怒、消瘦、多食、眼球突出，舌红苔黄，脉弦数。

加减：在运用本方时，应根据具体情况辨证加减。脾虚，症见神疲乏力、纳差便溏者，加山药15g、白术12g、神曲12g，去生地黄；兼见心火旺，症见心烦急躁，失眠多梦者，加黄连12g，以清心火；兼见肝火旺，症见易怒，口苦、目赤、头痛者，加龙胆15g，以清肝泻火。

○名方验方　抑甲亢灵汤：夏枯草15g，墨旱莲15g，丹参15g，山药15g，煅龙骨15g（先煎），煅牡蛎15g（先煎）。上药水煎分服，每日1剂。主治甲状腺功能亢进症，证属肝肾阴虚挟痰阻血瘀型者，症见眼突，甲状腺肿大，心悸、善饥多食或月经紊乱等，舌红、少苔、脉弦细数。

加减：肝阳上亢症明显者，加龙胆12g、生地黄15g，以清肝泻火；肝郁气滞型者，加醋柴胡12g、生白芍12g、钩藤15g（后下），以疏肝解郁；肝肾阴虚甚者，加知母15g、黄柏12g，以滋阴清热；痰湿凝滞型者，加浙贝母15g、陈皮12g，以燥湿理气化痰散结；气阴两虚型者，加黄芪20g、太子参30g、女贞子12g（后下），以益气养阴。

○名方验方　平突汤：夏枯草20g，生牡蛎30g（先煎），丹参15g，刺蒺藜12g，生白芍15g，决明子12g，菊花10g，浙贝母10g，生甘草5g。上药水煎分服，每日1剂。主治甲状腺功能亢进症突眼症。甲亢患者出现突眼或甲亢症状控制后眼突不能缓解，舌质红、苔黄，脉弦。

加减：在运用本方时，气滞夹瘀者，加赤芍12g、郁金15g，以行气化瘀；夹痰湿，症见眼睑肿胀，上睑下垂加者，加法半夏12g、茯苓15g，以渗湿化痰；肝肾阴虚，症见目涩、视物模糊者，加枸杞子12g、桑葚子10g、女贞子12g（后下）、墨旱莲12g，以滋补肝肾。

○饮食疗法　枸杞清蒸鳊鱼：枸杞子30g，鳊鱼1尾（约150g，去鳞剖腹去内脏洗净）。加入调味品，食盐适量，清蒸食用。具有补肾养体的功用。适用于甲状腺功能亢进症。

○饮食疗法　虫草炖鸡汤：冬虫夏草10g，母鸡1只（约1500g，开膛洗净），共入锅内，中火炖烂，加入食盐、调味品食用。有益肺补肾的功效。适用于甲状腺功能亢进症。

○体针疗法　主穴取人迎、足三里、合谷、间使等穴。配穴：肝郁痰结型者，配加肝俞、内关穴；肝阳上亢型者，配加行间、太冲穴；阴虚火旺型者，配加肝俞、肾俞、心俞、三阴交穴。施以平补平泻法，并予留针 20~30 分钟，每日或隔日 1 次，15 次为 1 个疗程。适用于甲状腺功能亢进症。

○耳穴疗法　取甲状腺、内分泌、肝、神门等耳穴。施以针刺法，每周治疗 3 次，10 次为 1 个疗程。适用于甲状腺功能亢进症。

○针挑疗法　取肺俞、心俞穴。穴位常规消毒，局部麻醉后，采用小刀片切开穴位表皮约 1cm，用三棱针挑断皮下纤维组织，深度为 0.3~0.5cm，挑 3~4 次后，外涂碘酊，用无菌纱布敷盖，胶布固定。每隔 7~10 日治疗 1 次。适用于甲状腺功能亢进症。

○芒针疗法　取上脘、中脘、章门、天突、风池、内关、神门等穴。甲状腺肿大明显者，可局部围刺；眼球突出者，可刺攒竹、睛明穴。每日 1 次，7 次为 1 个疗程。适用于甲状腺功能亢进症。

○艾灸疗法　取天突、大椎、风池、天府、膻中等穴。每穴施灸 10~20 分钟，每日 1 次，连灸 6 日；以后隔日 1 次，2 周为 1 个疗程。适用于甲状腺功能亢进症。

甲状腺功能减退症

甲状腺功能减退症是由甲状腺激素功能不足或缺如，以致机体代谢过程降低而出现的一系列综合征，简称甲减。

由于其发病年龄不同，分为呆小病、幼年甲减和成人甲减 3 型。本文所述为成人甲减，其主要表现为畏寒、乏力、出汗减少、毛发稀疏、体重增加、黏液水肿面容（面部表情淡漠、面颊及眼睑虚浮、面色苍白）、贫血、皮肤苍白、反应迟钝、嗜睡、记忆力衰退、性欲减退、脉搏缓慢、心动过缓、食欲减退、便秘等，血清 T_3、T_4 降低。本病发病者以中老年妇女多见。

本病属中医学虚劳、水肿等范畴，多属脾肾阳虚证。

【望舌诊病】

○舌质淡，舌体胖，苔薄白，属肾阳虚衰。

○舌质淡，苔少或无（彩图 3-6-3），属肾阴阳两虚。

○舌质淡，舌体胖，苔白滑或薄腻，属脾肾阳虚。

○舌质淡黯，苔薄白，属心肾阳虚。

○舌质淡，舌体胖（彩图 3-6-4），脉微欲绝，属阳微欲脱，气阴两竭（甲减危候）。

【中医疗法】

○名方验方　真武汤合当归补血汤加减：制附子（先煎）、淫羊藿、肉桂、茯苓、白术、干姜、生黄芪、当归、生地黄、熟地黄、山茱萸、白芍等。主治：中医辨证属脾肾阳虚（水肿）之甲减。

加减：心包积液者，又加入小陷胸及葶苈大枣泻肺汤以泻水；阳虚未及脾阳者，予以金匮肾气丸合当归补血汤加减治之。

○名方验方　补中益气汤合二仙汤加减：黄芪、党参、升麻、白术、淫羊藿、仙茅、熟地黄、鹿角胶等。主治：虚劳（脾肾阳虚型甲减）。症见：畏寒，纳呆，水肿，神情萎靡，头昏嗜睡，气短乏力，甚则皮肤干燥，毛发脱落，腹胀便秘等。

加减：甲状腺肿大者，加白芥子、炮山甲；水肿严重者，加猪苓、茯苓、车前子；心率慢者，加麻黄、熟附子（先煎）。

○名方验方　开瘀消胀汤：郁金 10g，三棱 10g，莪术 10g，丹参 30g，大黄 10g，肉苁蓉 10g，淫羊藿 10g，巴戟天 10g。每周服 6 剂，水煎分服。一般服用 1 个月可明显见效，治疗 3 个月左右瘀胀即可消退。同时，要调情志，使之心情舒畅。主治瘀胀症（类似西医学的特发性水肿、围绝经期综合征、高脂血症、甲状腺功能减退症、冠心病、消化不良等）。其症状特点：虽似水肿，但肿胀较坚实，指压略带弹性，与水肿不同，其症尚可有胸闷气短，心中懊恼，善怒善悲，善太息，五心烦热，面部烘热，烦躁汗出，头晕耳鸣，月经失调，性欲减退等。其舌质多淡胖，苔薄白，或腻或微黄，其脉多沉细涩，亦可有弦、滑之脉象。

加减：胁肋胀痛、烦躁易怒、腹胀嗳气者，加柴胡、白芍、青皮、枳壳、法半夏之类，以疏肝理气；脾胃虚寒、大便溏泄者，去大黄或改用大黄炭，以防更损脾阳；瘀肿较重者，加山药、薏苡仁、茯苓，以健脾化湿；心悸怔忡者，加炒枣仁、炒麦芽、鸡内金，以养心消滞；头晕目眩者，加夏枯草、珍珠母、黄柏，以平肝潜阳；舌有瘀斑、行经腹痛、经下瘀血者，加泽兰、牛膝、桃仁、红花、香附，以加强活血化瘀之功效。

○饮食疗法　小豆煮鸡汤：赤小豆 100g，雄鸡 1 只。雄鸡去毛除清内脏，洗净后入锅加水，与赤小豆同煮，炖烂服食，并饮汁令尽。用于甲减，症见面浮肢肿，神疲乏力等。

○饮食疗法　红枣粥：大枣 15 枚，龙眼肉 30g，粳米 60g。上料共煮粥，供早、晚餐食用。用于甲减伴见贫血者。

○针刺疗法　取人迎穴，选用迎随补泻和《神应经》中论述的"三飞一进"为补的方法：进针至人迎穴部位静候 5 分钟，用指甲轻弹针柄 3 次，以喉头为中心，往喉头方向向上向内搓针 3 下（名为飞法），再把针推进 0.5～1.0cm，将针向喉头方向拨一下（此为一进）。每日 1 次，10 次为 1 个疗程。

○针灸疗法　主穴取人迎、肾俞、脾俞、太溪、足三里、关元穴，以温补脾肾，益气填精。配穴：肾阳虚甚者，配加命门、气海穴；水肿少尿者，配加阴陵泉、三阴交穴；心悸者，配加心俞、内关穴；痴呆者，配加大钟、百会、心俞穴；狂躁者，配加百会、人中穴；甲状腺肿大者，配加气舍、水突穴。采用温补手法针刺，刺激量可较强，并予留针 15～30 分钟。或在针刺的同时加艾条温灸，或取背腹部穴位施以隔附子（先煎）饼灸，灸 5～10 壮。

○艾灸疗法　取脊俞、脾俞、命门穴，选用 2 味温补肾阳的中药［如附子（先煎）、肉桂、生鹿角屑、益智仁、细辛等］研成细末，铺在穴位上，厚变为 1cm，然后将直径为 5cm 的空心胶木圈放在药末上，用大艾炷（直径 4cm）在药末上施灸，每穴灸 3～5 壮，每周 3 次，4 个月为 1 个疗程。

○耳针疗法　可取脾、肾、皮质下、内分泌等耳穴，留针 20 分钟左右，或用埋针治疗。

单纯性甲状腺肿

单纯性甲状腺肿，俗称"大脖子"。主要是由于食物、食盐、饮水、土壤中含碘量低，机体对碘的摄入不足或因生长、发育、妊娠、哺乳以及感染、中毒、创伤、寒冷等原因，造成机体对碘的需要量增加，引起碘的绝对或相对不足，甲状腺激素合成障碍，使甲状腺组织发生代偿性增生、肥大等病变。一般情况下，本病是不伴有甲状腺功能异常的疾病。根据本病的流行情况，可将本病分为地方性和散发性两种。

本病属中医学瘿病等范畴。

【望舌诊病】

○舌质淡，苔薄白，属肝郁气滞。

○舌质淡薄，苔黄或黄腻（彩图 3-6-5），属痰气郁结。

○舌质红，少苔（彩图 3-6-6），属阴虚火旺。

○舌质淡，苔少无津，属气阴两虚。

○舌质黯红，苔薄黄，属气血互结。

【中医疗法】

○名方验方　青柿蜜膏：蜂蜜适量，青柿子（未成熟者）1000g。将青柿子去蒂洗净，切碎捣烂，用洁净纱布绞取其汁然后将青柿汁置于锅中，以大火烧沸，改用微火熬炼至膏状，再加入等量的蜂蜜，搅拌均匀，再熬至膏状，候冷，装瓶备用。每次服用汤匙，每日 2 次，以开水冲服。化痰消肿，清热解毒，适用于甲状腺肿大。

○名方验方　蚝豉海带汤：海带 50g，蚝豉 100g。上料以水煎后，分 2 次服用，每日 1 剂。具有散结、利水的功效。适用于甲状腺肿大。

○名方验方　牡蛎玄参汤：浙贝母 15g，玄参 15g，山豆根 10g，生牡蛎 30g。上药以水煎后，分 2 次温服。具有软坚散结、清热解毒的功效。适用于甲状腺炎所致的甲状腺肿大。

○饮食疗法　陈皮紫菜萝卜汤：白萝卜 250g，紫菜 15g，陈皮 2 小片，食盐、调料各适量。白萝卜洗净，切丝；紫菜、陈皮剪碎，同置于锅内，加水适量，煎煮半小时；出锅前酌加食盐、调料少许即可。食萝卜、紫菜，喝汤。每日 2 次。具有行气软坚、清热解毒的功效。适用于甲状腺肿大和淋巴结核患者。

○饮食疗法　鸭子海带汤：鸭子 1 只，海带 120g。将海带洗净，用温水浸泡 6 小时以上，连同浸泡水倒入砂锅内；将鸭子宰杀后，去净毛及内脏，也置于砂锅内，与海带一起，用文火炖至熟烂。食肉喝汤，1 周 2 次，治愈为止。具有消瘿、清热、补碘的功效。适用于单纯性甲状腺肿。

○药茶疗法　海带紫菜汤：海带 15g，紫菜 15g，海藻 15g，龙须菜 15g，昆布 15g。上药煎汤即可食用。代茶水频饮。具有消除瘿瘤、清热养阴的功效。适用于甲状腺肿大（瘿瘤）患者。

○贴敷疗法　蓖麻子 3 粒，鲜山药 1 块。将新鲜山药去皮洗净，与蓖麻子共捣烂，调和均匀后贴敷于患部，每日换药 2 次。具有消瘿散结的功效。适用于甲状腺肿大。

○涂搽疗法　米醋、樱桃核各适量。将樱桃核用米醋磨取药汁，涂搽于患处，每日 2～3 次。具有解毒、透疹、消肿的功效，适用于甲状腺肿大。

糖尿病

糖尿病，是一种临床常见的有遗传因素的代谢性疾病，因胰岛素分泌相对或绝对不足以及靶细胞对胰岛素敏感性降低，从而引起糖、蛋白质、脂肪和继发的维生素、水、电解质代谢紊乱，并以高血糖为主要临床特征的一组疾病。

本病的基础病因，是胰岛素分泌不足所引起的糖、脂肪、蛋白质代谢紊乱。主要病因有：①由于慢性胰腺炎、恶性肿瘤、血红蛋白病、胰腺手术全部或大部分切除后，引起胰腺直接损害所致。②由于病毒感染、自体免疫反应等因素使胰岛 B 细胞遭受破坏造成。③由于对抗胰岛素的各种内分泌过多，从而引起血糖升高和尿糖。④由于某种遗传缺陷，B 细胞分泌功能低下，加之肥胖而进食过多，加重了 B 细胞的负荷而发病。

本病属中医学"消渴"等范畴。

【望舌诊病】

○舌质红，苔黄燥，属燥热内盛。

○舌质淡，舌体胖嫩、苔厚腻，属脾虚湿滞。

○舌质淡红，苔薄白（彩图 3-6-7），属肝郁气滞或肾阴亏虚。

○舌质淡，舌体胖、苔白而厚腻（彩图 3-6-8），属水湿停聚。

○舌质淡，苔少或薄白，属气血亏虚。

○舌质黯，舌面有瘀点、瘀斑，属瘀血阻滞。

○舌质淡，苔薄白，属肾阳亏虚。

○舌质红，苔厚腻，属肝胆湿热。

○舌质红，舌根部苔黄厚腻，属湿热下注。

○舌质红，苔黄或薄黄，属阴虚燥热。

○舌质淡或红或淡黯，舌体胖嫩，苔白或少或无，属阴阳两虚。

【中医疗法】

○名方验方 关幼波糖尿病专方：生黄芪 30g，淫羊藿 15g，白芍 30g，生甘草 10g，乌梅 10g，葛根 10g。上药水煎分服，每日 1 剂。主治糖尿病，症见烦渴多饮，多尿，疲倦无力，体重下降，舌质红，舌苔少，脉弦细而滑。

加减：肺热甚者，可选加生石膏（后下）、黄连、石斛、天花粉、玉竹、麦门冬、沙参；夜尿频数者，选加续断、补骨脂、北五味子、盐菟丝子（包煎）、芡实、鹿角霜（先煎）等；气血亏虚者，选加党参、黄精、当归、生地、熟地、白术、山药、制何首乌、阿胶（烊化）等。

○名方验方 加减白茯苓丸：黄连 5g，石斛 15g，熟地黄 15g，玄参 15g，覆盆子 15g，蛇床子 15g，人参 10g（炖服），天花粉 10g，茯苓 10g，萆薢 10g，法鸡内金 15g，磁石 20g（先煎）。上药水煎分服，每日 1 剂。主治糖尿病（消渴），证属阴亏阳亢，津涸热淫型者。

加减：渴甚者，加葛根、天花粉；消瘦者，加苍术、法鸡内金；腰酸乏力者，加制何首乌、盐菟丝子（包煎）、枸杞子；咽痛者，加桔梗、玄参、金银花、连翘。消渴病并发水肿者，可用古方甘露饮加减治疗之；偏于肾阳虚者，可加用熟附子（先煎）、肉桂、干姜之品；并发疖肿者，原方加五味消毒饮。

○名方验方 逍遥降糖饮：柴胡9g，当归10g，白术12g，白芍10g，生地黄10g，枸杞子10g，茯苓12g，香附9g，川芎9g，知母30g。上药水煎分服，每日1剂。主治糖尿病，证属肝郁气滞型，症见口干多饮多尿，胸胁胀满不适、易怒或郁闷少欢，善太息，舌质淡，苔薄黄，脉弦细者。

加减：渴饮无度者，加生石膏（先煎）、天花粉；易饥、多食者，加黄连；小便频数者，加桑螵蛸、覆盆子、盐菟丝子（包煎）；便干秘结者，加瓜蒌仁；便溏、腹泻者，加苍术、地榆、秦皮；面部、肢体水肿者，加猪苓、泽泻；手足麻木者，加鸡血藤、丹参；头晕、头痛者，加夏枯草、钩藤（后下）；视物模糊者，加青葙子、决明子、茺蔚子。

○名方验方 四藤一仙汤：鸡血藤15g，络石藤15g，海风藤15g，钩藤15g（后下），威灵仙10g。上药水煎分服，每日1剂。主治糖尿病周围神经病变，症见四肢窜痛，皮肤灼痛，麻木不仁者。

○饮食疗法 三豆饮：绿豆、赤小豆、黑大豆各30g。加水煎煮成糊状服食，每日1剂。适用于糖尿病，证属中消，症见善饥多食、烦渴多饮者。证消，即换方。

○饮食疗法 烫猪胰：猪胰子1条，调料适量。将新鲜猪胰子洗净。入开水中烫至半熟，捞出切碎，加调料拌匀食用。每日1剂。具有润燥、运食、补充胰岛素的功效。适用于糖尿病。

○药茶疗法 枸杞菊花茶：枸杞子15g，白菊花5g。上药水煎，当茶水饮服。适用于糖尿病白内障、视物模糊者。

○熏洗疗法 末梢灵熏洗剂：延胡索25g，川芎20g，桃仁10g，生甘草10g，桂枝15g。上药研成粗末，用沸水冲开，1日2次先熏后洗。适用于糖尿病周围神经病变。

○外洗疗法 威灵仙30g，豨莶草30g，桂枝15g，姜黄15g，刘寄奴15g，制川乌15g，鸡血藤15g。上药水煎，取药汁1000mL，用温热药液洗浴患肢，每次15~30分钟，每日1次，隔日1剂，16日为1个疗程，连用3个疗程。

肥胖症

肥胖症是指人体皮下脂肪积聚过多，以致体态臃肿，体重明显增加的一种疾病。一般体重超过按身长计算的标准体重的20%，即为肥胖症。

引起本病的病因较为复杂，一般与遗传因素、体质因素、饮食习惯及年龄、劳逸等有密切关系。

本病属中医学肥人、肉人等范畴。多因平素饮食过量，喜食肥甘、醇酒厚味等，以致脾胃湿热，脾运失常，精微不布，脂膏内瘀；或因脾胃虚弱，脾失健运，痰湿内聚；或因情志不畅，肝气郁结，气滞血瘀，以致痰瘀、脂膏内郁，气血壅塞而发为肥胖。

【望舌诊病】
○舌质淡，舌体胖，苔薄白（彩图3-6-9），属脾虚湿痰。
○舌质红，苔微黄而腻（彩图3-6-10），属胃热湿阻。
○舌质紫黯或有瘀点、瘀斑，苔薄，舌脉瘀曲，属气滞血瘀。
○舌质淡，舌体胖或舌边有齿痕纹，苔薄白或白滑，属脾肾两虚。
○舌尖红，苔少或薄黄而干，属阴虚内热。

【中医疗法】

○名方验方　参苓白术散加味：党参 15g，茯苓 15g，白术 10g，薏苡仁 15g，缩砂仁 6g（后下），山药 15g，桔梗 10g，炒白扁豆 15g，陈皮 10g，法半夏 10g，生姜皮 10g，炙甘草 6g，冬瓜皮 15g，椒目 3g。上药水煎分服，每日 1 剂。具有健脾益气、化痰祛湿的功效。主治肥胖症，证属脾虚湿痰型者。

加减：倦怠乏力，面黄神疲，面目虚浮，动则短气，甚则全身虚肿者，加黄芪 20g、防己 12g，以补气健脾利湿；过食膏粱厚味，时有腹胀纳呆，食滞不化，或血脂高、伴脂肪肝者，可酌加山楂 12g、莱菔子 12g、麦芽 15g，以消食导滞化浊；兼尿少、水肿、腹胀而体质尚壮实者，可加生姜皮 12g、大腹皮 15g、桑白皮 12g，以导水下行；痰多而黏者，加竹茹 12g、胆南星 12g、炙枇杷叶 12g，以清热化痰；恶心者，加荷叶 10g、橘皮 10g、生姜 3 片。

○名方验方　泻黄散加味：藿香 10g（后下），防风 10g，生地黄 15g，栀子 10g，夏枯草 12g，决明子 12g，牡丹皮 10g，生石膏 15g（先煎），炙甘草 6g。上药水煎分服，每日 1 剂。具有清胃泻火、凉血润肠的功效。主治肥胖症，证属胃热湿阻型者。

加减：兼腑气不通、便秘、痞满不舒者，加生大黄 10g（视病情调整用量，后下）、枳实 12g、厚朴 10g，或加用麻子仁丸，以泻下通腑；头昏脑涨甚者，加野菊花 10g、决明子 10g，以清厥阴肝经之热；口中黏腻或胶着、口臭者，加竹茹 15g、黄连 6g，以清热化痰。

○名方验方　血府逐瘀汤加味：柴胡 10g，枳壳 10g，川芎 10g，赤芍 15g，牛膝 15g，生大黄 10g（后下），红花 10g，生蒲黄 10g（包煎），炙甘草 6g。上药水煎分服，每日 1 剂。具有疏肝理气、活血化瘀的功效。主治肥胖症，证属气滞血瘀型者。

加减：伴两胁胀闷或疼痛，心烦易怒，头晕头痛，或经前乳房胀痛，失眠多梦，体困乏力者，加香附 10g、佛手 10g、白芍 12g，或合用丹栀逍遥散类方，以舒肝行气，脊热除烦；痛甚者，加延胡索 12g；兼血瘀而见胸部刺痛，四末麻痛，妇女经量减少或错后，甚或闭经者，加桃仁 12g、桂枝 10g、当归 10g，以活血化瘀。

○名方验方　真武汤加味：制附子 10g（先煎），茯苓 15g，生白术 10g，炒白芍 10g，干姜 10g，肉桂 6g（焗服），车前子 15g（包煎），仙茅 15g，盐菟丝子 15g（包煎），炙甘草 6g。上药水煎分服，每日 1 剂。具有补脾固肾、温阳化湿的功效。主治肥胖症，证属脾肾两虚型者。

加减：四肢无力，头身困重，形寒肢冷，腰酸背痛，尿少水肿者，加熟附子（先煎）、白芍至 12g、生姜 12g，以加强温肾健脾，散湿利水；自汗不止，甚则冷汗淋漓者，加熟附子至 15g（先煎）、红参 10g（炖服）、凤凰衣 6g，以温阳固摄止汗；腰酸腿软甚者，加怀牛膝 15g、炒杜仲 10g，以强筋壮骨。

○饮食疗法　荷叶粥：新鲜荷叶 1 张（或干荷叶 20g），粳米 100g。将荷叶切成细丝，加水煎成 200mL，去渣加粳米煮成稀饭食用。适用于内热型单纯性肥胖症。

○饮食疗法　萝卜粥：新鲜连皮萝卜 500g，粳米 100g。将萝卜切成小块同煮成粥食用。适用于内热便结型肥胖症。

○药茶疗法　天雁减肥茶：荷叶 15g，车前草 15g。上药水煎，当茶水饮服，每日 1 剂。适用于火热较重的单纯性肥胖症。

○药茶疗法　三花减肥茶：玫瑰花 10g，茉莉花 10g，枳壳花 10g，川芎 6g，荷叶 10g 等。上药水煎，当茶水饮服，每日 1 剂，适用于脾虚而胃火亢盛型单纯性肥胖症。

高脂血症

高脂血症是指血浆脂质浓度超过正常范畴。血浆脂蛋白超过正常值时，称高脂蛋白血症。由于血浆中脂质大部分与血浆中蛋白质结合，因此本病又称为"高脂蛋白血症"。临床上常见于未控制的糖尿病、动脉粥样硬化及某些原发性遗传性脂代谢紊乱等疾病。

本病据其病因可分为原发性和继发性两种。根据血浆外观、血脂测定及脂蛋白电泳，分为 I、II$_a$、II$_b$、III、IV、V 共 6 型。我国正常健康人血清总胆固醇（STC）的正常值为 2.82~5.95mmol/L（110~230mg/dL）；血清甘油三酯（STG）的正常值为 0.56~1.71mmol/L（20~110mg/dL）；血清高密度脂蛋白（HDL）的正常值：男性，0.4g/L（40mg/dL），女性，0.62g/L（62mg/dL）；血清低密度脂蛋白（LDL）的正常值：40 岁以下 < 5g/L（500mg/dL）；40 岁以上 <6.1g/L（610mg/dL）。

本病属中医学痰证、湿阻、眩晕等范畴。

【望舌诊病】

○舌质偏红，苔黄浊腻，属湿热内蕴。

○舌质淡，舌体胖，舌边有齿痕纹，苔白浊腻（彩图 3-6-11），属脾虚湿盛。

○舌质淡，苔浊厚腻，属痰浊阻滞。

○舌质黯红，或瘀点、瘀斑，苔薄白（彩图 3-6-12），舌脉纡曲，属气滞血瘀。

○舌质淡黯，苔薄白，属肾精亏虚。

【中医疗法】

○名方验方　调脂汤：甘草 15g，柴胡 15g，山楂 15g，枸杞子 25g，泽泻 25g，丹参 30g，虎杖 30g，红花 10g。上药水煎分服，每日 1 剂，4 周为 1 个疗程。具有益气养阴补肾、化痰泄浊、活血降脂的功效。主治高脂血症。

加减：气虚者，加黄芪、黄精；肝肾阴虚者，加制首乌、生地黄；痰湿内阻者，加石菖蒲、茵陈；气滞血瘀者，加薤白、川芎；肝阳上亢者，加决明子（打碎）、钩藤（后下）。

○名方验方　复方降脂汤：陈皮 10g，虎杖 10g，法半夏 12g，白芥子 6g（包煎），茯苓 15g，赤芍 15g，泽泻 15g，丹参 20g，山楂 20g，大黄 3g。上药水煎，早晚分服，每日 1 剂。具有祛瘀化痰、降脂复肝的功效。主治高脂血症合并慢性肝炎者。

加减：气虚痰湿较重，苔厚腻者，加党参、白术、黄芪、瓜蒌；肝肾不足，下肢酸软者，加桑寄生、制首乌、川续断、怀牛膝。

○名方验方　祛痰降脂饮：瓜蒌 24g，黄精 24g，法半夏 9g，海藻 15g，泽泻 15g，苍术 12g，何首乌 30g，生山楂 30g，丹参 30g，决明子 18g（打碎），大黄 6g。上药水煎，早晚分服，每日 1 剂。具有祛痰化浊、活血调脂的功效。主治高脂血症，症见头晕乏力、失眠、耳鸣、肢体麻木等。

加减：眩晕甚者，加杭菊花、钩藤（后下）；耳鸣甚者，加磁石（先煎）、蝉蜕；头痛者，加延胡索、川芎；失眠者，加炒枣仁、炙远志；肢体麻木甚者，加桑枝、怀牛膝。

○名方验方　降醇消脂汤：芹菜叶 50g，山楂 30g，何首乌 30g，丹参 30g，生荷叶 20g，生党参 15g，绿豆 15g，葛根 15g，杭菊花 10g，薤白 10g，厚朴 10g，枸杞子 10g，地龙干 5g。上药水煎 2 次，早晚分服，每日 1 剂。具有滋养肝肾、生津通脉、益气化瘀、消积降浊的功效。主治高脂血症，症见头昏目眩，脘痞纳呆，口干，尿黄等。

加减：肝阳上亢，面赤烘热，便秘者，去芹菜叶、党参、薤白、加钩藤（后下）、生大黄（后下）、白蒺藜；脘腹痞闷，口淡黏腻，大便稀薄，口苦，尿黄者，去绿豆、何首乌、枸杞子，加泽泻、茵陈、苍术；痰浊内盛者，去何首乌、枸杞子、绿豆，加制南星、萆薢、石菖蒲；血压高者，加夏枯草、钩藤（后下）等。

○饮食疗法　荷叶二皮饮：荷叶 30g，冬瓜皮 30g，老南瓜皮 30g。上药水煎，分 2~3 次饮服。具有健脾利水、降脂减肥的功效。适用于冠心病、高脂血症、肥胖症等。

○饮食疗法　双木耳煮冰糖：白木耳、黑木耳各 10g，冰糖 5g。黑木耳、白木耳用温水泡发后，放入小碗内，加清水、冰糖各适量，置蒸锅中蒸 1 小时。饮汤，食木耳。具有滋阴益气、凉血止血的功效。适用于血管硬化、高血压、冠心病患者。

○药茶疗法　沙苑菊花茶：沙苑子 35g，白菊花 15g。将沙苑子、白菊花拣杂后同放入砂锅内，加水煎煮成 400mL，分 6 次温服，当茶水于当日饮完。可辅治肝肾两虚型高脂血症。

○药茶疗法　祛脂滑肠香蕉茶：香蕉 50g，茶水 50mL，蜂蜜少许。香蕉去皮研碎，加入等量的茶水中，加蜜调匀。每日服 2~3 次，当茶水饮服。适用于各型高脂血症。

痛　风

痛风是指由一组长期嘌呤代谢紊乱所致，以高尿酸血症，急性关节炎反复发作，痛风石形成，慢性关节炎和关节畸形，肾实质性病变和尿酸结石形成为特征的疾病。

本病据发病原因，主要分原发性和继发性两种。原发性痛风，其病因大多未予阐明，部分患者是由于先天性酶的缺陷而引起尿酸生成增加；或是由于肾脏尿酸排泄减少，导致高尿酸血症，并常见高脂血症、糖尿病、高血压症、动脉硬化和冠心病等。继发性痛风，常继发于某些疾病，如肾脏病，以致形成高尿酸血症。劳累、着凉、上呼吸道感染、肺炎、季节变换、手术外伤、暴饮暴食、饮酒等，特别是高嘌呤饮食习惯，是诱发痛风发作的最重要因素。

本病属中医学痹证等范畴。与热痹、风湿热痹、历节风、痛风等相似。

【望舌诊病】

○舌质红，苔黄腻，属风湿热痛。

○舌质黯红，苔白腻（彩图 3-6-13），属湿浊瘀痛。

○舌质淡红或胖嫩，苔白滑（彩图 3-6-14），属脾虚瘀浊。

○舌质黯红而少苔，或舌质淡，舌体胖，苔白腻，属肾虚瘀浊。

【中医疗法】

○名方验方　锦鸡儿汤：锦鸡儿（豆科植物锦鸡儿）10~15g，水煎分服，或浸酒饮用。具有健脾益肾、和血祛风、解毒的功效。主治痛风。

○名方验方　术柏木瓜牛膝汤：苍术 15g，黄柏 15g，蚕沙 12g，木瓜 10g，牛膝 6g，丹参 15g，白芍 12g，桑枝 12g，五灵脂 9g，延胡索 15g，路路通 15g，槟榔 10g，茯苓 15g，升麻 3g，甘草 3g。上药水煎分服，每日 1 剂。具有清利湿热、行气豁痰的功效。主治痛风。

加减：热甚者，加金银花、蒲公英、牡丹皮等；肿甚者，加泽泻、防己、瞿麦等；后期补肝肾，加制龟甲（先煎）、枸杞子、淫羊藿、锁阳等；豁痰散结，加胆南星、法半夏、浙贝母等；体虚者，加黄芪、人参（炖服）等。

○名方验方　泄浊化瘀汤：土茯苓 45g，萆薢 15g，威灵仙 30g，桃仁 10g，红花 10g，泽兰 10g，生薏苡仁 30g，全当归 10g，车前子 10g（包煎），泽泻 10g。上药水煎分服，每日 1 剂。具有降浊泄毒、活血化瘀的功效。适用于急性、慢性痛风性关节炎和痛风性肾病。

加减：急性期以关节红肿热痛为主证，于方中酌加清热通络之药，如忍冬藤、鸡血藤、半枝莲之类；慢性间歇期，关节漫肿剧痛、僵硬、畸形、皮下结节，或流脂浊，往往以浊邪夹湿、夹瘀、夹痰等虚实夹杂为多见，故宜参用虫蚁搜剔，化痰消瘀之品。至于痛风性肾结石者，可酌加通淋排石之品；痛风性肾病者，可酌加健脾益肾之类，往往屡收佳效。

○名方验方　消痛饮：当归 12g，牛膝 15g，防风 12g，防己 15g，泽泻 18g，钩藤 15g（后下），忍冬藤 25g，赤芍 18g，木瓜 15g，老桑枝 30g，甘草 5g。上药水煎分服，每日 1 剂。具有清热消肿、通络止痛的功效。适用于痛风性关节炎，症属关节肿痛急性期。

加减：关节红肿痛甚者，加黄柏、地龙；大便燥结者，加生大黄（便软则同煎，便结则后下）；痛甚者，加田三七、乳香、没药。同时配用下列药物煎汤熏洗：马钱子 10g，红花 15g，生半夏 20g，王不留行子 40g，大黄 30g，海桐皮 30g，葱须 3 根，艾叶 20g。上药煎水熏洗患处，每日 2 次，每日 1 剂。

○饮食疗法　防风薏米粥：防风 10g，薏苡仁 10g，水适量。同煮成粥服食，每日 1 次，连服 1 周。具有清热除痹的功效。适用于湿热痹阻型痛风。

○饮食疗法　桃仁粥：桃仁 15g，粳米 160g。先将桃仁捣烂如泥，加水研汁，去渣，用粳米煮粥，即可服食，每日 1 剂。具有活血祛瘀、通络止痛的功效。适用于瘀血痰浊痹阻型痛风。

○药茶疗法　车前子 30g（包煎），加水 500mL，浸泡 30 分钟后煮沸，频服，代茶水饮用，每日 1 剂。适用于各型痛风。

○足浴疗法　羌活、防风、土鳖虫（土元）、川芎、木瓜、炒艾叶、五加皮、地龙、当归、伸筋草各 30g，上药水煎，取药汁足浴，每次 20~30 分钟，每日 2 次，连续使用 3~5日。具有祛风除湿、活血通络的功效。适用于痛风。

○贴敷疗法　按 100：16：280 的比例，取虎杖、樟脑和医用凡士林。先将虎杖研成粉状，过 80 目筛，樟脑用适量 50% 乙醇（酒精）溶化后倒入虎杖粉中。凡士林加热融化成液状，把虎杖粉倒入，同时不断搅拌均匀，加盖放置冷却成膏状即成。用时，依据患处关节的大小形态，裁剪合适的敷料，将药膏涂在敷料上，2~3mm 厚，敷于患处，外用纱布、绷带包扎，隔日换药 1 次，直至痊愈。适用于湿热瘀阻型痛风。

第七节 神经系统疾病

神经衰弱

神经衰弱是神经症中的一种，是一种以慢性疲劳，情绪不稳，自主神经功能紊乱，以突出的兴奋与疲劳为其临床特征，并伴有躯体症状和睡眠障碍的神经症。

本病的发病多为各种精神紧张刺激，引起中枢高级神经活动的兴奋或抑制过程的过度紧张，导致内抑制过程弱化和相对兴奋亢进，内抑制的弱化又使神经细胞的能力降低，从而出现易衰竭。大脑皮层功能弱化削弱了对自主神经功能的调节，从而出现自主神经功能紊乱症状。

本病属中医学梅核气、脏躁、惊悸、不寐、怔忡、喜忘、头痛等范畴。

【望舌诊病】

○舌质淡，苔薄白或白腻（彩图3-7-1），属心脾两虚。

○舌质红而少津，苔薄白或少或无，属心肾不交。

○舌质淡，苔少或无，属心胆气虚。

○舌质黯红，苔黄腻（彩图3-7-2），属痰热内扰。

○舌质淡，苔白腻，属心脾两虚。

○舌质青紫或有瘀点、瘀斑，苔白腻，属痰瘀痹阻。

○舌质红，苔少或无，属虚火亢盛。

○舌质红，苔黄，属肝郁化火。

○舌质淡白，舌体颤抖，伸出后尤甚，提示神经衰弱。

○舌尖出现或粗或细的红色或绛色点状纹，提示神经衰弱。

【中医疗法】

○名方验方　养心安神汤：百合、生地黄、大枣、茯神各20g，参甲草、夜交藤、合欢花各15g，辽五味子、生麦芽、陈皮各10g。上药水煎，分2次温服，每日1剂。具有疏肝散郁、活血养心安神的功效。主治神经衰弱。

○名方验方　蝉衣安眠汤：蝉蜕、菖蒲、柴胡、炙甘草各10g，茯苓、熟地黄各24g，炒枣仁15g。上药水煎，分2次温服，每日1剂，5日为1个疗程。具有清肝宁志、滋肾健脾、活血安神的功效。主治顽固性神经衰弱。

○名方验方　一百三白汤：百合30g，白芍、白芷（后下）、白薇各12g。上药水煎，分2次温服，每日1剂，7日为1个疗程。具有滋阴安神止痛的功效。主治神经衰弱。

○饮食疗法　枸杞红枣煮鸡蛋：枸杞子15~30g，红枣8~10枚，鸡蛋2枚。上料放入砂锅内加水适量同煮，蛋熟后去壳再共煮片刻，食蛋喝汤，每日1次，连服数日。主治神经衰弱，症见心悸失眠、烦躁易怒、腰膝酸软等。

○饮食疗法　龙眼红枣粥：龙眼肉15g，红枣35枚，粳米60g。同煮粥后温服，可加白糖少许，每日1~2次。具有健脾补血、养心安神的功效。主治神经衰弱、贫血等。

○饮食疗法　桂圆童子鸡：净童子鸡1只（约重1000g），干桂圆肉10g、料酒100g，葱、姜各 10g，精盐 5g。①将宰杀后剖开清洗干净的鸡剁去双爪，把鸡颈和腿别在鸡翅下面，使其团起来，放入沸水锅中余一下，以去血水，捞出洗净，桂圆肉亦用清水洗净。②把鸡放入汤锅，再放入桂圆、料酒、葱、姜、盐和清水 500g，上笼蒸约 1 小时，取出葱、姜，即可上席食用。具有益气补血、养心安神的功效。主治神经衰弱、贫血等。

○药酒疗法　黄精首乌枸杞酒：黄精 50g，制首乌、枸杞子各 30g，白酒 1000mL。前 3 味药共浸入酒中，封盖，7 日后即可饮用。每次取饮 1~2 小杯，每日 2~3 次，空腹饮服。适用于神经衰弱。

○药酒疗法　灵芝酒：灵芝 100g，好米酒或好白酒 1000mL。灵芝切块，浸泡于酒内密封保管，7 日后饮用。每日早、晚各饮服 1 次，每次 1~2 小杯。适用于神经衰弱。

○药茶疗法　五味蜂蜜茶：辽五味子 4g，茶叶 3g，蜂蜜 25g。先将辽五味子炒焦，加入沸开水 400~500mL，再加入茶叶，等适温时再加入蜂蜜调和均匀即可饮用，分 3 次温饮，每日 1 剂。具有安神养脑的功效。主治神经衰弱，症见困倦嗜睡者。

○药茶疗法　花生叶 250g，水煎代茶水饮用。适用于神经衰弱。

○药枕疗法　两茶枕：泡饮后的茶叶（晒干），茉莉花茶（少量）。上料拌匀后装入布制的空心枕头内，制成两茶枕，睡时作枕。

○药枕疗法　菊花丹芎枕：菊花 1000g，川芎 400g，牡丹皮 200g，白芷 200g。用洁净布缝制一空枕头，装入上药，睡眠时以此为枕。具有疏肝散郁、宁心安神的功效。主治神经衰弱。

头　痛

头痛是许多疾病中的一种常见的自觉症状，一般是指头部上半部自眼眶以上至枕下区之间的疼痛。可出现于许多急、慢性疾病之中。

头痛也是致病性因素（伤害性刺激）作用于机体后所产生的一种主观性感受，并于头部出现疼痛的一种临床症状。头痛也可以是痛觉传导纤维或各级调节痛觉的中枢或调节痛觉的镇痛结构发生了病变所致。头痛还可以是颈部或面部的各种病变所引起的牵涉性疼痛。头痛发生时，常伴有一定的情感性反应，但在其反应的程度方面，则在个体之间存在着很大的差异。

头痛既可由颅内病变以及颅外的眼、耳、鼻等的局部病变所引起，也可由全身性疾病以及精神因素所致，如颅内高压、各种颅内占位性病变、中枢性感染、颞动脉炎、头痛性癫痫、急性青光眼、血管性头痛等病症。

在中医学，有关头痛病名的记载很多，诸如头风、脑风、大头风、雷头风等，但实际上均属于头痛的范畴。

【望舌诊病】

●头痛

○舌质红，苔薄黄（彩图 3-7-3），属肝郁气滞。

○舌质淡，苔白，属气血亏虚。

○舌质紫黯，舌面有瘀点、瘀斑，属瘀血证。

●外感头痛

○舌质淡，苔薄白，属风寒。

○舌质红，苔白而干或薄黄（彩图3-7-4），属风热。

○舌质淡，苔白腻，属风湿。

●风伤头痛

○舌质淡，苔薄黄，属肝阳上亢。

○舌质红，苔黄（彩图3-7-5），属肝火上冲。

○舌质淡，苔薄白，属气血双亏。

○舌质红而少苔，属肾虚。

●头风痛

○舌质黯淡，苔薄白（彩图3-7-6），属寒厥。

○舌质淡，苔白腻，属痰浊。

○舌质紫黯，苔薄白，属瘀血。

【中医疗法】

○名方验方　滋阴止痛汤：大生地12g，天门冬、麦门冬各9g，细石斛9g，珍珠母18g（先煎），煅龙齿12g（先煎），辰茯神9g，炒枣仁9g，夜交藤12g，夜合花6g，炒杭菊9g，嫩钩藤9g（后下），炒丹皮4.5g。上药水煎，分2次温服，每日1剂。具有滋水济火、平肝潜阳的功效。主治偏头痛，症见头痛偏左，失眠多梦，舌红中剥，脉数弦细者。

○名方验方　芍药枣仁汤：大白芍4.5g，鲁豆衣12g，炒杭菊6g，煅石决明24g（先煎），抱茯神9g，炙远志3g，炒枣仁9g，浮小麦12g，青葙子4.5g，谷精珠4.5g，嫩钩藤4.5g（后下），柏子仁9g，桑麻丸12g（包煎），荷叶边1圈。滋阴平肝，养心安神。主治偏头痛，症见偏头痛，目矇无所见，心悸少眠，大便艰燥，苔薄，脉虚弦。

○名方验方　平肝汤：天麻4.5g（后下），石决明30g（先煎），钩藤15g（后下），赤芍9g，白芍9g，蔓荆子12g，桑叶9g，菊花9g，桃仁9g，全蝎粉1.5g（吞服，另装胶囊）。水煎分服，每日1剂。头痛剧时，另吞羚羊角粉1g，以平肝潜阳，活血通络。主治偏头痛，症见头痛偏左，发作时痛甚剧（脑部检查未发现异常）兼有重压感，血压有时偏高，舌质红、苔薄黄，脉弦。

○名方验方　通颅汤：钩藤30g（后下），丹参15g，红花15g，当归12g，桃仁12g，栀子12g，川芎12g，赤芍12g，地龙10g，全蝎10g。上药加水煎成汤剂，分早、晚2次温服，每日1剂，3剂为1个疗程。主治脑血管痉挛（亦称"头风"）。

加减：恶心呕吐者，加姜半夏12g、竹茹12g、焦山楂12g、炒麦芽10g；耳鸣者，加磁石30g（先煎）、泽泻12g；头晕目眩者，加生龙骨30g（先煎）、杭菊花30g；腹胀者，加柴胡15g、延胡索12g；失眠多梦者，加炒酸枣仁30g、石菖蒲12g；便秘者，加生大黄6g（后下）。

注意：治疗期间忌饮酒吸烟，不能受寒，忌食辛辣之物。

○名方验方　通络头风汤：川芎10~30g，当归10~20g，细辛5g，蜈蚣2条。先将上药取冷水浸泡15分钟，浸透后煎煮。首煎沸后，用文火再煎30分钟；二煎沸后，用文火再煎20分钟。煮好后两煎混匀，量以200mL为宜，每日服1~2剂，早晚分服或6小时1

次。宜在头痛发作时服药，效果更佳。患感冒时不宜服此药；服此汤剂，一般不需用其他止痛剂。具有活血化瘀、通络祛风止痛的功效。主治血管神经性头痛、三叉神经痛、良性颅内压增高症等病。临床表现为剧烈的偏正头痛，甚则泛恶呕吐，用止痛药或麻醉剂难以止痛，舌偏淡紫，舌下络脉多呈淡紫而长，脉弦或涩，妇女常在经期前发作。中医辨证，属风痰血瘀阻滞清窍络脉所致之偏正头痛顽症。

加减：头痛如锥如刺如灼者，加僵蚕、生石膏（先煎）、蜈蚣研末冲服；头部冷痛者，加白芷（后下）；头部热痛者，加甘菊、苍耳子；三叉神经痛者，加白芷（后下）、生白芍、白芥子（包煎）；妇女经期头痛者，当归量大于川芎；后头痛者，加羌活；前头痛者，加白芷（后下）；偏头痛者，加柴胡；巅顶痛者，加藁本。

注意：因方中药物多辛香燥烈，故凡阴虚血亏者，皆不宜使用。

○饮食疗法　参附鸡汤：党参30g，制附片30g，生姜30g，母鸡半只。母鸡去毛及肠脏，洗净，入锅与党参、制附片、生姜块同炖汤，连炖2小时，用葱、盐、味精等调味。每日分2次佐餐食用，连服15日。主治阳虚头痛，症见头脑空痛，眩晕耳鸣，腰膝酸痛乏力，神疲，失眠等。

○饮食疗法　决明子海带汤：海带20g，决明子10g，加水适量，同煎汤饮用，每日2次，连服数日。主治肝阳上亢之头痛，痛常偏于一侧，伴有心烦易怒，失眠多梦、面红目赤等。

○药茶疗法　玫瑰蚕豆花茶：玫瑰花4～5朵，蚕豆花9～12g。上料用开水同泡，代茶水频饮。主治肝风头痛。

○药茶疗法　香附川芎茶：香附子3g，川芎3g，茶叶3g。上药共为粗末，沸水冲泡，代茶水频饮。主治肝气郁滞所致的慢性头痛。

○贴敷疗法　桑叶、菊花、川芎、白芷各15g，生川乌、生草乌各10g，地龙3条，上药共研细末，加酒、米粉各适量，调制成小药饼，睡前贴敷于太阳穴处，外用胶布固定，次晨除去。每日1次，用至头痛消失后再继续贴敷1周，以巩固疗效。具有疏风、清热、止痛的功效。适用于头痛，症见头部胀痛较甚，灼热感，常猝然发作，或兼畏风，目赤，口干，舌质红，苔黄，脉数者。

○贴敷疗法　止痛膏：乳香、蓖麻仁各等份，捣烂成饼，如分币大，用胶布贴于痛侧太阳穴。适用于血瘀型偏头痛。

○熏蒸疗法　艾叶、白菊花、苍耳子、黑豆、茶叶各50g，置于铝锅内加水2500mL，煎煮30分钟。趁热熏蒸30分钟，如水蒸气减少可再加热，每日2次。熏蒸后立即盖上棉被使之出汗，以头部出汗为佳。3～5日为1个疗程。

三叉神经痛

三叉神经痛是指在三叉神经分布区域内出现剧烈的、阵发性的、放射状撕裂样疼痛，但无感觉缺失等神经传导功能障碍的一种临床症状。本病可分原发性和继发性两种，本文所介绍的是原发性三叉神经痛。

原发性三叉神经痛，目前病因未明。近年来，有人推测可能是由于三叉神经半月节行经脑桥的后根，尤其是后根穿越岩嵴处受到血管畸形、微小的胆脂瘤或脑膜瘤及异常血管的压迫、牵拉或扭曲，并可进一步引起半月节神经元及后根变性，破坏了它对疼痛传入刺激的调整机制而产生疼痛。

本病因以眉棱骨、颧骨、下颌及舌、颊部单一或同时疼痛为特征，故本病属中医学痛证中的面痛、偏头风、齿痛等范畴。

【望舌诊病】

○舌质淡，苔白或腻，属风寒外侵。

○舌质红，苔黄燥（彩图3-7-7），属火郁不宣。

○舌质红，苔黄腻，属风热夹痰。

○舌质红，少苔，属阴虚阳亢。

○舌质淡白或有瘀点、瘀斑，苔薄白（彩图3-7-8），属气虚血瘀。

【中医疗法】

○名方验方　荜辛芎乌汤：荜茇50g，细辛5g，川芎50g，炙草乌10g（先煎），苍耳子15g。上药水煎，分2次温服，每日1剂。主治感受风寒之邪引起的面痛、发热、舌苔薄白、脉浮者。

加减：第1支痛者，加防风25g；第2支痛者，加高良姜15g；第3支痛者，加藁本15g；第1、2、3支俱痛者，加白芷50g（后下）；恶心纳呆者，加半夏15g；畏惧风寒者，加羌活。

○名方验方　治痛缓急汤：炒白芍30~50g，炙甘草10g，川芎30g，牛膝30g，制柴胡10g，僵蚕10g。上药水煎，分2次温服，每日1剂。主治肝阴不足，气血瘀滞型面痛。

○名方验方　辛甲汤：生地黄24g，炒白芍、牡蛎（先煎）各30g，玄参、麦门冬、牡丹皮各9g，生鳖甲、生龟甲各18g（均先煎），炙甘草6g，细辛1.8g。上药水煎，分2次温服，每日1剂。主治三叉神经痛，症见面部疼痛连及太阳穴（一侧），入夜剧痛如锥刺，舌质红、脉弦细。

○名方验方　熟蓉白术汤：熟地黄50g，肉苁蓉20g，白术15g，怀牛膝15g，党参15g，熟附子15g（先煎），麦门冬20g，白芍20g，枸杞子20g，辽五味子25g（打碎）。上药水煎，分2次温服，每日1剂。主治肾精亏虚之面痛，症见腰膝酸软、健忘、耳鸣等症。

○饮食疗法　鳖鱼补肾汤：鳖鱼1只，枸杞子30g，怀山药30g，女贞子15g（后下），熟地黄15g。鳖鱼与后4味药同焖煮，待鳖鱼熟后，即可饮汤食鱼肉。具有滋补肝肾的功效。适用于三叉神经痛，偏于肝肾不足者。

○饮食疗法　二菜汤：菠菜10g，荠菜30g。加水适量熬汤，饮汤食菜，每日1~2次。具有滋阴清热、平肝潜阳的功效。适用于三叉神经痛，阴虚有热诸证者。

○药茶疗法　桑菊薄竹饮：冬桑叶10g，竹叶15~30g，菊花10g，白茅根10g，薄荷6g。上5味药先予洗净，用开水浸泡10分钟后，即可当茶水饮服。具有祛散风热的功效。适用于咽痛，面痛、舌边尖红者。

○药茶疗法　夏枯草饮：夏枯草30~60g，冰糖15g。夏枯草加水适量煎汁，去渣，溶入冰糖搅匀，代茶水饮用。具有清肝火、散郁结的功效。适用于三叉神经痛，证属肝火上扰型，症见目赤、面痛、烦躁、便干等。

○鼻吸疗法　白芷60g，冰片0.6g，共研细末备用。用时取药末少许置于患者的鼻前庭处，嘱均匀吸入。具有祛风除湿、通窍止痛、消肿排脓的功效。

○贴敷疗法　以樟脑 10g，细辛 10g，薄荷 12g，五加皮 15g，全蝎 30g，龟甲胶 30g，当归 30g，白芷 30g，寻骨风 30g，蒲公英 45g，紫花地丁 45g，川芎 45g 为主药，除樟脑、龟甲胶外，均经炮制，干燥粉碎，取香油 500~750g，在锅中烧至滴水成珠时。加入上药，充分搅拌均匀，用文火至沸，冷却成膏状，制成药丸，每丸重 3g，使用时略加温后压成圆饼状，敷贴于患侧：根据受累神经支别不同，选择不同穴位，3 日换药 1 次。

○贴敷疗法　取川乌 12g、草乌 12g，川椒 15g，生麻黄 15g，生半夏 15g，生南星 15g，姜黄 30g。上药共研细末，浸泡于少量乙醇（酒精）中，2 日后取涂患处，疼痛发作时随时涂抹，缓解后每日 3 次。

面神经炎

面神经炎，又称"贝尔（Bell）麻痹"或"面神经麻痹"等名称，为茎乳突孔内发生急性非化脓性炎症，从而引起周围性面神经麻痹所致。

本病的病因尚未完全阐明。部分患者常在着凉或头面部受冷风吹拂后发病，故通常认为，可能是局部营养神经的血管因受风寒的刺激而发生痉挛，导致该神经组织缺血、水肿、受压迫而致病；本病也常发生在急性鼻咽部感染之后，故认为可能与急性病毒感染有关；近年来，也有人认为可能是一种免疫反应。风湿性面神经炎，茎乳突孔内的骨膜炎也可产生面神经肿胀、受压、血液循环障碍而导致神经麻痹的发生；其他病因尚有腮腺肿瘤、颅内肿瘤或骨折、中耳炎、桥小脑角的蛛网膜炎和肿瘤及脑干病变等。本病的主要病理变化，早期为面神经水肿，髓鞘或轴突有不同程度的变性，后期呈纤维化。

中医学认为，本病是由于人体气血不足，局部遭受风寒侵袭，气血运行受阻所致。根据本病的临床表现，本病归属于中医学的面瘫、口僻、口眼㖞斜、歪嘴风等范畴。

【望舌诊病】

○舌质淡，苔薄白或黄（彩图 3-7-9），属外邪入络（急性期）。

○舌质紫黯，苔薄白（彩图 3-7-10），属气血瘀阻（恢复期及后遗症期）。

【中医疗法】

○名方验方　速溶汤：羌活、白芷（后下）、防风、荆芥（后下）、蝉蜕、僵蚕各 10g，当归 15g，川芎 10g，白芍 12g，生地黄、秦艽、葛根各 15g，天麻 10g（后下），黄芪 60g，甘草 6g。先将上药取凉水浸泡至透，加水适量，以超过药为度，武火至沸，加盖，文火煎煮 20 分钟，取药汁温服；3 小时后再沸，服尽；再加水煎二汁，文火煎 30 分钟，亦分 2 次服用。主治由感受风寒所致的口眼㖞斜、发热、恶寒、肢体酸楚不适、苔薄白、脉浮紧等症。

○名方验方　匡罴汤：生地黄 12g，白芍 10g，麦门冬 10g，石斛 12g，酸枣仁 10g，炙甘草 5g，石决明 12g（先煎），天麻 10g（后下），全蝎 5g，白附子 10g（先煎），石菖蒲 5g，天竺黄 10g，茯苓 12g，僵蚕 6g。上药水煎，分 2 次温服，每日 1 剂。具有滋阴养肝、祛风化痰、通经活络的功效。主治口眼㖞斜，舌质红，苔薄白，脉弦细或细弱者。

加减：阴虚者，加龟甲；气虚者，加黄芪、党参；肾虚者，加枣皮、麦门冬。

○名方验方　通络牵正散：白附子 9g（先煎），僵蚕 9g，全蝎 9g，钩藤 30g，地龙

15g，天麻 9g（后下），红花 15g，赤芍 9g。上药水煎，分 2 次温服，每日 1 剂。主治风痰阻络引起的面瘫、颜面麻木、面肌抽搐、胸痹不舒、舌苔腻诸症。

○名方验方　牵正散四物汤：白附子 12g（先煎），僵蚕 9g，全蝎 6g，生地黄 15g，赤芍 15g，川芎 9g，当归 15g，桑枝 50g，丝瓜络 9g，鸡血藤 30g。上药水煎，分 2 次温服，每日 1 剂。具有祛风活血的功效。主治面神经炎。

加减：面麻痹甚者，加苏木 9g，并以醋炒香附 120g，盛于布袋之中，趁热熨麻痹之处。

○针灸疗法　主穴取风池、地仓、颊车、四白、阳白、合谷穴。配穴：兼恶寒发热、头痛、关节痛楚等表证者，配加大椎穴；露睛流泪者，配加攒竹或鱼腰穴；耳后痛者，配加翳风穴；味觉减退者，配加廉泉穴。若为初起，风池、合谷穴针用泻法，余穴均用补法。地仓向颊车穴平刺，颊车向地仓穴斜刺；四白穴先行直刺，得气后捻转片刻，再向下斜刺；阳白穴向上平刺透临泣或向下平刺透鱼腰穴，可交替应用，留针 30 分钟。在留针过程中可加艾条温灸，大椎穴用泻法，攒竹或鱼腰穴（针尖向眉梢平刺），翳风、廉泉穴均采用平补平泻法。病延日久者，则所有腧穴均用补法加灸。主治面神经炎，证属风邪外袭型者。

注意：本病发病初期（一周内），面神经炎症尚处于发展阶段，近端取穴宜少，刺激宜轻，以温灸为主；远取诸穴，如合谷、外关、大椎等穴则可用泻法，强刺激；待急性炎症消退后，面部诸穴刺激可加强，除针灸并用外，还可加拔火罐。如用电针疗法，亦应在 2 周以后使用。

○针灸疗法　主穴取颊车、地仓、迎香、四白、颧髎、足三里穴。配穴：闭目难睁者，加攒竹、太阳穴；口㖞难正者，加人中、承浆穴。颊车向地仓穴斜刺，地仓向迎香穴透刺，迎香向四白穴透刺，四白向颧髎穴透刺，颧髎向地仓穴透刺；以上诸穴皆用补法，刺激宜轻，留针 30~60 分钟，并加艾条温灸。风池穴针用泻法，足三里穴补法加灸。主治面神经炎，证属虚风内动型者。

○皮肤针疗法　取麻痹侧阳白、攒竹、鱼腰、丝竹空、四白、地仓、颊车、牵正穴。用重叩法，使轻微出血，再用小火罐吸拔 5~10 分钟，至局部皮肤微紫为度，隔日 1 次。主治面神经炎。

○耳针疗法　取面颊区、肝、眼、皮质下等耳穴，配肾上腺、枕等耳穴。用毫针强刺激，并予留针 30~60 分钟，隔日 1 次或用揿针埋针 1~2 日，取出后休息 3 日，再如法埋针。

○贴敷疗法　取患侧颊车、地仓、颧髎、下关、阳白穴。用马钱子粉 0.2g 或蓖麻子仁捣烂，取绿豆粒大一团，敷于上选穴位上，外贴活血止痛膏固定，相隔 2~3 日更换 1 次。

○贴敷疗法　蓖麻松香膏：蓖麻仁 10g，松香 30g。上药分别研成细末，取净水 1000mL，煮沸后放入蓖麻仁末，煮 5 分钟后再放入松香末，用小火再煮 3~5 分钟，倒入冷水中，捻收成膏，切成小块状，每小块约 3g 重，备用。用时，先将小块用火烫软，平摊于小圆布上，然后贴于患处的下关穴。左歪贴右，右歪贴左，用胶布固定。每隔 7~10 日换药 1 次，可连续使用 3~4 次。

多发性神经炎

多发性神经炎,又称周围神经炎、末梢神经炎,系指由于中毒、感染、营养缺乏及代谢障碍、外伤或变态反应等多种原因所引起的周围神经对称性或非对称性损害。临床上表现为多发性或单一性的周围神经麻痹,对称性或非对称性的肢体远端感觉障碍,弛缓性瘫痪及自主神经功能障碍的一种疾病。神经的远端末梢因离营养中枢最远,因而最易受其损害。

多发性神经炎,表现为四肢远端严重的弛缓性瘫痪时,属中医学的痿证范畴;如运动症状不明显,而以疼痛、自主神经症状明显突出,或仅表现为对称性的手套——袜套式感觉减退等表现时,则属中医学的痹证、麻木等范畴。

【望舌诊病】

○舌质淡,苔白腻,属寒湿痹阻。

○舌质淡红,苔黄腻(彩图3-7-11),属湿热浸淫。

○舌质淡,苔薄白,属气血不足。

○舌质黯,舌面有瘀斑、瘀点,苔薄腻(彩图3-7-12),属瘀血凝滞。

○舌质红,苔少,属肝肾亏虚。

【中医疗法】

○名方验方 萆薢苡仁术柏汤:川萆薢、生薏苡仁各20g,苍术、黄柏、厚朴、木瓜各12g,防己15g。上药以水煎后,分2次温服,每日1剂。具有清热利湿的功效。适用于多发性神经炎,证属湿热浸淫型者。

○名方验方 芪薏参术汤:生黄芪、生薏苡仁各30g,太子参、白术、茯苓各15g,陈皮、缩砂仁(后下)、炙甘草各10g。上药以水煎后,分2次温服,每日1剂。具有补脾益气的功效。适用于多发性神经炎,证属脾胃虚弱型,症见下肢痿软乏力者。

○名方验方 龟膝枣皮汤:龟甲、牛膝、枣皮(炒酸枣仁)、当归、黄柏、知母各15g。上药以水煎后,分2次温服,每日1剂。具有滋肾利湿清热的功效。适用于多发性神经炎,证属肝肾阴虚型者。

○针灸疗法 主穴取少商、列缺、尺泽穴。配穴:上肢病变者,配加合谷、曲泽、肩髃;下肢病变者,配加足三里、阳陵泉、环跳、风市穴,或取水沟、百会、髀关、伏兔、足三里、阳陵泉、绝骨、太冲、中脘穴,为正面取穴,取大椎、至阳、筋缩、身柱、腰阳关、环跳、委中、承山、昆仑穴为侧身取穴。取手、足阳明、太阳、足小阴经穴为主,配以督脉背俞、夹脊、头针穴位,用毫针刺,施以平补平泻法或依辨证而灵活补泻,兼以点刺出血和抓火酒拔罐。针疗后即抓火酒拔罐,5分钟起罐。诸穴配合,对于邪热壅肺、津伤液耗,能起到清热泻火、生津养液、透络舒筋的作用。具有清热润肺、濡养筋脉的功效。主治痿病,证属肺热津伤型者。

○针灸疗法 主穴取足三里、解溪、髀关、合谷、曲池穴。配穴:上肢病变者,配加手三里、肩髃、外关穴;下肢病变者,配加阴陵泉、三阴交、阳陵泉、环跳穴;脑神经障碍者,配加风府、风池、完骨、廉泉、增音、人迎、印堂、迎香、合谷、天突;感觉运动障碍者,配加曲池、手三里、外关、合谷、中渚、足三里、三阴交、太冲、足临泣穴;面神经麻痹者，配加翳风、牵正、四白、地仓穴。以取阳明经为主，上肢多取手阳明，下肢多取足阳明，并配合局部经穴，用毫针刺入，针用泻法为主，或平补平泻法。亦可给予电针治疗，每日1次，10次为1个疗程。具有清热燥湿、通利筋脉的功效。主治痿病，证属湿热浸淫型者。

○饮食疗法　大豆米糠饼：黄大豆、米糠各150g。先将黄豆炒至枯，磨成细粉，与米糠拌匀，备用。每餐取100g，用水调成饼状，加食油适量，置于待蒸的饭面上，随饭蒸熟，餐前食用，日服3次。具有宽中导滞、健脾利水、解毒消肿的功效。适用于多发性神经炎。

肋间神经炎

肋间神经炎，又称肋间神经痛，是由多种病因（如胸膜炎、肺炎、带状疱疹、肋骨骨折或骨折后继发的骨痂或骨膜炎、肋骨肿瘤、胸椎病变、主动脉瘤等）引起的肋间神经变性、无菌性炎症，从而产生疼痛的一种疾病。

本病属中医学胁痛等范畴。

【望舌诊病】

○舌质淡，苔薄白，属气滞。

○舌质紫黯，舌面可见瘀点或瘀斑（彩图3-7-13），属血瘀。

【中医疗法】

○名方验方　胁痛神方：红花15g，大瓜蒌30g，粉甘草6g。上述用水煎后，分2次温服，每日1剂。主治胁痛。

○名方验方　白芥子末：白芥子50g，白醋适量。先将白芥子研成细末，用白醋调匀后，敷于痛处。主治胁痛。

○名方验方　家秘肝肾丸：生地黄15g，天门冬15g，白芍15g，当归15g，黄柏15g，知母5g。上药以水煎后，分2次温服，每日1剂。主治肝火上炎，胁痛等。

○名方验方　香桂散：香附120g，肉桂60g，炒延胡索60g，白芍60g。用醋250mL，食盐30g，煮干香附，再与他药共研为细末备用。用时，每次取9g，空腹时以滚汤调下，每日3次。主治胁痛。

○名方验方　姜夏萸桂汤：生姜240g，半夏45g，吴茱萸30g，桂心100g。上药切细混匀。每次取60g，加水500mL，煎取250mL，滤过去渣，分2次温服，每日1剂。主治腹中胀，胸胁不利，气急胸闷。

○贴敷疗法　小白撑末：小白撑（毛茛科植物小白撑及美丽乌头的块根）适量，研细末，调水后外敷于患处，每日1换。具有祛风除湿、活血止痛的功效。注意：本品有剧毒，不可入口。

股外侧皮神经炎

股外侧皮神经炎，又称"感觉异常性股痛症"。股外侧皮神经由腰$_2$~腰$_3$神经之后支组成。本病的发生是由于大腿阔筋膜受压或股部受外伤等多种原因影响到股外侧皮神经时而引起。患有糖尿病、肥胖症，或伴有妊娠等时，较易发生本病。

本病属中医学麻木、痹证、皮痹、着痹等范畴。

【望舌诊病】

○舌质淡，苔白，属寒湿入侵。

○舌质紫黯，舌面或有瘀斑、瘀点，苔厚腻（彩图3-7-14），属痰瘀痹阻。

○舌质淡，苔薄白，属气血不足。

【中医疗法】

○名方验方　薏苡苍术汤：薏苡仁20g，苍术15g，羌活10g，独活10g，川乌6g（先煎40分钟），麻黄6g，桂枝9g，当归12g，川芎8g，生姜9g，甘草5g。上药水煎分服，每日1剂。主治着痹。

加减：寒湿甚者，可加制附子10g（先煎）、干姜7g、细辛2g；湿热者，可加黄柏10g，与苍术、薏苡仁配伍，取四妙丸之意，以祛湿热。

注意：方中川乌，用量不可过重，也不可久用。若用2周，须化验尿液；如尿液中出现蛋白，即应停用。

○名方验方　黄芪防己汤：黄芪50g，防己15g，桂枝20g，杭白芍15g，细辛8g，川芎15g，茯苓15g，白术5g，海桐皮10g，海风藤10g，独活15g，羌活10g，生姜15g，大枣10g，甘草10g。上药水煎分服，每日1剂。主治痹证，证属风寒湿痹型者。

加减：行痹，加炙麻黄15g、柴胡10g；痛痹，加制附片10g（先煎40分钟）、制川乌15g（先煎40分钟）；着痹，加薏苡仁15g、香薷10g；病在肩颈，加葛根20g，痹在下肢，加牛膝15g；痹在腰部，加狗脊、川续断各15g；痹在经络，加威灵仙10g、豨莶草10g；胃脘不适，加石菖蒲、白豆蔻（后下）各10g。

○名方验方　潜阳封髓丹加味：制附子30g（先煎），龟甲10g（先煎），黄柏20g，缩砂仁15g（后下），山豆根10g，露蜂房10g，骨碎补15g，板蓝根15g，细辛8g，人参15g（打碎），怀牛膝15g，石菖蒲10g，甘草10g。上药水煎分服，每日1剂。具有清上温下、引火归原、纳气归肾、助阳生津的功效，对痹病中后期，证属阴阳失调，寒热错杂者，有较好的协调作用。

○名方验方　补中桂枝汤加味：黄芪30g，白术15g，陈皮10g，炙升麻15g，制柴胡15g，党参30g，当归20g，细辛8g，川芎15g，桂枝30g，杭白芍15g，淫羊藿15g，巴戟天15g，生姜15g，大枣10g，甘草10g。上药水煎分服，每日1剂。具有调补气血、活络止痛的功效。主治痹证。

加减：腰以下痛甚者，加杜仲、狗脊、川续断、牛膝各15g；小关节疼痛者，加豨莶草、透骨草各10g。

○药酒疗法　蚕沙高粱酒：蚕沙500g，高粱酒2000mL。先将蚕沙炒黄，装入纱布袋内。浸泡在高粱酒中，密封，每日振摇数次，半个月后即可饮用。具有祛风除湿的功效，善治风湿痹痛。

○饮食疗法　赤豆三米粥：木瓜、忍冬藤、丝瓜络各适量，加水煎煮取药汁，药汁加入薏苡仁、粳米、小米、赤豆各适量，煮为粥，服食。具有健脾益胃、清热利湿、疏通经脉的功效。脾胃强健，则湿浊饮邪难以蓄积为患，以达到培土胜湿、治病求本的目的。

○贴敷疗法　芋头生姜蜂蜜面粉糊：鲜芋头50g，鲜生姜50g，面粉50g，蜂蜜适量。先将鲜芋头去皮，捣成糊状，再将鲜生姜捣烂取汁，加入药糊、面粉、蜂蜜，调和搅拌均匀，敷于患处，外盖纱布，绷带包扎固定。每日换药 1 次，7 日为 1 个疗程。主治着痹。

○针灸疗法　取阴陵泉等穴。用毫针刺入，针用平补平泻法，并予留针 30 分钟，每日 1 次，可配合艾灸，10 次为 1 个疗程。主治着痹。

坐骨神经痛

坐骨神经痛是指沿坐骨神经通路及其分布区域内发生的疼痛，即在腰部、臀部、大腿后侧、小腿后外侧和足外侧等部位所产生的疼痛综合征。临床上以疼痛由腰部、臀部或髋部向下沿坐骨神经扩散至足部，呈持续性钝痛，并发作性加剧为其主要特征。起病大多为急性或亚急性。常呈单侧性发病，寒冷、潮湿、用力不当等为诱发因素，病程可达数年，甚至数十年。坐骨神经痛可分原发性和继发性两类。原发性坐骨神经痛，也即坐骨神经炎，临床上较为少见，其发生可能与感染和受寒有关。继发性坐骨神经痛，根据病损部位的不同，可分根性坐骨神经痛和干性坐骨神经痛两种。根性坐骨神经痛，临床上多见，病变主要在椎管内，以腰椎间盘突出引起者最多，其他如腰椎结核、腰椎管狭窄症、肿瘤椎管内转移、腰椎关节炎等。干性坐骨神经痛，病变主要在椎管外坐骨神经行程上，可见于臀部外伤、髋关节炎、臀肌注射时位置不当、骶髂关节炎、盆腔内肿瘤、妊娠子宫压迫等所引起。

本病属中医学腰痛、筋痹、腰胯痛、腰腿痛、痹证等范畴。

【望舌诊病】

○舌质淡，苔薄白，属风寒侵袭或肝肾不足或气血两虚。

○舌质红，苔黄腻，属湿热浸淫。

○舌质紫黯，舌面或有瘀斑（彩图 3-7-15），属气滞血瘀。

【中医疗法】

○名方验方　当归四逆汤加减：当归 15g，桂枝 9g，白芍 30g，细辛 5g，通草 9g，甘草 6g，大枣 7 枚。上药水煎分服，每日 1 剂。具有温经散寒的功效。主治坐骨神经痛，证属寒滞经脉型者。

加减：若疼痛较剧，寒象突出，则可加入制乌头 10g（先煎），以温里散寒；本病以寒为主，但有兼风者，表现为病变涉及较大区域或多个关节，可加入防风 10g、威灵仙 20g，以祛风通络；兼湿者，表现为腰腿疼痛重着，或肿痛，肌肤麻木不仁，可加入苍术 10g、防己 10g，以化湿；腰痛日久，腰膝酸软，步行乏力，乃肾之精气已虚，当加入杜仲 15g、巴戟天 15g、淫羊藿 12g、牛膝 12g 等益肾壮腰之品；痛如锥刺，为寒湿痛久入络，可加入桃仁 10g、路路通 15g、制乳香 9g、没药 9g 等活血行瘀之品。

○名方验方　四妙丸加减：制苍术 12g，炒黄柏 12g，薏苡仁 30g，川牛膝 12g，羚羊骨 30g（先煎），地龙 12g，木瓜 20g，络石藤 30g，豨莶草 20g。上药水煎分服，每日 1 剂。具有清热利湿、舒筋通络的功效。主治坐骨神经痛，证属湿热浸络型者。

加减：热甚者，重用黄柏，并加石膏 30g（先煎），以清实热；小便浑浊者，为湿热下注，可加萆薢 30g，以清热通络利湿。

○名方验方　身痛逐瘀汤加减：当归 15g，川芎 15g，桃仁 9g，红花 9g，制乳香 9g，制没药 9g，青皮 10g，香附 10g，牛膝 10g，土鳖虫 10g。上药水煎分服，每日 1 剂。具有活血化瘀、理气止痛的功效。主治坐骨神经痛，证属瘀血阻络型者。

加减：疼痛重者，加田七 5g 或云南白药，以加强活血镇痛之功；瘀血阻络日久兼血虚者，加鸡血藤 30g，以养血活血；肝肾不足，腰胯酸楚者，加杜仲 15g、续断 15g，以补肾强筋骨。

○名方验方　阳和汤加减：茯苓 10g，白术 10g，肉桂 1.5g（焗服），熟地黄 30g，鹿角霜 30g（先煎），制半夏 12g，胆南星 6g，辽细辛 5g，白芥子 15g（包煎）。上药水煎分服，每日 1 剂。具有化痰散结、温经止痛的功效。主治坐骨神经痛，证属痰浊流注型者。

加减：腰间冷痛麻木，时痛时止，日久不减，可酌加淫羊藿 15g，以温阳化痰；头晕目眩者，加天麻 12g（后下），以息风；风痰流注腰络，则加白附子 9g（先煎）、皂角 9g，以除风痰；若日久痛剧，皮色黯黑，局部有肿硬感，加当归尾 20g、路路通 10g、乳香 10g，以活血通络止痛。

○饮食疗法　木瓜苡仁粥：木瓜 10g、生薏苡仁 30g。上药分别洗净后，加冷水 1 大碗，先浸泡片刻，用小火慢炖至薏苡仁熟烂，再加白糖 1 汤匙，稍炖即可。每日食用，不拘量。具有祛风利湿、舒筋利湿、舒筋止痛的功效。适用于关节重着、活动不利、手足筋挛、不得屈伸之风湿痹证者，其性平和，可常服食。

○饮食疗法　桑枝炖鸡：鸡肉 250g，洗净后加水适量，放入洗净切段的桑枝 60g、绿豆 30g，清炖至肉烂。用盐、姜等调味，饮汤食肉，量自酌。具有清热通痹、益气补血的功效。适于湿热痹证，热不甚而正气虚者。

○穴位贴敷疗法　取肾俞、环跳、阿是穴。再取斑蝥 3 份、雄黄 5 份，共研细末备用。用时，将上药 0.3~0.6g 置于普通膏药中央，敷在所选穴位上。待 24 小时后局部起疱，揭去膏药，再用消毒针穿刺，排出分泌物，清洁局部，换敷青冰散（冰片、青黛、浙贝母、天花粉、赤芍、月石、煅石膏），24 小时后换贴阳春膏（桂心、丁香、乳香、牛膝、血竭、麝香），72 小时后取下。

○贴敷疗法　白芥生姜末：白芥子、干姜各 15g。共研细末，贴在坐骨神经痛处。主治以疼痛为主，遇寒更甚者。

○耳针疗法　主穴取坐骨神经、神门、皮质下、肾上腺等耳穴；配穴取臀、髋关节、膝、踝、趾、腰椎、骶椎等耳穴。每次选 5~6 耳穴，施以强刺激手法，每隔 5 分钟行针 1 次，留针 30 分钟，每日 1 次，或耳环埋针，3 日更换 1 次，两耳交替进行，10 次为 1 个疗程。

癫　痫

癫痫是一组临床综合征，是由于脑部兴奋性过高的某些神经元突然、异常、过度地高频放电而引起的阵发性大脑功能短暂异常或紊乱。临床上常出现短暂的感觉障碍，肢体抽搐，意识丧失，行为障碍和（或）自主神经功能紊乱等一系列不同表现。有反复发作倾向的，称为癫痫（症）。其患病率约为 0.5%。

本病可分原发性和继发性癫痫两类。原发性癫痫的病因目前尚未完全清楚，但与遗传、生化、代谢、免疫等异常有关；继发性癫痫的病因则常见于各种脑炎、脑膜炎、外伤、肿瘤、脑寄生虫病、脑血管疾病、先天性脑发育异常等颅内疾病以及心血管疾病、内分泌疾病、代谢障碍、中毒或各种原因引起的脑缺氧等。

本病属中医学痫证、癫疾等范畴，也有称为癫痫、羊癫风的。

【望舌诊病】

○舌质淡红，苔薄白或白腻（彩图 3-7-16），属风痰闭窍。

○舌质红，苔黄腻，属痰火内盛。

○舌质红或淡红，苔薄白或黄腻（彩图 3-7-17），属正气虚弱。

○舌质淡，苔薄白，属脾胃虚弱或心血亏虚。

○舌质红，苔少，属阴虚风动。

○舌质紫黯或舌面有瘀点、瘀斑，苔薄，属瘀血阻窍。

【中医疗法】

○名方验方　黄连解毒汤合定痫丸加减：黄连 15g，黄芩 9g，黄柏 12g，栀子 15g，贝母 9g，胆南星 12g，半夏 12g，茯苓 15g，橘皮 15g，生姜 6g，天麻 15g（后下），全蝎 6g，僵蚕 9g，琥珀末 1.5g（冲服），石菖蒲 12g，远志 15g，甘草 6g。上药急煎，顿服。急以开窍醒神，继以泻热涤痰息风。主治阳痫。

加减：热甚者，加清开灵注射液，或灌服安宫牛黄丸，以清热醒脑开窍，或灌服紫雪丹，以清热镇痉。

○名方验方　半夏白术天麻汤合涤痰汤加减：半夏 12g，胆南星 6g，橘红 9g，茯苓 15g，白术 15g，党参 30g，天麻 15g（后下），全蝎 9g，蜈蚣 3 条，远志 6g，石菖蒲 9g。上药急煎，顿服。主治阴痫。

加减：昏愦、手足清冷者，灌服苏合香丸，以芳香温化开窍，或加用参附注射液，以温阳补气固脱；出汗多者，加用参麦注射液，以益气固表；呕吐痰涎者，加姜竹茹 12g、白芥子 15g（包煎），以化痰开结。

○名方验方　当归龙荟丸加减：龙胆 9g，青黛 1.5g（冲服），大黄 12g，黄连 12g，黄芩 15g，黄柏 9g，栀子 15g，广木香 6g（后下），当归 12g，茯苓 15g，半夏 15g，橘红 12g。上药水煎分服，每日 1 剂。主治癫痫，证属痰火扰神型者。

加减：痰火壅实，大便秘结者，方中大黄宜后下，取其通下泄热之功用；彻夜难眠者，加柏子仁 15g、炒酸枣仁 20g，以宁心定志。

○名方验方　定痫丸加减：天麻 15g，全蝎 9g，蜈蚣 3 条，半夏 12g，胆南星 6g，橘红 9g，石菖蒲 12g，琥珀末 1.5g（冲服），远志 10g，茯苓 15g，丹参 9g，麦门冬 12g，生姜汁 15g，炙甘草 9g。上药水煎分服，每日 1 剂。具有涤痰熄风、镇痫开窍的功效。主治癫痫，证属风痰闭阻型者。

加减：抑郁者，加柴胡 9g、郁金 15g，以行气解郁；眩晕明显者，加刺蒺藜 15g，以平肝定眩；腹胀者，加青皮 6g（后下）、枳壳 12g，以行气消胀。

○饮食疗法　枣椒冰糖浮小麦汤：大枣 30g，白胡椒 15g，浮小麦 10g，冰糖 50g。上药水煎，分 2 次服用，隔日 1 剂。适用于癫痫，偏于虚寒型者。

○饮食疗法　青果郁金煲牡蛎肉：青果 300g，郁金 15g，牡蛎肉 200g。先将青果打碎，加水煎煮，待水沸后，将青果捣烂与郁金熬至无青果味，滤过去渣，加入牡蛎肉煲熟，再加入调味品搅匀，饮汤食牡蛎肉，每隔 10 日 1 次。适用于癫痫恢复期患者。

○饮食疗法　橄榄膏：新鲜橄榄 5000g，敲碎，水煎浓汁，用明矾 24g 收膏。每晨空腹服用 1 汤匙，可除癫痫。

○茶疗法　阴地蕨汤：阴地蕨（阴地蕨科植物阴地蕨的带根全草）15g，水煎代茶水饮用，常服。适用于癫痫。

帕金森病

帕金森病，曾称震颤麻痹，是一种发生于中年以上的中枢神经系统变性疾病，主要病变部位在黑质和纹状体。本病的临床特征为运动减少、肌肉强直和震颤，起病缓慢，逐渐进展。

本病可分原发性和继发性两类。原发性帕金森病的病因至今未明；继发性帕金森病，又称帕金森综合征，由于脑炎、脑动脉硬化、中毒（如一氧化碳、汞、锰、氰化物中毒等）、服用抗精神病药物等所引起，也可继发于脑梗死、颅脑损伤、基底节肿瘤等疾病。

本病属中医学肝风、颤证、拘证等范畴。

【望舌诊病】

○舌质红或黯红，舌体瘦小，苔少或无（彩图 3-7-18），属肝肾亏虚，筋脉失养。

○舌质红，苔薄黄（彩图 3-7-19），属阴虚阳亢，虚风内动。

○舌质淡，舌体胖，舌边有齿痕纹或舌面有瘀点、瘀斑，苔薄白，属气血不足，虚风内动。

○舌质紫黯或舌面有瘀点、瘀斑，苔厚腻，属痰瘀阻络。

【中医疗法】

○名方验方　导痰汤加减：半夏 10g，茯苓 15g，陈皮 6g，生甘草 5g，胆南星 10g，枳实 10g，山栀子 15g，珍珠母 30g（先煎），生牡蛎 30g（先煎），天麻 12g（后下），钩藤 15g（后下）。上药水煎分服，每日 1 剂。具有清热化痰、祛风止痉的功效。主治帕金森病，证属痰热动风型者。

加减：风阳亢盛者，可加石决明 20g（先煎），以滋阴潜镇，敛阳息风，加生白芍 15g，以补脾平肝，和血脉，收阴气，敛逆气；大便秘结者，加瓜蒌仁 15g、火麻仁 20g（打碎），以润肠通便；热盛风动者，可加羚羊角粉 1g（冲服），以清热息风；痰湿内聚，症见胸闷昏眩，恶心呕吐痰涎，咳喘、肢麻震颤，不知痛痒，舌体胖边有齿痕，苔厚腻，脉沉滑，或沉濡者，可加煨皂角 5g、硼砂 2g，以宣壅导滞，通窍去垢；若风势鸱张，肢麻震颤，头摇甚剧，可加杭菊花 15g、秦艽 15g、生石决明 20g（先煎），以平肝息风。

○名方验方　通窍活血汤加味：赤芍 15g，川芎 15g，桃仁 15g，红花 6g，生姜 2 片，老葱 5 棵，麝香 0.3g（冲服），柴胡 8g，天麻 12g（后下），全蝎 5g，蜈蚣 2 条，大枣 3 枚。上药水煎分服，每日 1 剂。具有活血化瘀、祛风通络的功效。主治帕金森病，证属血瘀动风型者。

加减：兼头昏头痛者，加天麻 15g（后下）、钩藤 15g（后下），以平肝息风；下肢无力者，加桑寄生 15g、制杜仲 10g，以补肝肾，强筋骨；言语不利者，加郁金 10g、石菖蒲 9g、炙远志 9g，以宁神开窍。

○名方验方　滋生青阳汤加味：生地黄 20g，白芍 20g，石斛 15g，麦门冬 15g，生石决明 25g（先煎），磁石 20g（先煎），柴胡 12g，天麻 15g（后下），桑叶 15g，菊花 15g，薄荷 10g（后下），牡丹皮 10g。上药水煎分服，每日 1 剂。具有滋阴潜阳的功效。主治帕金森病，证属风阳内动型者。

加减：亦可选滋荣营液膏，药取女贞子 15g，陈皮 10g，桑叶 9g，熟地黄 15g，白芍 12g，黑芝麻 20g，墨旱莲 15g，枸杞子 15g，当归 15g，鲜菊花 15g，黑稽豆 15g，竹叶 9g，玉竹 12g，茯苓 15g，沙苑子 12g，炙甘草 6g 以治之。

〇名方验方　龟鹿二仙膏：龟甲 20g（先煎），鹿角 10g（先煎），人参 10g（炖服），枸杞子 15g。上药水煎分服，每日 1 剂。具有填精益髓、补益肝肾的功效。主治帕金森病，证属肝肾不足，虚风内动型者。

加减：虚热甚，症见五心烦热、舌质红，脉细数者，可加黄柏 9g、牡丹皮 9g，以清热降火；肢麻震颤、手足蠕动明显者，加鳖甲 15g，以育阴潜阳；便秘者，加生大黄 9g（后下），以泻下通便；眩晕头痛者，加生地黄 20g、制何首乌 20g、女贞子 15g（后下）等滋补肝肾之品；言语不清，喉中有痰，胸脘痞闷，恶心呕吐，纳呆者，可加姜半夏 10g、陈皮 10g、胆南星 9g、炒苍术 10g，以健脾化湿；症情顽固者，可选用大定风珠加减用治。

〇名方验方　紫石汤：生地黄 24g，生牡蛎 30g（先煎），生石决明 30g（先煎），紫石英 30g（先煎），鳖甲 12g（先煎），钩藤 15g（后下），白芍 12g，天麻 10g（后下），僵蚕 12g，制首乌 30g，制龟甲 30g（先煎）。上药水煎分服，每日 1 剂。主治帕金森病，症见头摇不能自主，有时手颤，舌质红、苔薄白，脉弦而尺弱。

〇饮食疗法　龟甲牡蛎汤：龟甲、牡蛎各 200g，鳖甲 100g。上药均洗净、打碎，放入锅中，加水适量煮开，加入知母 100g，再煮 30～40 分钟即可。频饮，再煮再饮，直至味淡。具有滋阴潜阳、平肝息风的功效。用于肝肾不足，阴虚阳亢所致的动风证。

〇饮食疗法　萸肉鸽蛋汤：先将山萸肉 15g、牡丹皮 10g、钩藤 10g、白芍 15g，用清水洗净煎煮，煮沸 20 分钟后取汁去渣。再将冰糖 50g 放入药汁中煮沸，把鸽蛋 5 枚打破逐个下入锅内，蛋熟即成，喝汤食蛋。具有滋补肝肾、潜阳息风的功效。用于治疗肝肾不足动风所致的颤证。

〇饮食疗法　天麻蛋黄汤：将天麻、瓜蒌仁、陈皮各 5g，白术 2g，共放入锅中，加清水适量煎煮，烧开 10 分钟后去渣取汁，加生姜 1 片、大枣 3 枚及切成小段的芹菜 30g，水沸后，将蛋黄 5 枚搅匀与冰糖适量一起放入汤中，待 5 分钟后加入味精。具有健脾化湿、清热息风的功效。用于治疗痰热动风之颤证。

〇药茶疗法　天麻茶：取天麻 3～5g，切成薄片，干燥贮存，备用。用时，每次取天麻片与绿茶 1g 放入杯中，用沸水泡大半杯，立即加盖，5 分钟后即可饮服。头汁饮完，略留余汁，再泡再饮，直至冲淡，弃渣。久服能平肝息风，用于治疗四肢麻木，手足不遂，震颤等见症。

〇贴敷疗法治　桃仁、栀子各 7g，麝香 0.3g。先将前两味研末，过 80 目筛，取药末加麝香再研细末，加白酒适量调成膏状，备用。用时，取药膏 1g，涂手掌心处，外用胶布固定。7 日换药 1 次。用药后若掌心起小疱，针刺后消毒。忌食辛辣食物。适用于血瘀动风证。

运动神经元病

运动神经元病是指病变选择性侵犯脊髓前角细胞、脑干颅神经运动核和大脑运动皮质锥体细胞以及锥体束受损的一组进行性变性疾病。若病变以下运动神经元为主，称为进行性脊髓性肌萎缩；若病变以上运动神经元为主，称为原发性侧索硬化；若上、下运动神经元损害同时存在，则称为肌萎缩性侧索硬化症；若病变以延髓运动神经核变性为主，则称为"进行性延髓麻痹"。

本病属中医学痿病、颤病、痉病等范畴。

【望舌诊病】

○舌质红绛而少津，舌面有裂纹（彩图 3-7-20），属阴虚内热。

○舌质红，舌体痿软，少苔，属肝肾阴虚。

○舌质淡，舌体淡胖，苔薄白，属脾肾两虚。

○舌质紫黯，舌面或有瘀点、瘀斑，苔薄白（彩图 3-7-21），属气虚血瘀。

【中医疗法】

○名方验方　鹿附地黄丸：鹿角片（酒浸一夜）300g，熟地黄 120g，制附片 45g，用大麦米和匀蒸熟，焙干研末，以大麦粥搅匀为丸，每丸重 7g。每次取服 7g（1 粒），日服 3 次，以米饭送服。适用于运动神经元病，证属脾肾两虚型者。

○名方验方　左归丸加减：熟地黄 20g，怀山药 20g，山茱萸 15g，盐菟丝子 15g（包煎），枸杞子 15g，川牛膝 20g，鹿角霜 30g（先煎），龟甲胶 8g（烊化），制杜仲 15g，淳木瓜 24g。上药水煎分服，每日 1 剂。具有滋阴柔筋、补益肝肾的功效。主治运动神经元病，证属肝肾阴虚型者。

加减：肢麻无力者，可加天麻 15g（后下）、桂枝 12g，以通阳柔筋；肢颤明显者，可加羚羊角 18g（先煎）、钩藤 15g（后下），以平肝息风；肢体挛急者，可加地龙 12g、僵蚕 12g，以解痉通络；肢枯干涩者，可加石斛 15g（先煎）、女贞子 20g（后下），以养阴润燥；掌热颧红者，可加玄参 15g、知母 15g，以滋阴清热；阴虚及阳明显者，可合用右归丸，以阴阳双补；舌痿语謇者，可加制白附片 15g、全蝎 5g、石菖蒲 10g、郁金 15g，以涤痰开窍通络。

○名方验方　右归丸加减：熟地黄 20g，山药 20g，山茱萸 15g，盐菟丝子 15g（包煎），枸杞子 15g，鹿角霜 30g（先煎），制杜仲 15g，制附片 10g，黄芪 30g，白术 15g，当归 10g，鸡血藤 15g，炙甘草 8g。上药水煎分服 2 次，每日 1 剂。具有温肾健脾、荣血养肌的功效。主治运动神经元病，证属脾肾两虚型者。

加减：阳衰气虚者，加人参 10g（炖服），并重用黄芪；口淡纳少者，可加怀山药 30g、炒扁豆 30g，以健脾开胃；阳虚精滑或带浊、便溏者，加人参 15g（炖服），以补肾固精；腰膝酸痛者，加胡桃肉 15g，以补肾温阳；阳痿者，加巴戟天 15g、肉苁蓉 20g，以补肾壮阳；构音不清，吞咽困难，流清涎者，加鹿茸 3g（炖服）、熟附片 6g、白芥子 9g（包煎）。

○饮食疗法　秋梨白藕汁：秋梨、白藕各适量。秋梨去皮核，白藕去节，切碎，用洁净的纱布绞挤取汁。不拘分量，频饮代茶。适用于运动神经元病，证属阴虚内热型者。

○饮食疗法　猪肚粥：猪肚 500g，大米 100g，葱、姜、五味调料。猪肚洗净，加清水适量，煮七成熟捞出，改刀切成细条备用。再以大米 100g，猪肚丝 100g，猪肚汤适量，煮成粥，加葱、姜、五味调料。经常食用。偏脾肾阳虚者，可加胡椒、肉桂等。适用于运动神经元病，证属脾肾阳虚或脾胃气虚型者。

○沐浴疗法　鲜姜适量，捣汁，倒入浴盆内，兑以热水，嘱患者浸浴泡洗。

多发性硬化

多发性硬化（MS）是一种常见的以中枢神经系统炎性脱髓鞘为特征的自身免疫性疾病。临床以症状的多样化和病程中常有缓解与复发为特征。

其病因与发病机制目前尚未完全阐明，认为可能与病毒感染、免疫异常、遗传因素等有关。特别是在免疫学方面取得了重大进展，普遍认为这是一种可能与病毒感染有关的自身免疫性疾病。

本病属中医学痿证、痹痹、骨繇、眩晕、视物昏渺、青盲、内障等范畴。

【望舌诊病】

○舌质淡或淡红，苔黄或黄腻（彩图 3-7-22），属痰热阻络。

○舌质淡，苔黄，属湿热浸淫。

○舌质紫黯，舌面或有瘀点、瘀斑，苔薄（彩图 3-7-23），属瘀阻脉络。

○舌质红，苔少，属肝肾亏虚。

○舌质淡，苔薄白而干，属气阴两虚。

○舌质红，苔薄黄，属阴虚阳亢。

○舌质红或淡红，苔薄白或黄，属肝肾不足，气血虚弱。

○舌质淡，苔薄白，属肾阳亏损。

【中医疗法】

○名方验方　涤痰汤加减：制半夏 12g，胆南星 12g，化橘红 10g，炒枳实 6g，茯苓 12g，人参 3g（炖服），石菖蒲 12g，竹茹 12g，生甘草 6g。上药水煎分服，每日 1 剂。具有清热化痰、开窍通络的功效。主治多发性硬化，证属痰热阻络型者。

加减：可适当选加黄芩 10g、天竺黄 12g、鸡血藤 20g、地龙 12g 等，以助清热化痰通络之功效。

○名方验方　二妙散加减：黄柏 10g，苍术 12g，当归 12g，牛膝 12g，防己 12g，草薢 10g，龟甲 12g（先煎）。上药水煎分服，每日 1 剂。具有清热化湿的功效。主治多发性硬化，证属湿热浸淫型者。

加减：湿偏盛，胸脘痞闷，肢重且肿者，可酌加制厚朴 10g、茯苓 12g、泽泻 12g，以理气化湿；肢体麻木，关节运动不利，舌质紫黯，脉细涩为夹瘀之证者，可加赤芍 12g、桃仁 10g、红花 8g、丹参 12g 等，以活血化瘀。

○名方验方　圣愈汤加减：熟地黄 20g，当归 15g，白芍 12g，党参 20g，黄芪 18g，川芎 8g，桃仁 9g，红花 6g，川牛膝 6g。上药水煎分服，每日 1 剂。具有益气养营、活血通络的功效。主治多发性硬化，证属瘀阻脉络型者。

加减：手足麻木，舌痿不能伸缩者，于上方去白芍，加赤芍 12g、三七末 3g（吞服）、橘络 10g、地龙 7.2g，以通络行瘀；肌肤甲错，形体消瘦，手足痿弱，为瘀血久留，用大黄蓝虫丸，以缓中补虚。

○名方验方　虎潜丸加减：龟甲 15g（先煎），黄柏 9g，知母 12g，熟地黄 20g，当归 12g，白芍 12g，锁阳 10g，陈皮 9g，狗骨 20g（虎骨现已禁用，用狗骨代替），怀牛膝 10g，干姜 3g。上药水煎分服，每日 1 剂。具有滋阴清热、补益肝肾的功效。主治多发性硬化，证属肝肾亏虚型者。

加减：热甚者，宜去干姜、锁阳，并加玄参 15g、生地黄 15g 等养阴清热之品；足热枯痿者，宜填精益髓，可用六味地黄丸加猪脊髓 2 条、鹿角胶 15g（烊化）、枸杞子 12g 等；久病阴损及阳，阴阳俱虚者，则配用淫羊藿 15g、人参 15g（炖服）、巴戟天 12g、鹿角片 15g（先煎），或用鹿角胶丸、地黄饮子等，以滋肾阴，补肾阳。

○饮食疗法　花生柏术炖猪蹄：猪蹄 2 只，洗净，用刀划口，花生 200g，黄柏、苍术各 15g，精盐少许。将黄柏、苍术用纱布包扎，和猪蹄、花生、精盐同放入锅中，加水适量，用文火慢炖，至猪蹄熟烂脱骨，捞出药包，分顿食肉与汤。适用于兼有气阴不足的湿热痿证。

○饮食疗法　山药沙参麦门冬粳米粥：鲜山药 50g，沙参 50g，麦门冬 30g，粳米 250g。先将前 3 味药洗净，加水适量，煎煮 1 小时，捞去药渣，加淘洗干净的粳米，熬煮成粥，1 日内分顿食用。适用于气阴两虚型痿证。

椎-基底动脉供血不足

椎-基底动脉供血不足是由于脑动脉粥样硬化、颈椎病等原因所导致的椎-基底动脉系统供血障碍，从而出现其供血区包括内耳、脑干（中脑、脑桥、延髓）、小脑、间脑、枕叶、颞叶等各组织的一过性局灶性神经功能障碍，如眩晕、视觉障碍、头痛、运动障碍、感觉障碍、内脏性障碍等相应的症状与体征。

本病属中医学眩晕等范畴。

【望舌诊病】

○舌质红，苔黄（彩图 3-7-24），属风阳上扰。

○舌质红，苔黄腻，属肝火上炎。

○舌质淡，苔白腻（彩图 3-7-25），属痰浊上扰。

○舌质嫩红，苔少，属髓海空虚偏阴虚。

○舌质胖嫩，苔薄白，属髓海空虚偏阳虚。

○舌质淡嫩，舌边有齿痕纹，苔薄，属气血虚弱。

○舌质紫黯，舌面有瘀点或瘀斑，属瘀血阻窍。

【中医疗法】

○名方验方　天麻钩藤饮：天麻 12g（后下），钩藤 12g（后下），生石决明 24g（先煎），山栀子 12g，黄芩 12g，川牛膝 15g，杜仲 12g，益母草 30g，桑寄生 12g，夜交藤 20g，朱茯神 10g。上药水煎分服，每日 1 剂。具有平肝潜阳、滋养肝肾的功效。主治椎-基底动脉供血不足，证属风阳上扰型者。

加减：阴虚较甚，舌红少苔，脉弦细数较为明显者，可加生地黄 15g、麦门冬 15g、玄参 15g、制何首乌 30g、生白芍 15g 等，以滋补肝肾之阴；肝火亢盛，眩晕、头痛较甚，耳鸣、耳聋暴作，目赤，口苦，舌质红、苔黄燥，脉弦数者，可选加龙胆 12g、牡丹皮 12g、白菊花 15g、夏枯草 15g 等，以清肝泻火；便秘者，可选加生大黄 12g（后下）、芒硝 12g 冲服或当归龙荟丸等，以通腑泄热；眩晕剧烈，呕恶，手足麻木或震颤，有阳动化风，风痰上扰之势者，可加珍珠母 20g（先煎）、生龙骨 30g（先煎）、生牡蛎 30g（先煎）、羚羊角 20g（先煎）、天竺黄 12g、海藻 18g 等，以镇肝息风涤痰。

○名方验方　龙胆泻肝汤：龙胆 12g，山栀子 12g，黄芩 15g，柴胡 10g，关木通 6g，泽泻 15g，车前子 15g（包煎），生地黄 15g，当归 6g，生甘草 7g。上药水煎分服，每日 1 剂。具有清肝泻火、清利湿热的功效。主治椎-基底动脉供血不足，证属肝火上炎型者。

加减：肝火扰动心神，失眠、烦躁者，可加磁石 20g（先煎）、龙齿 20g（先煎）、珍珠母 20g（先煎）、琥珀末 3g（冲服），以清肝热，且能安神；肝火化风，肝风内动，肢体麻木、颤震，欲发中风者，可加全蝎 9g、蜈蚣 3 条、地龙 9g、僵蚕 9g，以平肝息风、止痉；热盛伤阴者，可加知母 12g、醋龟甲 18g（先煎）、墨旱莲 15g，以养阴清热。

○名方验方　归脾汤加味：炙黄芪 30g，潞党参 20g，炒白术 12g，白茯苓 15g，炒枣仁 12g，炙远志 6g，全当归 12g，龙眼肉 15g，云木香 6g（后下），生升麻 6g，石菖蒲 12g，炙甘草 12g，干姜 3 片，大枣 5 枚。上药水煎分服，每日 1 剂。具有补气、养血、益脑的功效。主治椎-基底动脉供血不足，证属气血虚弱型者。

加减：若气虚卫阳不固，自汗时出，重用黄芪 45g，加防风 12g、浮小麦 30g，以益气固表敛汗；气虚湿盛，泄泻或便溏者，加薏苡仁 20g、泽泻 20g、炒扁豆 30g、当归 10g（炒用），以健脾利湿；兼见畏寒肢冷，腹中隐痛等阳虚症状者，加桂枝 9g、干姜 6g，以温阳暖中；心悸怔忡、不寐者，加柏子仁 30g、合欢皮 12g 等，以安心定志；血虚较甚，面白无华者，加熟地黄 20g、阿胶 12g（烊化）、紫河车 10g（研末，吞服）等，以益阴补血；中气不足，清阳不升，症见眩晕兼见气短乏力，纳差神疲，便溏下坠，脉象无力者，可用补中益气汤，以补中益气，升清降浊。

○饮食疗法　炖海参：水发海参 30g，加水适量。用文火炖烂，加冰糖少许，待溶化后即可食用。适用于髓海空虚，偏于阴虚型者。

○饮食疗法　炖木耳：白木耳或黑木耳 100g，水发后洗净，加水适量，用文火炖烂，加冰糖少许，分 10 次服食，每晚服用 1 次。适用于肾虚型者。

○贴敷疗法　桃仁、杏仁各 12g，栀子 3g，胡椒 7 粒，糯米 14 粒。上药共捣烂，用 1 枚鸡蛋清调成糊状分 3 次，每晚临睡前贴敷于足心（涌泉穴）处，晨起除去。每次贴一足底，每日 1 次，交替进行，6 次为 1 个疗程。适用于肝阳上亢证。

颅脑损伤后综合征

颅脑损伤后综合征是指颅脑损伤 3 个月后，以头痛、失眠、记忆力减退、注意力不集中等临床症状为主，但检查不出神经系统器质性损害体征的一种综合征。

本病属中医学内伤头痛、眩晕等范畴。

【望舌诊病】

○舌质紫黯，舌面或有瘀点、瘀斑（彩图 3-7-26），属瘀阻脉络。

○舌质红，苔黄，属肝胆火盛。

○舌质淡，舌边有齿痕纹，苔白（彩图 3-7-27），属心脾两虚。

○舌质红，苔少，属肝肾阴虚。

○舌质红，苔少或无，属心肾不交。

○舌质淡，苔白，属气阴两虚，脑髓空虚。

【中医疗法】

○名方验方　柴胡土鳖虫汤：柴胡、土鳖虫各 15g，黄精、怀牛膝各 30g，牡丹皮、茯苓各 20g，白芷（后下）、炙甘草各 10g，辽细辛、薄荷（后下）各 3g。上药水煎分服，每日 1 剂。具有升举清阳、疏肝解郁、益气填精、化瘀通络、祛风止痛、健脾和胃的功效。适用于颅脑损伤后综合征。

○名方验方　参术芍芪归苓汤：党参 15g，白术、白芍、炙甘草各 10g，炙黄芪、茯苓各 12g，当归 6g。上药水煎分服，每日 1 剂。具有补气养血、健脾养阴的功效。适用于颅脑损伤后综合征，证属气血亏损型者。

○名方验方　通窍活血汤加减：赤芍 12g，川芎 15g，桃仁 9g，红花 9g，丹参 12g，地龙 6g，远志 12g，酸枣仁 15g，陈皮 12g，石菖蒲 12g。上药水煎分服，每日 1 剂。具有活血通络、理气开窍的功效。主治颅脑损伤后综合征，证属瘀阻脉络型者。

加减：头痛反复发作，痛如针刺者，可酌加全蝎 6g、蜈蚣 6g、制乳香 12g、制没药 12g，以加强活血化瘀之力；失眠者，加炒酸枣仁 12g、琥珀末 9g（冲服），以宁心安神；便秘者，加大黄䗪虫丸 2 丸吞服，以祛瘀通腑。

○名方验方　龙胆泻肝汤加减：龙胆 15g，山栀子 12g，柴胡 9g，车前子 12g（包煎），泽泻 12g，当归 12g，生地黄 12g，石决明 18g（先煎），生甘草 9g，关木通 9g。上药水煎分服，每日 1 剂。具有清肝泻火的功效。主治颅脑损伤后综合征，证属肝胆火盛型者。

加减：病延日久，精神抑郁、多疑善虑、悲喜失常者，加浮小麦 15g、大枣 12g、赤芍 9g、茯苓 12g、薄荷 6g（后下），以疏肝解郁、宁心安神；失眠者，加炒酸枣仁 15g、夜交藤 18g，以养心安神。

○饮食疗法　柏子红花粳米粥：柏子仁 10～15g，藏红花 12g，粳米 50～100g，蜂蜜适量。先将柏子仁去尽皮壳杂质，捣烂，同粳米、藏红花煮粥，待粥将成时，兑入蜂蜜，稍煮沸即可服食。每日 2 次，2～3 日为 1 个疗程。具有养心安神的功效。适用于颅脑损伤后综合征，症见心悸、失眠、健忘者。

○饮食疗法　枸杞南枣鸡蛋汤：枸杞子 75～150g，南枣 8～10 枚，鸡蛋 2 枚。枸杞子、南枣、鸡蛋同煮，待鸡蛋熟后剥去壳，再共煮片刻。食蛋喝汤，每日或隔日 1 次。具有健胃、养肝肾的功效。适用于颅脑损伤后综合征，症见头晕、眼花、精神恍惚、心悸、失眠者。

○药茶疗法　川芎茶：川芎 3～6g，花茶 3～6g，水煎取汁，当茶水饮服，连服 7～10 日。具有活血化瘀、行气解郁、祛风止痛的功效。适用于颅脑损伤后综合征，证属瘀血阻滞兼有肝火之头痛、头晕、目赤、便秘、舌红、月经色红量多者。

老年性痴呆症和阿尔茨海默病

老年性痴呆症和阿尔茨海默病是一组慢性、进行性精神衰退性器质性疾病。老年性痴呆症大多于 65 岁以后发病，其患病率随年龄的增长而增高。临床表现以明显的痴呆和高度的记忆障碍及显著的人格、个性改变等症状为特征，其主要病理基础以大脑的萎缩和变性为主。起病于老年期（60 岁以上）的，称为老年性痴呆症；起病于中年或老年前期的，称为阿尔茨海默病，曾被称为早老性痴呆症、老年前期痴呆症或老年前期精神病等名称。

本病病因未明。可能与遗传因素有关，衰老过早、代谢障碍、内分泌功能紊乱等因素也与发病有关。

本病属中医学痴呆、善忘、文痴、语言颠倒、郁证、癫狂、中风等范畴。

【望舌诊病】

○舌质淡红，舌体瘦小（彩图 3-7-28），属髓海不足。

○舌质淡白，苔厚腻，属痰浊阻窍。

○舌质紫黯，舌面或有瘀点、瘀斑（彩图 3-7-29），属气滞血瘀。

○舌质红，苔少，属肝肾亏虚。

○舌质红，苔黄，属心肝火旺。

【中医疗法】

○名方验方　归芎芪芍汤：当归 60～120g，川芎 9～12g，黄芪 15g，赤芍 10～15g，水蛭 6～9g，甘草 5g，黄精 20g，枸杞子 10g，白芷 9g（后下）。上药水煎分服，每日 1 剂。适用于老年性痴呆症和阿尔茨海默病，证属气虚血瘀型者。

○名方验方　参芪附姜汤：党参、炙黄芪、附片各 12g，淡干姜 3g，生白术、石菖蒲各 9g，陈皮、姜半夏各 6g，益智仁、山药、越鞠丸各 12g。上药水煎分服，每日 1 剂。适用于老年性痴呆症和阿尔茨海默病，证属脾肾两虚型者。

○名方验方　补天大造丸加减：熟地黄 20g，山茱萸 15g，怀山药 15g，紫河车 20g（研末，吞服），龟甲胶 15g（烊化），猪脊髓 15g，辽五味子 8g（打碎），川续断 15g，骨碎补 15g，金毛狗脊 12g，广郁金 12g，石菖蒲 15g，炙远志 10g。上药水煎分服，每日 1 剂。具有填精补髓、开窍醒神的功效。主治老年性痴呆症，证属髓海不足型者。

加减：头晕耳鸣，毛发枯焦较甚者，加制首乌 15g、制黄精 30g，以补肾精；腰膝酸软明显者，加桑寄生 15g、川续断 12g，以壮腰膝；心慌心悸，神思不敏，夜寐不安者，加炒枣仁 20g、柏子仁 15g、玉竹 15g、茯神 15g，以补心养脑安神。

○名方验方　益肾通络汤：生黄芪 30g，淫羊藿 15g，枸杞子 15g，山茱萸 10g，沙苑子 10g（包煎），丹参 15g，生蒲黄 10g（包煎），石菖蒲 10g，郁金 10g，辽五味子 10g，生山楂 10g。上药水煎分服，每日 1 剂。主治老年性痴呆症，证属肾虚血瘀型者。

○饮食疗法　制何首乌、百合、枸杞子、薏苡仁、黑芝麻、怀山药、银耳、龙眼肉、红枣、香菇、乌梅、黑豆等，均可与粳米或麦片煮成药粥，经常性服用。

○饮食疗法　核桃肉、龙眼肉、生山楂、红枣等，可每日服用少量。

○药茶疗法　刺五加、白菊花、生山楂、决明子、枸杞子、绿茶、制何首乌、石菖蒲、罗汉果、麦门冬等，均可泡水代茶水饮服，经常性饮用。

○药酒疗法　石菖蒲、枸杞子、制黄精、当归、人参、黄芪、刺五加、麦门冬、红景天、藏红花、黑豆、蚂蚁、丹参等，均可用白酒或黄酒浸泡，每日少量服用。

急性感染性多发性神经炎

急性感染性多发性神经炎（GBS），又称急性感染性多发性神经根神经炎、格林-巴利综合征，是一种由感染后发生的急性或亚急性弥漫性多神经根神经病，多侵入脊神经根的运动纤维，亦可侵及颅神经。临床上以上行性瘫痪、脑脊液中蛋白细胞分离为特征，严重者可因呼吸肌麻痹而危及生命。

本病病因目前尚未完全明了。一般认为与病毒感染或自身免疫反应有关。其病理变化属于周围神经变态反应性节段性脱髓鞘，神经组织内的毛细血管周围有单核细胞浸润，神经内膜产生间隔水肿，神经纤维有节段性脱髓鞘和髓鞘再生。

本病属中医学痿证等范畴。

【望舌诊病】

○舌质红或黯红，苔黄腻（彩图3-7-30），属湿热浸淫。

○舌红少津，苔薄黄，属肺胃津伤。

○舌质淡，苔薄白，属脾胃虚弱。

○舌质红绛而少津，舌面或有齿痕纹、裂纹，苔少或无（彩图3-7-31），属肝肾不足。

○舌质淡，苔薄白，或舌质紫，苔白腻，属脾肾两虚，寒湿下注。

【中医疗法】

○名方验方　清燥救肺汤：冬桑叶12g，炙枇杷叶10g，生石膏30g（先煎），胡麻仁6g（打碎），太子参10g，炒杏仁6g，麦门冬12g，阿胶12g（烊化），生甘草6g。上药水煎分服，每日1剂。具有清热润肺、濡养筋脉的功效。主治急性感染性多发性神经炎，证属肺热津伤型者。

加减：壮热，口渴，汗多者，则重用生石膏（先煎），还可加金银花15g、连翘15g，以清热解毒祛邪；身热退净，食欲减退，口燥咽干甚者，属肺胃阴伤，可加石斛15g、玉竹15g、天花粉12g，以养阴生津；心烦溲赤者，加竹叶10g、莲子心3g，以清心火；汗多者，加生黄芪30g、辽五味子9g，以固表敛汗；肢体麻木者，加赤芍12g、鸡血藤30g，以养阴活血舒筋；肢体疼痛者，加制乳香10g、制没药10g，以化瘀止痛。

○名方验方　加味二妙散：炒苍术15g，黄柏10g，川牛膝15g，防己10g，当归10g，草薢15g，制龟甲20g（先煎）。上药水煎分服，每日1剂。具有清热燥湿、通利经脉的功效。主治急性感染性多发性神经炎，证属湿热浸淫型者。

加减：湿盛，伴胸脘痞闷，肢重且肿者，可加姜厚朴10g、薏苡仁20g、白茯苓12g、炒泽泻10g，以健脾益气，理气化湿；长夏雨季，加藿香10g（后下）、佩兰10g（后下），以芳香化浊，健脾除湿；如形体消瘦，自觉足胫热气上腾，心烦，舌红或中剥，脉细数，为热偏甚伤阴，于上方去苍术加生地黄20g、麦门冬15g，以养阴清热；如肢体麻木，关节运动不利，舌质紫，脉细涩，为夹瘀证，加赤芍12g、丹参15g、桃仁9g、红花9g，以活血通络。

○名方验方　麻黄附子细辛汤加味：熟附子20g（先煎），红参12g（另煎兑入），干姜6g，炙麻黄12g，辽细辛3g，生白术15g，川牛膝15g。上药水煎分服，每日1剂。具有祛寒湿、温脾肾的功效。主治急性感染性多发性神经炎，证属脾肾两虚，寒湿下注型者。

加减：脾虚甚者，加党参 15g、黄芪 30g，以补益脾气；脾阳不足，见肢冷畏寒，大便溏薄者，加白蔻仁 6g（后下），以温运脾阳；纳呆食少者，加炒谷芽、炒麦芽各 20g、炒扁豆 15g，以和中运脾；寒湿重者，加炒苍术 10g，以健脾燥湿；肢冷汗多者，去麻黄，重用黄芪，以益气固表。

○名方验方　疗瘫健步灵散：天麻 500g，鸡血藤 1000g，淫羊藿 500g，黄芪 500g，怀牛膝 120g，制南星 30g，全蝎 30g，蜈蚣 50 条，僵蚕 30g，地龙 60g。将前 6 味药水煎取药汁，浓缩成浸膏，将后 4 药共研为细末，拌匀，干燥后再共研细末备用。用时，3 岁以下，每次服 0.5~1.0g；3~6 岁，每次服 1.0~1.5g；6~12 岁，每次服 1.5~2g。均每日 3 次，饭后用温开水送服。适用于急性感染性多发性神经炎恢复期。

○饮食疗法　鲜生地麦门冬粥：鲜生地黄 50g，麦门冬 30g，加水适量，煎煮 1 小时后，捞去药渣，再加淘净的大米 300g，煮烂成粥，1 日内分顿食用，连续服食。具有养阴润燥的功效。适用于痿证，证属肺热津伤兼有低热型者。

○饮食疗法　泥鳅炖豆腐：泥鳅鱼 500g，豆腐 250g。泥鳅鱼去鳃、内脏，洗净后与海带同放于锅中，加水适量、食盐少许，清炖至五成熟，加入豆腐，再炖之熟烂即可服食。食鱼和豆腐，喝汤，分顿食用。具有清热利湿、调和脾胃的功效。适用于痿证，证属湿热浸淫型者，症见两足痿软无力等。如热重于湿者，可加苦瓜 1 个共炖，更增其效。

○饮食疗法　山药茯苓包子：山药粉、茯苓粉各 100g，加水适量，浸泡成糊，蒸 30 分钟，调面粉 200g、白糖 300g 及猪油、青丝、红丝成馅，包成包子蒸熟食用。具有补益脾胃的功效。适用于痿证，证属脾胃亏虚型者。

○药茶疗法　竹茅饮：淡竹叶、白茅根、麦门冬各 10g，置于保温杯内，以沸水冲泡后，加盖浸泡 30 分钟后，代茶水频饮，每日 1 剂。具有清热除烦、生津止渴、凉血止血、利尿通淋的功效。适用于痿证，证属肺热伤津兼心烦，溲赤热痛，火下移小肠者。

第八节　泌尿系统疾病

急性肾小球肾炎

急性肾小球肾炎，简称急性肾炎，临床以急性起病，血尿、蛋白尿、高血压、水肿、少尿及氮质血症为特征性表现，这是一组临床综合征，故又称为急性肾炎综合征。

急性肾小球肾炎的病因有多种，常出现在感染之后，以链球菌感染最为常见。

本病属中医学水肿、肾风、血尿等范畴。

【望舌诊病】
●发展期
○舌边尖微红，苔薄黄（彩图 3-8-1），属风水泛滥。
○舌质红，苔薄黄或黄腻，属湿毒浸淫。
○舌质淡，舌体胖大，苔白腻，属水湿浸渍。
○舌质红，苔黄腻，属湿热内蕴。
○舌质红，苔少，属下焦热盛。

●恢复期

○舌质红，苔薄黄或少苔，属阴虚湿热。

○舌质红，苔少或无，属脾肾阴虚。

○舌质淡红，苔薄白（彩图3-8-2），属脾肾气虚。

【中医疗法】

○名方验方　越婢加术汤加减：生麻黄6g，生石膏18g（先煎），生甘草6g，生姜9g，生白术12g，连翘12g，桑白皮12g，桔梗9g，茯苓皮15g，白茅根15g，荆芥6g（后下），金银花12g。上药水煎分服，每日1剂。具有疏风清热、宣肺行水的功效。主治急性肾小球肾炎进展期，证属风水泛滥型者。

加减：恶寒无汗脉浮紧者，为风寒外束肌表皮毛，宜去生石膏，加紫苏9g、羌活9g、防风9g、桂枝6g，以加强疏风散寒，宣肺解表，并可发汗，寓"开鬼门"之意；恶风有汗者，加生白芍12g，以敛阴，生麻黄用量酌减，以防过汗伤阴；呕恶不欲食者，加藿香12g（后下）、紫苏9g，以和胃降逆止呕；肿而兼胀者，加陈皮6g、大腹皮12g，以加强行气利水消肿；小便热涩短少者，加玉米须12g、益母草12g、白花蛇舌草15g，以清热祛湿、利尿消肿；咳甚、咳喘不得平卧者，加杏仁9g、苏子9g、前胡9g、葶苈子9g（包煎），以宣肺降气，止咳平喘。

○名方验方　麻黄连翘赤小豆汤合五味消毒饮加减：生麻黄6g，连翘12g，赤小豆30g，桑白皮12g，杏仁9g，生姜皮9g，金银花12g，野菊花12g，蒲公英12g，紫花地丁12g，紫背天葵9g。上药水煎分服，每日1剂。具有宣肺解毒、利湿消肿的功效。主治急性肾小球肾炎进展期，证属湿毒浸淫型者。

加减：皮肤糜烂者，加苦参9g、土茯苓12g，以清热祛湿解毒；风盛皮肤瘙痒不已者，加白鲜皮12g、地肤子9g，以疏风清热，祛湿止痒；大便不通者，加芒硝6g（冲服）、生大黄6g（后下），以通腑泄热；肿势甚者，加茯苓皮25g、大腹皮12g，以加强健脾渗湿、利水消肿之功；血热而红肿甚者，加牡丹皮9g、赤芍12g、紫草9g，以清热解毒，凉血活血。

○名方验方　五皮散合胃苓汤加减：茯苓皮15g，桑白皮12g，生姜皮9g，炒陈皮6g，大腹皮12g，炒泽泻15g，猪苓15g，姜厚朴12g，生白术12g，桂枝6g，大枣5枚。上药水煎分服，每日1剂。具有健脾化湿、通阳利水的功效。主治急性肾小球肾炎进展期，证属水湿浸渍型者。

加减：小便短少不利者，加冬瓜皮25g，以加强利水消肿之功；肿甚咳喘者，加炙麻黄6g、杏仁12g、葶苈子9g（包煎），以宣肺止咳，降气平喘，利水消肿；身寒肢冷，脉沉迟者，加熟附子（先煎）9g、干姜9g，以温阳散寒。

○名方验方　小蓟饮子加减：生地黄15g，小蓟12g，淡竹叶10g，滑石粉15g，藕节炭10g，山栀子9g，生甘草6g，炒蒲黄12g（包煎）。上药水煎分服，每日1剂。具有清热泻火、凉血止血的功效。主治急性肾小球肾炎进展期，证属下焦热盛型者。

○名方验方　参芪肾气汤加减：党参15g，黄芪18g，怀山药15g，茯苓15g，熟地黄18g，山茱萸12g，泽泻10g，牡丹皮2g，肉桂1.5g（焗服），炙甘草6g，熟附子（先煎）10g（先煎）。上药水煎分服，每日1剂。具有培本固元、补益脾肾的功效。主治急性肾小球肾炎恢复期，证属脾肾气虚型者。

　　加减：腰酸痛者，加制杜仲 15g、川续断 12g，以补肾壮腰；镜下血尿不止者，加小蓟 15g、白茅根 20g，以凉血补血；尿蛋白不除者，加芡实 20g、覆盆子 18g，以健脾固摄。

　　○饮食疗法　薄荷白藕汁：薄荷 5g 先煎，沸后 5 分钟去渣留药汁 100mL，与生藕汁 100mL 相兑，分 2 次饮服。适用于急性肾小球肾炎，证属风热搏结型者。

　　○饮食疗法　生地黄芝麻粥：生地黄 20g，黑芝麻 15g，红枣 10 枚，粳米 60g。上料同煮粥，分早、晚服食，可常服。适用于急性肾小球肾炎，证属肾阴亏损型者。

　　○药茶疗法　白茅根甘蔗水：甘蔗 250～500g（如无甘蔗可作白糖少许替代），白茅根 30g，红萝卜 75g。上料煲水，代茶水频饮。适用于急性肾小球肾炎，证属热毒伤肾型者。

　　○药茶疗法　双花茶：金银花 15～30g，白菊花 15～30g，绿茶叶少许，用沸水冲泡后，代茶水频饮。适用于急性肾小球肾炎，证属风热犯肺型，症见咽喉疼痛者。

　　○贴敷疗法　①实证：麻黄、细辛、杏仁、葶苈子、椒目各 20g，商陆、水蛭各 15g，牵牛子 40g，冰片 5g。前 8 味药共研细末，冰片研末后入和匀，将药末装入布袋内，平敷于肾脏区，外用热水袋加温于药袋上，每日 1 剂。②虚证：大戟、甘遂、芫花、泽泻、大黄、地龙、槟榔各 20g，薏苡仁、樟脑、巴豆各 10g，椒目、川芎各 15g。上药樟脑外共研细末，樟脑研末后下和匀，并用陈醋调和后装入布袋内，再用锅蒸 10 分钟，待稍凉，贴敷于肾脏区（药袋下可垫以纱布），每次 2～3 小时，每日 3 次，每日 1 剂。③恢复期：黄芪 100g，防风、白术、熟附子、细辛、肉桂、吴茱萸各 20g，儿茶 15g，生姜、狗脊各 30g。上药共研粗末，装入布袋（可做成多个横袋）内，紧缚腰部肾脏区，每周更换 1 次。

慢性肾小球肾炎

　　慢性肾小球肾炎，简称慢性肾炎，是由多种原因、多种病理类型组成的原发于肾小球的一组免疫性疾病。临床特点是起病隐匿，病程冗长，可以有一段时间的无症状期，尿常规检查有不同程度的蛋白尿、血尿及管型尿，大多数患者有程度不等的水肿、高血压及肾功能损害。本病常呈缓慢进展性，治疗困难，预后较差，病情逐渐发展，至慢性肾炎晚期，由于肾单位不断地损毁，剩余的肾单位越来越少，纤维组织增生、肾萎缩，最终导致肾衰竭。

　　本病属中医学水肿、腰痛、头痛、眩晕、虚劳等范畴。

【望舌诊病】

　　○舌质淡，舌边有齿痕纹，苔白润（彩图 3-8-3），属肺肾气虚。

　　○舌质嫩而淡胖，舌边有齿痕纹，苔白，属脾肾阳虚。

　　○舌质红，苔少，属肝肾阴虚。

　　○舌质偏红，苔少（彩图 3-8-4），属气阴两虚。

【中医疗法】

　　○名方验方　玉屏风散加减：炙黄芪 18g，炒白术 15g，防风 12g，制女贞子 12g（后下），制黄精 12g，茯苓 15g，生地黄 15g。上药水煎分服，每日 1 剂。具有益肺补肾的功效。主治慢性肾小球肾炎，证属肺肾气虚型者。

　　加减：外感症状突出者，宜急则治其标，可先用宣肺解表驱邪之剂，方药选用参苏饮、黄芪桂枝五物汤等；咽干肿痛，伴发热咳嗽者，可用麻黄连翘赤小豆汤加减。下肢水肿较甚，小便量少，或腹部胀满者，加大腹皮 12g、泽泻 15g、车前草 15g；服药后小便仍不利，或水肿较为严重者，用上方加葶苈子 12g（包煎）、牵牛子 10g，注意及时停药；纳差者，加炒麦芽 15g；夜尿频繁，加金樱子 15g、沙苑子 12g；大便稀溏者，加干姜 6g、熟附子 12g（先煎）；尿蛋白定性为（++）或（+++）者，加金樱子 15g、盐菟丝子 12g（包煎）、山茱萸 12g；血尿或尿中红细胞（++）者，加白茅根 18g、蒲黄 10g（包煎）、阿胶 10g（烊化）。

○名方验方　阳和汤加味：炙麻黄 5g，干姜 12g，生地黄 15g，肉桂 3g（焗服），白芥子 6g（包煎），黄芪 18g，茯苓 15g，泽泻 15g。上药水煎分服，每日 1 剂。具有温补脾肾的功效。主治慢性肾小球肾炎，证属脾肾阳虚型者。

加减：伴胸腔积液，咳嗽气促不能平卧者，加用葶苈大枣泻肺汤，以泻肺利水，可选葶苈子 12g（包煎）、泽泻 15g；脾虚症状明显者，重用黄芪 30g、党参 15g；有腹水者，可用五皮饮加减；兼有瘀血，面色黧黑，腰痛固定，痛如针刺，舌质黯红，或舌上有瘀点者，加丹参 15g、泽兰 12g、益母草 15g。

○名方验方　六味地黄汤合二至丸加减：生地黄 15g，山药 12g，山茱萸 12g，炒白芍 12g，泽泻 15g，茯苓 15g，女贞子 12g（后下），墨旱莲 12g。上药水煎分服，每日 1 剂。具有滋补肝肾的功效。主治慢性肾小球肾炎，证属肝肾阴虚型者。

加减：伴肝阳上亢，头痛头晕，视物不清，急躁，夜寐不安者，酌加天麻 10g（后下）、钩藤 15g（后下）、石决明 18g（先煎）；男子遗精或滑精，女子白带多者，酌加金樱子肉 15g、芡实 15g、石韦 10g；血尿，小便色红，或尿检红细胞（++）以上者，酌加大蓟 15g、白茅根 15g、仙鹤草 15g、三七末 3g（冲服）；咽痛者，酌加玄参 12g、知母 12g、黄柏 12g；大便干结者，可加生大黄 6g（后下）。注意滋补肝肾之品，往往味厚滋腻，助湿伤中：在药物辅用上应减轻滋腻之品的用量，或配以淡渗利湿之品，或配以醒脾开胃之品。

○名方验方　滋肾化瘀清利汤：制女贞子 10g（后下），墨旱莲 10g，白花蛇舌草 15g，生侧柏 15g，马鞭草 15g，大蓟 30g，小蓟 30g，益母草 30g，白茅根 30g，石韦 30g。上药水煎分服，每日 1 剂。主治各种肾小球肾炎伴肉眼血尿或镜下血尿，同时症见手足心热，口干喜饮，大便偏干，小便黄赤，脉象弦细，舌红或黯红等证属阴虚内热、迫血妄行型者。

加减：阴虚较重者，加生地黄 10g、牡丹皮 10g；阴虚日久出现气虚者，加太子参 15g；瘀血较重者，加丹参 30g、赤芍 15g；下焦湿热明显者，加知母 10g、黄柏 10g、滑石粉 15g、生甘草 6g；咽痛发热者，可用银翘甘桔汤。

○名方验方　愈肾汤：白术 9g，山药 9g，薏苡仁根 30g，石韦 15g，大蓟根 30g，扦扦活 15g，芡实 12g，炒陈皮 6g，莲须 3g。上药水煎分服，每日 1 剂。主治慢性肾炎，证属脾肾亏虚、湿热交阻型者。

加减：水肿者，加赤茯苓、猪苓各 9g，泽泻 15g；腰酸者，加炒川续断 15g、桑寄生 15g；咽痛者，加野荞麦根 30g。

○饮食疗法　黄芪赤小豆薏苡仁粥：生黄芪 30g，生薏苡仁 30g，赤小豆 15g，鸡内金（为细末）9g，金橘饼 1 枚，糯米 30g。先用水 600mL 将黄芪煮沸 20 分钟，捞去药渣，加入薏苡仁、赤小豆煮沸 20 分钟；再加入鸡内金与糯米煮熟成粥，为 1 日量，分次服食，食后嚼金橘饼 1 枚，每日 1 剂。适用于慢性肾炎，证属肾气衰弱水肿型者。

○饮食疗法 二豆鲤鱼汤：黑豆 25g，赤小豆 25g，鲤鱼 1 小条（去肠杂，100~200g），生姜 10g（切片），生葱 2 根（切碎）。先将黑豆、赤小豆用水 500mL 煲至烂熟，然后加入鲤鱼煲熟，再加入葱、姜及少许油、盐调味，饮汤食鱼肉。适用于慢性肾炎，证属肾虚水肿型者。

肾病综合征

肾病综合征，又称肾小球肾病，简称肾病，是一组由多种原因引起的临床综合征。是以高度水肿、大量蛋白尿、低蛋白血症、血脂过高和尿中常有脂肪小体为主要特征（所谓"三高一低"）的泌尿系统疾病。

本病病因迄今尚未十分明了。急性肾炎和溶血性链球菌无肯定的因果关系，大部分患者找不到明确的病因。可能与肾脏本身的疾病（类脂性肾病、膜性肾小球肾病、增生性肾小球肾炎、膜增生性肾小球肾炎、局灶性肾小球硬化症、遗传性肾炎、先天性肾病综合征、移植性排斥反应）、毒物、药物与过敏，全身性疾病累及肾脏（代谢性疾病、结缔组织病、感染性疾病、恶性肿瘤等），肾脏血流动力学障碍等因素有关。

本病属中医学水肿等范畴。

【望舌诊病】

○舌质红，苔黄腻，属湿热内蕴。

○舌质淡，苔白腻（彩图 3-8-5），属水湿浸渍。

○舌质淡，舌体胖，舌边有齿痕纹，苔白（彩图 3-8-6），属阳虚水泛。

○舌质淡，苔白滑，属脾虚湿困。

○舌质淡或淡红，苔薄白，属风水相搏。

○舌质偏红，苔薄白，属肝肾两虚。

○舌质淡红，舌体胖大，舌边有齿痕纹，苔薄白，属气阴两虚。

○舌质淡，苔薄白，属肺气不宣，风寒；舌尖边红，苔薄黄，属肺气不宣，风热；舌质淡，苔黄润，属肺气不宣，风湿。

○舌质红，苔薄黄，属气滞郁热。

○舌尖边红，苔薄黄或黄腻，属湿热壅滞。

【中医疗法】

○名方验方 疏凿饮子加减：泽泻 15g，茯苓皮 18g，大腹皮 12g，秦艽 12g，车前草 15g，石韦 15g，白花蛇舌草 15g，蒲公英 15g，苦参 10g，甘草 6g。上药水煎分服，每日 1 剂。具有清热利湿、利水消肿的功效。主治肾病综合征，证属湿熬内蕴型者。

加减：伴有血尿者，可加白茅根 25g、茜草根 15g、大蓟 15g、小蓟 15g，以清热利湿、凉血止血。

○名方验方 五皮饮合胃苓汤加减：桑白皮 15g，陈皮 10g，茯苓皮 18g，生姜皮 10g，生白术 15g，炒泽泻 15g，猪苓 18g，桂枝 6g，石韦 15g，益母草 15g，大枣 5 枚。上药水煎分服，每日 1 剂。具有健脾化湿、通阳利水的功效。主治肾病综合征，证属水湿浸渍型者。

加减：肿甚而喘者，可加生麻黄 9g、葶苈子 15g（包煎），以利水平喘。

○名方验方 阳和汤加味：生麻黄 6g，干姜 6g，熟地黄 20g，肉桂 3g（焗服），白芥子 6g（包煎），鹿角胶 12g（烊化），生甘草 6g，生黄芪 30g，益母草 15g。上药水煎分服，每日 1 剂。具有温肾助阳、化气行水的功效。主治肾病综合征，证属阳虚水泛型者。

加减：心悸、唇绀、脉结代者，生甘草改为炙甘草 30g，加丹参 20g，以活血通脉定悸；喘促、汗出、脉虚面浮者，宜重用人参 10g（炖服），加辽五味子 6g（打碎）、煅牡蛎 20g（先煎），以益气固脱，宁心定悸。

○名方验方　实脾饮加减：炙黄芪 30g，炒白术 15g，白茯苓 15g，嫩桂枝 6g，大腹皮 12g，广木香 12g（后下），姜厚朴 12g，益母草 15g，炒泽泻 15g，猪苓 18g，大枣 5 枚。上药水煎分服，每日 1 剂。具有温运脾阳、利水消肿的功效。主治肾病综合征，证属脾虚湿困型者。

加减：尿蛋白多者，加桑螵蛸 15g、炙金樱子肉 15g，以固涩精气；血清蛋白低，水肿不退者，加鹿角胶 10g（烊化）、盐菟丝子 12g（包煎），以补肾填精，化气行水。

○饮食疗法　砂薏鲤鱼汤：鲤鱼 1 条，去鳞皮及内脏洗净，加入缩砂仁、薏苡仁、姜、蒜少许。同放蒸笼中，不放食盐蒸熟，每日食鱼 1 条。适用于肾病综合征。

○饮食疗法　芪豆糯米粥：黄芪 30g，缩砂仁 3g，赤小豆 9g，糯米 30g，金橘饼 2 枚。取水 600mL，先煎黄芪 20 分钟，去渣，入缩砂仁、赤小豆，煎煮 30 分钟后再加入金橘饼 1 枚，糯米煮成稀粥，分 2 次服食，每日 1 剂，每次服药粥时嚼金橘饼 1 枚。适用于肾病综合征。

○药茶疗法　石韦汤：小叶石韦 30g，水煎代茶水频饮，日服 2~4 次，连服数月。具有通淋利尿的功效。适用于肾病综合征。

○药浴疗法　麻桂细辛汤：生麻黄、桂枝、细辛各 30~60g，上药水煎 20 分钟，再加温开水 10 倍，嘱患者洗浴，保持水温，以周身出汗为宜，每次 15~30 分钟，每日 1~2 次，10 日为 1 个疗程，可连续 2 个疗程。适用于肾病综合征水肿型。

○贴敷疗法　田螺盐：将活田螺与食盐捣烂炒热，放置于 9cm×9cm 的薄塑料膜上，敷脐下气海穴处，外用绷带包扎，每日换药 1 次，直至腹水消退为止。具有消退腹水和水肿的功效。适用于肾病综合征水肿型。

注意：防止烫伤。

过敏性紫癜性肾炎

过敏性紫癜是以皮肤紫癜、出血性胃肠炎、关节炎及肾脏损害为特征的综合征，是一种与免疫有关的全身性小血管炎。过敏性紫癜引起的肾损害称为过敏性紫癜性肾炎。临床症状轻重不一，从单纯的尿检异常至典型的急性肾炎综合征、肾病综合征甚至肾衰竭。

本病的病因尚未明确，可能与感染和变态反应有关，被认为是一种免疫复合物性疾病。

本病属中医学尿血、肌衄、水肿、痹证等范畴。

【望舌诊病】

○舌质红，苔薄黄（彩图 3-8-7），属风毒外侵或肾虚血热。

○舌质红，苔黄，属热毒亢盛。

○舌质淡白，舌体胖嫩，舌边有齿痕纹，苔白（彩图 3-8-8），属肺脾气虚。

○舌质红，苔少，属气阴两虚。

○舌质淡，舌体胖，苔白滑，属脾肾两虚。

【中医疗法】

○名方验方　蛇莲益母汤：白花蛇舌草 30g，半枝莲 20g，益母草 30g，生地黄 20g，赤芍 15g，金银花 20g，白茅根 30g，紫草 15g。上药水煎分服，每日 1 剂。适用于过敏性紫癜性肾炎急性发作期。

○名方验方　地黄防风鹿黄汤：生地黄、防风各 10g，鹿衔草、大黄、甘草各 12g，紫草 10g，生山楂 30g。上药水煎分服，每日 1 剂。主治过敏性紫癜性肾炎。

○名方验方　消风散加减：荆芥 10g（后下），防风 10g，生地黄 15g，黄芩 10g，苍术 10g，僵蚕 10g，赤芍 10g，牡丹皮 10g，生甘草 4g。上药水煎分服，每日 1 剂。具有祛风散邪、凉血清热的功效。主治过敏性紫癜性肾炎，证属风毒外侵型者。

加减：兼有水肿者，加生麻黄、桑白皮、茯苓皮，以利水消肿；尿血甚者，加小蓟、地榆，以凉血止血；咽喉肿痛者，加金银花、连翘、山豆根，以清热解毒利咽。

○名方验方　二香芪参熊胆散：黄芪 20g，苦参 30g，青木香 20g，广木香 20g，茜草 30g，熊胆 5g。上药 6 味，除熊胆外，余药粉碎为细末，将熊胆研成极细末与以上细末配研，过筛，混匀备用。用时，每日取 3~5g，分 2~3 次用温开水送服。主治过敏性紫癜性肾炎。

○饮食疗法　藕节红枣煎：鲜藕节 500g，红枣 50g。将藕节洗净，加水适量煎至黏稠，再放入红枣，煮至枣熟，拣去藕节，食红枣，可分次服用，每日 1 剂。适用于过敏性紫癜性肾炎，证属血热妄行型者。

○饮食疗法　兔肉炖红枣：兔肉 250g，红枣 50g，红糖适量。先将兔肉洗净，切块，与红枣、红糖同放入锅内隔水炖熟，分 2 次服完，每日 1 剂。适用于过敏性紫癜性肾炎。

○饮食疗法　二术鲫鱼青盐散：鲫鱼 1 条，去鳞片及内脏，取苍术、白术各 24g，青盐 36g，同放入鱼腹内，焙干，研细末装瓶备用。吃饭时服少许细末代食盐用。具有燥湿健脾、利尿消肿的功效。适用于过敏性紫癜性肾炎，证属脾虚而稍有水肿者。

尿石症

尿石症是泌尿系统部位结石病的总称，又称为泌尿系结石，包括肾、输尿管、膀胱和尿道结石。一般肾、输尿管结石，统称为上尿道结石，多见于青壮年；膀胱、尿道结石则称为下尿道结石，多发生于儿童。尿石症是泌尿系统的常见疾病。发病率上男性高于女性。

引起本病的主要原因有：①由于疾病或体质的原因致尿中排出某些晶体（如草酸钙、尿酸盐、磷酸盐、胱胺酸等）增多。②在患病的情况下，可作为核心的胶体物质在尿中增多。③尿液中抑制晶体析出的物质（如焦磷酸盐、枸橼酸、镁盐等）不足，致尿中晶体容易析出。④各种原因引起的尿流缓慢、郁积，尿中晶体容易在该处沉积。⑤患者本身有某些病变（如肾小管性酸中毒），致尿液不能酸化。⑥可能与水源、生活、饮食习惯以及遗传因素等有关。

本病属中医学砂淋、石淋、血淋、癃闭、腰痛等范畴。

【望舌诊病】

○舌质红，苔黄腻，属下焦湿热。

〇舌质紫黯，或有瘀点、瘀斑（彩图 3-8-9），属湿热夹瘀。

〇舌质淡红，苔白腻，属气虚湿热。

〇舌质紫黯或有瘀点、瘀斑，苔白腻或黄，属气滞血瘀。

〇舌质淡或胖嫩，苔白腻（彩图 3-8-10），属肾阳虚。

〇舌质红，苔少或无，属肾阴虚。

【中医疗法】

〇名方验方　茅莓根汤：茅莓根（蔷薇科植物茅莓的根）120g，加酒或食醋 120mL，清水适量，煎煮 1 小时取药汁顿服或分 2 次服用。每日 1 剂，服至结石排除或症状消失。具有清热解毒、祛风利湿、活血消肿的功效。主治尿石症。

〇名方验方　石韦散加减：金钱草 30g，车前草 15g，滑石粉 15g，石韦 10g，海金沙 15g，冬葵子 15g，生鸡内金 15g，乌药 12g，怀牛膝 12g，广木香 15g（后下）。上药水煎分服，每日 1 剂。具有清热利湿、通淋排石的功效。主治尿路结石，证属下焦湿热型者。

加减：腰腹酸痛甚者，加炒白芍 15g、生甘草 5g，以缓急镇痛；血尿明显者，加白茅根 20g、小蓟 15g、藕节 15g 等，以清热凉血：尿道灼热涩痛者，加蒲公英 15g、荠菜 15g、虎杖 15g、珍珠草 15g，以清热利湿通淋。

〇名方验方　石韦散合失笑散加减：金钱草 30g，石韦 10g，海金沙 15g，琥珀末 1.5g（冲服），红花 6g，赤芍 15g，王不留行子 15g，怀牛膝 15g，车前草 15g，蒲黄 12g（包煎），五灵脂 12g（包煎），冬葵子 15g，滑石粉 15g。上药水煎分服，每日 1 剂。具有清热利湿、活血通淋的功效。主治尿路结石，证属湿热夹瘀型者。

加减：兼见头晕气短，四肢乏力、脉细弱等脾虚气弱型者，可加党参 15g、黄芪 18g，以补脾益气利于排石；低热、心烦、舌红、脉细数者，加生地黄 15g、制女贞子 12g（后下）、知母 12g、黄柏 12g 等，以滋阴降火；腰腹胀痛明显者，加青皮 9g（后下）、陈皮 6g、云木香 12g（后下）、乌药 12g，以行气除胀镇痛；结石锢结久不移动而体质较强者，可加炮山甲 15g、皂角刺 15g、浮海石 15g（先煎）、桃仁 10g，以道关散结排石。

〇名方验方　四君子汤合石韦散加减：黄芪 18g，白术 15g，茯苓 15g，杜仲 15g，车前草 15g，怀牛膝 15g，海金沙 15g（包煎），冬葵子 15g，石韦 10g，党参 15g，生鸡内金 15g，生甘草 5g。上药水煎分服，每日 1 剂。具有健脾补肾、利湿通淋的功效。主治尿路结石，证属气虚湿热型者。

加减：兼见畏寒技冷、夜尿频数等肾阳虚表现者，可加肉桂 1.5g（焗服）、淫羊藿 15g，以温阳益气；腰腹胀痛明显者，加台乌药 12g、广木香 12g（后下），以行气镇痛；血瘀之象明显者，加桃仁 6g、赤芍 10g、生蒲黄 10g（包煎），以活血化瘀。

〇饮食疗法　人参（焙）、黄芪（盐水炙）各等份，红皮大萝卜 1 枚，蜂蜜 60g。人参、黄芪共研细末备用。红皮大萝卜 1 枚，切为 4 片，以蜂蜜将萝卜逐片蘸炙，令干再炙，勿令焦，以蜜尽收为度。用时，每次取 1 片，蘸取药末，以盐汤送服，以瘥为度。主治尿路结石。

〇饮食疗法　金钱草炖鸡肫汤：金钱草 50g，鸡肫 2 只。金钱草洗净，加冷水浸 70 分钟，鸡肫除去食渣，留肫内皮，两者共用小火炖 1 小时，分 2 次饮汤，鸡肫切片蘸酱油佐膳服食。主治尿路结石。

○饮食疗法　茯苓胡桃饼：茯苓 60g，生鸡内金 15g，胡桃仁 120g，蜂蜜适量。将茯苓、鸡内金（焙）研成细末，调糊作薄层煎饼，胡桃仁用香油炸酥，加蜂蜜调味，共研成膏为茯苓饼馅。1 日服完。主治尿路结石。

○药茶疗法　荷叶滑石茶：鲜荷叶 1 张，滑石粉 30g。荷叶 1 张分成 4 等份，包滑石粉后煎汤，代茶水频饮，适宜于暑天饮服。主治尿路结石。

○药茶疗法　海金沙茶：海金沙 15g，绿茶 2g。用沸水冲泡后，代茶水频饮，每日 1 剂。主治尿路结石。

泌尿系统感染

泌尿系统感染，又称为尿路感染，是指细菌侵袭尿道、膀胱、输尿管或肾脏而引起感染性疾病的总称。最常见的致病菌为大肠杆菌，占 50%～80%，其次为副大肠杆菌、葡萄球菌、粪链球菌、变形杆菌、产碱杆菌、克雷白杆菌、产气杆菌，少数为铜绿色假单胞菌，偶可见真菌、病毒、原虫等。

泌尿系统感染是所有细菌感染中最为常见的感染之一。其发病率仅次于呼吸道感染。感染途径一般有 4 条：上行感染最为常见，其次为血行感染、淋巴感染和肾邻近组织和脏器病灶炎症直接蔓延。发病率上女性高于男性，在女性妊娠期、孕妇分娩后数日内或 2 岁以下婴儿用尿布期间，均为高发病时期。

泌尿系统感染因感染的部位不同，可分为上泌尿道感染和下泌尿道感染两种。上泌尿道感染主要的疾病是急性肾盂肾炎、慢性肾盂肾炎和输尿管炎；下泌尿道感染主要的疾病是膀胱炎和尿道炎。下泌尿道感染可单独存在，而上泌尿道感染则往往伴发下泌尿道炎症。病变越接近肾脏，其危害也就越大。

本病属中医学淋证等范畴。

【望舌诊病】

○舌质红或淡红，苔薄黄或黄腻，属膀胱湿热。

○舌质偏红，苔薄黄（彩图 3-8-11），属肾阴不足、湿热留恋。

○舌质偏淡，苔薄白或略带薄黄，属脾肾两虚、湿热内蕴。

○舌质淡红，苔薄白（彩图 3-8-12），属肝郁气滞。

○舌质黯红或有瘀点、瘀斑，苔少或无，属气滞血瘀。

【中医疗法】

○名方验方　八正散加减：车前草 12g，萹蓄 12g，瞿麦 12g，滑石 15g，生大黄 6g（后下），山栀子 9g，生甘草 6g，石韦 10g，白花蛇舌草 18g，珍珠草 18g，荠菜 15g。上药水煎分服，每日 1～2 剂。具有清热利湿通淋的功效。主治尿路感染，证属膀胱湿热型。

加减：大便秘结、腹胀者，可重用生大黄 12g（后下），并加用枳实 12g、姜厚朴 12g，以通腑泄毒；伴见寒热、口苦呕恶者，可合小柴胡汤，以和解少阳；湿热伤阴者，去生大黄，加生地黄 12g、知母 12g，以养阴清热；尿血者，选加大蓟 12g，小蓟 12g、白茅根 15g，以清热止血。

○名方验方　知柏地黄汤加减：知母 12g，黄柏 12g，熟地黄 15g，山茱萸 12g，怀山药 15g，炒泽泻 12g，牡丹皮 12g，白茯苓 15g，蒲公英 15g，石韦 10g。上药水煎分服，每日 1

剂。具有滋阴清热、利湿通淋的功效。主治尿路感染，证属阴虚湿热型者。

○名方验方　无比山药丸加减：怀山药15g，肉苁蓉12g，生地黄15g，山茱萸12g，盐菟丝子15g（包煎），制黄精15g，白茯苓15g，薏苡仁15g，怀牛膝15g，石韦10g。上药水煎分服，每日1剂。具有健脾益气、佐清热利湿的功效。主治尿路感染，证属脾肾两虚，湿热内蕴型者。

加减：脾虚气陷，肛门下坠，少气懒言者，加党参15g、黄芪15g、白术12g、升麻6g；面色苍白，手足不温，腰膝无力，舌质淡、苔白润，脉沉细数者，少佐肉桂1.5g（焗）等温补肾阳之品；夹瘀者，加丹参15g、赤芍12g、蒲黄10g（包煎）等；湿热明显者，加珍珠草15g。

○名方验方　沉香散加减：沉香6g（后下），橘皮6g，当归12g，白芍15g，石韦10g，滑石粉18g，冬葵子15g，王不留行子10g，生甘草6g。上药水煎分服，每日1剂。具有利气疏导的功效。主治尿路感染，证属肝郁气滞型者。

加减：胸闷胁胀者，可加青皮12g（后下）、乌药12g、小茴香6g（包煎），以疏通肝气；日久气滞血瘀者，可加红花12g、赤芍15g、川牛膝15g，以活血行瘀。

○饮食疗法　紫苏炒田螺：新鲜紫苏叶5片，洗净，切碎；田螺250g（先用清水养2日，并需经常换水以去除泥污）斩去少量田螺尾尖部，洗净晾干。起油锅，下紫苏炒几番，放田螺炒几番后，放入精盐炒熟即可服食。用于治疗尿路感染，证属膀胱湿热型，症见小便不利，尿频、尿急、尿痛，或有水肿，小便短赤者。

○饮食疗法　海带绿豆白糖汤：取海带60g浸透，洗净、切丝，绿豆80g洗净。将全部用料一齐放入锅内，加清水适量，武火煮沸后，再用文火煮至绿豆熟烂，加白糖适量调成甜汤，再煮沸即可。用于治疗尿路感染，证属膀胱湿热型，症见尿频、尿急、尿痛，淋沥不畅，尿色浑赤，或尿中带血者。

○熏洗疗法　瓦松60g，水煎，取药液1000mL，倒入盆中，先熏后洗少腹部及阴部，每日1次。适用于膀胱湿热证。

○药浴疗法　生大黄30g，防风、大青叶、川椒、艾叶各12g，煎汤浴洗阴部，每日2~3次。适用于各种淋证的辅助治疗。

急性肾衰竭

急性肾衰竭（ARF），简称急性肾衰，是急骤发生和迅速发展的肾功能减退综合征，主要表现为肾功能在短期内（数小时或数日）急剧地进行性下降，氮质代谢废物堆积，水、电解质、酸碱平衡失调，其血肌酐和尿素氮呈进行性升高，常伴少尿或碱平衡失调，但也有尿量不减少者，称为"非少尿型急性肾衰"。狭义的急性肾衰是指急性肾小管坏死；广义的急性肾衰是指由于各种原因导致肾脏排泄功能在短期内迅速减退，可由肾前性、肾性和肾后性3类病因所引起。

本病属中医学癃闭、关格、水肿等范畴。

【望舌诊病】

●少尿期

○舌质绛红，苔厚腻（彩图3-8-13），属邪毒内侵。

○舌质紫绛黯，苔黄焦或芒刺遍起，属热毒瘀滞。

○舌质瘀紫，苔腻，属瘀毒内阻。

○舌质淡或淡白，苔少或无，属津亏气脱。

●多尿期

○舌质红而少津，苔薄，属气阴两虚。

○舌质红，苔黄腻（彩图3-8-14），属湿热余邪。

○舌质红，苔少，属肾阴亏损。

【中医疗法】

○名方验方　黄连解毒汤加减：黄连9g，黄柏12g，黄芩15g，金银花12g，虎杖15g，车前草15g，白茅根18g，生大黄6g（后下），蒲公英12g，丹参15g，生甘草6g。上药水煎分服，每日1剂。具有通腑泄浊、解毒导滞的功效。主治急性肾衰竭少尿期，证属邪毒内侵型者。

加减：水肿严重者，加茯苓皮15g、泽泻15g，以利水消肿；恶心呕吐者，加法半夏12g、竹茹12g、陈皮6g，以和胃止呕；大便不适者，加川厚朴15g、枳实12g，以行气通便。

○名方验方　清瘟败毒饮加减：生石膏20g（先煎），生地黄15g，山栀子9g，虎杖12g，黄芩15g，知母12g，赤芍12g，玄参12g，牡丹皮9g，丹参15g，生大黄6g（后下），生甘草6g。上药水煎分服，每日1剂。具有清热解毒、活血化瘀的功效。主治急性肾衰竭少尿期，证属热毒瘀滞型者。

加减：发热重而风动不止者，加紫雪丹口服，以清热止痉；神昏者，加石菖蒲10g、郁金15g，以清热开窍，严重者，可加安宫牛黄丸灌服。

○名方验方　桃红四物汤加减：当归12g，生地黄12g，桃仁9g，红花6g，赤芍12g，枳实12g，生大黄6g，制水蛭6g，怀牛膝15g，泽兰叶12g，白茅根15g，生甘草6g。上药水煎分服，每日1剂。具有活血祛瘀、通腑泄毒的功效。主治急性肾衰竭少尿期，证属瘀毒内阻型者。

○名方验方　术芍茯苓汤：炒白术9g，赤芍、白芍各9g，土茯苓15g，六月雪30g，黄连3g，生甘草3g，炒陈皮6g，银柴胡6g，连翘9g，蚕沙9g（包煎），黑大豆30g，制半夏6g，薏苡仁根30g，石韦15g，大蓟根30g，白花蛇舌草30g。上药水煎分服，每日1剂。具有清湿热、和脾胃的功效。主治关格，证属脾胃湿热型者。

○名方验方　茯苓泽泻汤：茯苓，泽泻，滑石粉，车前子（包煎），土牛膝，益母草，大腹皮，仙茅，黄柏，白茅根（原方未注明剂量）。上药水煎分服，每日1剂。具有清热利湿、凉血利尿的功效。主治急性肾炎合并急性肾衰竭，证属湿热、瘀血、水湿相兼型者。

○饮食疗法　车前子粳米粥：车前子30g，粳米100g。先将车前子布包煎汁，再入粳米同煮成粥服食，每日1剂。适用于急性肾衰竭，症见尿少者。

○饮食疗法　人参胡桃煎：人参3g，胡桃肉3个。上料加水同煎1小时，饮汤后将人参及胡桃肉食之。每日1剂，晨起或晚睡前饮服。适用于多尿期脾肾气虚或阳虚为主的患者。

○药茶疗法　鲜瓜果汁：取新鲜西瓜或雪梨或红萝卜或竹蔗或鲜橙清凉瓜果适量，榨汁代茶水频饮。适用于急性肾衰竭少尿期，证属火毒炽盛或气脱津伤型者。

○药茶疗法　卜蹄茅根甘蔗汤：红萝卜100~150g，白茅根30~60g，马蹄5~10个，甘蔗250g，水约1000mL，煲熟代茶水，频频饮服，若无甘蔗，可用白糖少许替代。适用于急性肾衰竭少尿期，证属湿热蕴结型者。

○贴敷疗法　田螺5~7个，去壳捣烂，贴敷于关元穴，每日换药1次。适用于急性肾衰竭，症见少尿或无尿者。

○贴敷疗法　连根葱、生姜各1份，淡豆豉12粒，精盐1匙。共研烂，捏成饼状，烘热后敷于脐部，用白布包扎固定，气透于内，即能通利二便。适用于急性肾衰竭，症见二便闭塞者。

○灌肠疗法　①大黄15g，虎杖30g，益母草30g，水煎成150mL，作保留灌肠，每日2次。适用于少尿期各证型。②大黄30g，黄芪30g，红花20g，丹参20g。水煎成100mL加5%碳酸氢钠20mL加温至38℃，通过肛管给予结肠灌注，每日3次。

慢性肾衰竭

慢性肾衰竭，简称"慢性肾衰"，是由于各种原因引起的肾脏损害和进行性恶化的结果，机体在排泄代谢产物，调节水、电解质、酸碱平衡，以及某些内分泌活性物质的生成和灭活等方面出现紊乱的临床综合征。临床特征性表现为倦怠、恶心、呕吐、贫血、少尿、水肿等症状及肾功能受损、水、电解质紊乱等。

本病的发病机制十分复杂，目前主要从健全肾单位学说、矫枉失衡学说、毒素学说等来进行阐述。此外还认为肾小球滤过、肾小球基底膜的通透性改变、肾小管高代谢及小管间质损害、脂质代谢紊乱、细胞因子直接促进肾小球的硬化等对肾颤音的发生、发展有重要的意义。

本病属中医学癃闭、关格、水肿、虚劳等范畴。

【望舌诊病】

○舌质淡，苔薄（彩图3-8-15），属脾肾气虚。

○舌质淡，舌边有齿痕纹，苔薄白，属脾肾阳虚。

○舌质红，苔少（彩图3-8-16），属肝肾阴虚。

○舌质淡，舌体胖，属阴阳两虚。

【中医疗法】

○名方验方　香砂六君子汤合二仙汤：木香9g（后下），缩砂仁6g（后下），党参18g，炙甘草5g，茯苓15g，炒白术15g，仙茅12g，淫羊藿12g。上药水煎分服，每日1剂。具有益气健脾补肾的功效。主治慢性肾衰竭，证属脾肾气虚型者。

加减：脾阳不足，大便稀频，加炮姜10g、人参15g，以温阳止泻；肾阳虚弱，畏寒肢冷，加杜仲15g；元气大亏，加人参10g（另炖）、紫河车粉15g（吞服），以补肾元、养精血。

○名方验方　实脾饮加减。干姜10g，淫羊藿12g，白术15g，茯苓15g，木瓜15g，草果10g，巴戟天15g，党参15g，木香10g（后下）。上药水煎分服，每日1剂。具有温肾健脾、行气利水的功效。适用于证属脾肾阳虚者。

加减：腹胀大，小便短少，加桂枝 6g、猪苓 15g，以通阳化气行水；纳食减少，加缩砂仁 6g（后下）、陈皮 6g、紫苏梗 10g，以运脾利气。

〇名方验方　六味地黄汤加味：熟地黄 15g，山茱萸 12g，泽泻 15g，牡丹皮 12g，丹参 12g，茯苓 15g，山药 12g，何首乌 2g，女贞子 12g（后下），墨旱莲 12g，大黄 6g。上药水煎分服，每日 1 剂。具有滋补肝肾的功效。适用于证肝肾阴虚者。

加减：如头晕明显，可加天麻 12g、钩藤 12g、白蒺藜 12g，以平肝潜阳；大便干结，加肉苁蓉 12g、火麻仁 15g（打碎）、玉竹 12g，以润肠通便。

〇饮食疗法　冬虫夏草炖鸡：冬虫夏草 3~5g，鸡肉 30g，生姜 3 片，油盐炖食。适用于慢性肾衰以本虚为主要表现的患者。

〇饮食疗法　扁豆山药粥：扁豆 15g，山药 30g，粳米 30g。洗净后加水煮粥，分 2 次服用。本方有健脾收涩作用，适用于慢性肾衰脾虚湿盛，久泻少食者。

〇药浴疗法　橘子叶、生姜、柚子皮等透表发汗药，煮开后倒入浴缸，加入温水至 38~40℃，浸浴 30 分钟左右，以达到出汗的目的，有明显的消肿作用，并改善患者的症状。

第九节　妇科疾病

月经不调

月经不调是妇科极为常见的一种疾病，是在没有内生殖器器质性病变的情况下，月经的周期、经量、经色和经质等发生改变并伴有其他症状的病证。其中包括有：月经先期、月经后期、月经先后无定期、经期延长、月经过多、月经过少等多种疾患。本病是一组月经异常的总称。

中医学认为，妇女以血为本，血充气顺，则月经通调，而维持气血调和又与心、脾、肝、肾及冲任二脉关系极为密切，凡情志不舒，忧思郁怒过度，久病体虚，经、产期感受风寒湿热之邪，房事不节，产育过多等均可使脏腑功能失调，冲任损伤，以致引起气血失和，而发生月经不调。

西医学认为，丘脑下部-垂体-卵巢三者之间的动态平衡关系，受到外界环境、精神情绪、全身健康状况以及其他内分泌腺功能的影响，其中的任何一个环节不能保持此种平衡，均可导致月经不调的产生。

西医学中的部分功能性子宫出血、子宫肌瘤、生殖系统某些炎症所致的月经异常等病症，亦属本病的范畴。

【望舌诊病】

●月经先期

〇舌质红，苔薄黄（彩图 3-9-1），属血热。常见于青春期妇女。

〇舌质红，苔少或薄黄而干燥，属阴虚。

〇舌质正常或略紫，或见瘀点、瘀斑，属血瘀。

〇舌质淡或舌边有齿痕，苔薄白，属气虚。常见于生育期妇女。

●月经后期

○舌质淡，苔薄白，属血虚或虚寒。

○舌质湿润或紫黯，苔薄白（彩图3-9-2），属寒瘀。

○舌苔正常或薄黄，属气滞。

○舌质淡，苔白腻，属痰阻。

●月经先后无定期

○舌质正常，苔薄白（彩图3-9-3），属肝郁。

○舌质淡，苔白润，属肾虚。

●月经过多

○舌质红，苔黄厚（彩图3-9-4），属血热妄行。

○舌质淡，舌体胖嫩，舌边有齿痕纹，苔薄而润，属气虚失摄。

○舌质紫黯或有瘀点、瘀斑，属血瘀阻络。

●月经过少

○舌质淡，苔薄白（彩图3-9-5），属血虚或肾虚。

○舌质淡紫或紫黯，或有瘀点、瘀斑，苔薄白，属血瘀。

○舌质淡，舌体略胖，苔白腻，属痰阻。

【中医疗法】

○名方验方　保阴煎合二至丸加味：生地黄12g，熟地黄12g，白芍12g，山药15g，续断12g，黄芩12g，黄柏9g，制女贞子20g（后下），墨旱莲24g，北沙参12g，麦门冬12g，辽五味子9g（打碎），生甘草4g，益母草18g，制何首乌15g，阿胶12g（烊化）。上药水煎分服，每日1剂。具有滋阴清热、止血调经的功效。主治功能失调性子宫出血出血期，证属阴虚血热型者。

加减：出血量多如崩者，加仙鹤草30g、乌贼骨12g；出血淋漓不断者，加生蒲黄12g（包煎）、生三七粉3g（冲服）；头晕眼花，疲倦乏力者，加党参20g、黄芪20g、白术12g、枸杞子12g。

○名方验方　保阴煎合生脉饮加味：黄芪20g，太子参15g，黄芩12g，黄柏9g，生地黄12g，熟地黄12g，山药20g，续断12g，白芍12g，麦门冬12g，辽五味子9g（打碎），炙甘草4g。上药水煎分服，每日1剂。具有益气养阴、清热凉血止血的功效。主治功能失调性子宫出血，证属气阴两虚型者。

加减：心烦、失眠少寐者，加柏子仁10g、炒酸枣仁12g、夜交藤30g，或加醋龟甲12g、生牡蛎12g（先煎）、生龙骨12g（先煎）；出血量多者，加荆芥炭15g、侧柏叶炭12g、蒲黄炭12g（包煎）。

○名方验方　清热固经汤加味：黄芩12g，焦栀子12g，生地黄12g，地骨皮12g，地榆12g，阿胶12g（烊化），生藕节12g，陈棕炭10g，炙龟甲12g（先煎），牡蛎粉12g，北沙参12g，生甘草4g。上药水煎分服，每日1剂。具有清热凉血、止血调经的功效。主治功能失调性子宫出血，证属阳盛血热型者。

加减：热瘀互结，腹痛有块者，去陈棕炭、牡蛎粉，加益母草30g、枳壳12g、生三七粉3g（冲服）、夏枯草20g。

○名方验方　丹栀逍遥散加味：牡丹皮 12g，炒栀子 12g，当归 9g，白芍 12g，制柴胡 10g，白术 12g，茯苓 12g，炙甘草 4g，夏枯草 20g，浙贝母 15g，郁金 10g。上药水煎分服，每日 1 剂。具有清肝解郁、止血调经的功效。主治功能失调性子宫出血，证属肝郁血热型者。

加减：出血量多者，加地榆 12g、贯众 18g。

○名方验方　归脾汤加减：黄芪 20g，党参 15g，炒酸枣仁 15g，广木香 10g（后下），炒白术 15g，龙眼肉 15g，仙鹤草 15g，白芍药 12g，茜草 15g，炙甘草 4g，乌贼骨 15g（先煎）。上药水煎分服，每日 1 剂。具有补脾摄血、引血归经的功效。主治功能失调性子宫出血，证属气血两虚型者。

加减：漏下不断者，加生蒲黄 12g（包煎）、五灵脂 12g（包煎），生三七粉 3g（冲服）。

○名方验方　功血饮：炙金樱子肉 15g，制何首乌 15g，赤地利 15g，荔枝壳 15g，仙鹤草 16g。上药水煎分服，每日 1 剂。具有清热祛瘀、固冲摄血的功效。适用于功能性子宫出血。

加减：血热型者，加生地黄、麦门冬、地骨皮、沙参、黑栀子；血瘀型者，加丹参、土牛膝；脾虚型者，加党参、黄芪、白术；肾阳虚型者，加仙茅、淫羊藿、炮姜；肾阴虚型者，加制女贞子、墨旱莲（后下）、制黄精。

○饮食疗法　鲜河蚌肉白果仁汤：鲜河蚌肉 60g，白果仁 15g，黄芪 15g，党参 12g，血余炭 10g（包煎），红糖适量。上药加水适量，炖汤服用。每日 1 剂，共服 7~8 剂。适用于功能性子宫出血，证属气不摄血型者。

○饮食疗法　乌鸡桂圆肉汤：乌鸡 1 只（去毛和内脏后，洗净），当归、熟地黄、桂圆肉、白芍各 5g，炙甘草 10g，洗净后塞入鸡腔内，一起放入砂锅中用强火蒸煮 1.5 小时。食肉喝汤。适用于功血，症见月经周期缩短，量多，色淡，清稀，倦怠、惊悸，小腹下坠感者。

○药粥疗法　红花当归丹参糯米粥：红花 10g，当归 10g，丹参 15g，糯米 100g。先煎前 3 味药，去渣取汁，入糯米煮成粥。空腹时服食，日服 2 次，每日 1 剂。具有养血、活血、调经的功效。适用于月经不调，证属血虚、血瘀型者。

闭　经

闭经，又称经闭，是指妇女应有月经，但超过一定时限仍未来潮（青春前期、妊娠期、哺乳期以及绝经期后无月经者应除外）。可分原发性和继发性两类。年满 18 周岁无月经初潮的，称为原发性闭经；曾有月经周期，又连续停经 3 个月以上的，称为继发性闭经。

西医学认为，闭经多与生殖器官发育不良、内分泌失调以及某些疾病有关。

该病属中医学月水不通、经闭等范畴。多因先天禀赋不足，后天脾胃失养，肝气郁结，外感寒邪，导致气滞、血虚、血瘀，致使冲任失调，胞络受阻所致。

【望舌诊病】

○舌质淡黄，苔少，属肝肾不足。

○舌质淡，苔薄白（彩图 3-9-6），属气血虚弱。

○舌质红，苔少，属阴虚血燥。

○舌质紫黯，或有瘀点、瘀斑（彩图3-9-7），属气滞血瘀。

○舌质淡或紫黯，或边有瘀点，属寒凝血瘀。

○舌体胖嫩，苔腻，属痰湿阻滞。

【中医疗法】

○名方验方　加减苁蓉盐菟丝子丸：肉苁蓉12g，盐菟丝子15g（包煎），覆盆子12g，淫羊藿12g，桑寄生12g，枸杞子12g，当归12g，熟地黄12g，焦艾叶6g，紫河车粉3g（冲服）。上药水煎分服，每日1剂。具有补肾益气、调理冲任的功效。主治闭经虚证，证属肾气不足型者。

加减：失眠多梦者，加煅牡蛎15g（先煎）、夜交藤30g；带下清冷、量多者，加炙金樱子肉12g、芡实15g、巴戟天12g；四肢不温者，加桂枝6g、肉桂6g（焗服）。

○名方验方　育阴汤：熟地黄12g，怀山药12g，川续断12g，桑寄生12g，盐杜仲12g，盐菟丝子12g（包煎），醋龟甲10g，怀牛膝12g，山茱萸12g，乌贼骨10g（先煎），炒白芍12g，牡蛎12g（先煎）。上药水煎分服，每日1剂。具有补益肝肾、养血通经的功效。主治闭经虚证，证属肝肾阴虚型者。

加减：产时大出血或人流、诊刮过度，内膜基底层受损者，加紫河车粉3g（冲服）、肉苁蓉12g、鹿角片10g（先煎）、鹿茸6g（炖服）。

○名方验方　加减一阴煎加味：生地黄12g，熟地黄12g，炒白芍12g，知母10g，麦门冬12g，地骨皮12g，枸杞子12g，盐菟丝子12g（包煎），制女贞子20g（后下），炙甘草4g。上药水煎分服，每日1剂。具有滋阴益血、通盛冲任的功效。主治闭经虚证，证属阴虚血燥型者。

加减：阴虚肺燥咳嗽者，加川贝母12g；咳血者，加阿胶10g（烊化）、白茅根30g、百合12g、白及12g；肺结核所致者，须结合抗结核治疗；阴虚肝旺，症见头痛、失眠、易怒者，加醋龟甲12g、牡蛎10g（先煎）、辽五味子10g（打碎）、夜交藤30g；阴中干涩灼热者，可将上方多煎1~2次的药液外洗，或用生大黄30g、生甘草10g、青蒿10g，煎汤外洗。

○名方验方　化痰破瘀通经汤：当归、柴胡、白芍、茯苓、白术、益母草、鸡血藤各15g，川芎、陈皮、法半夏各10g。上药水煎分服，每日1剂。主治闭经，证属痰瘀型者。

加减：瘀血偏重者，加桃仁、红花各10g；痰湿偏重者，加制胆星10g、白芥子15g（包煎）；气滞明显者，加香附、郁金各15g；肾阳偏虚者，加仙茅、淫羊藿。

○饮食疗法　人参炖胎盘：人参10g，人胎盘半个，生甘草5g，瘦猪肉100g。人参切薄片，洗净，生甘草洗净，人胎盘冲洗干净，切成小块。把全部材料一齐放入炖盅内，加开水适量，炖盅加盖，用文火隔开水炖3小时，调味即可服食，随量饮用。具有大补气血、补肾益精的功效。适用于气血两虚型闭经。

○饮食疗法　归芪炖羊肉：羊肉250g，洗净切块；生姜65g，切丝；当归和黄芪各30g，用纱布包好。同放于瓦锅内，加水适量，炖至烂熟，去除药渣，调味后即可服食。每日1次，每月连服5~6次。具有补气、养血、行血的功效。适用于气血两虚型闭经。

○药酒疗法　常春果枸杞子酒：常春果、枸杞子各200g，同捣破裂，盛于瓶内，注入好酒1500mL，经浸泡7日后即可饮用。每次空腹饮服1~2杯，每日3次。具有补肾养阴的功效，适用于虚性闭经。

○灸法 主穴取关元、归来、三阴交穴。配穴：腰膝酸软，配加脾俞、肾俞、足三里穴；情志抑郁、易怒，配加太冲、肝俞、血海、行间穴。施以艾条温和灸，每穴施灸 15~20 分钟，每日 1 次，5 次为 1 个疗程。或隔姜艾炷灸法，取艾炷如枣核大，每穴 3~5 壮。每日 1 次，5~7 次为 1 个疗程。

痛　经

痛经，是指妇女月经来潮之际或行经前后出现小腹胀满和下腹剧痛等症状的一种疾病。可分原发性和继发性两类。原发性痛经，月经初潮时就发生，妇科检查生殖器官并无器质性病变；继发性痛经，是因为子宫内膜异位症，急、慢性盆腔炎，子宫狭窄、阻塞等生殖器官发生器质性病变所引起的。

西医学认为，痛经常与生殖器官局部病变、精神因素和神经与内分泌因素有关。其中，生殖器官病变方面，常有子宫内膜异位症、急慢性盆腔器官炎症或子宫颈狭窄阻塞、子宫内膜增厚、子宫前倾或后倾等。

该病属中医学经行腹痛、痛经等范畴。多因寒凝血瘀，气机不畅，胞络阻滞或气血两虚，经脉失养而致。

【望舌诊病】
○舌质黯或边有瘀点，属气滞血瘀。
○舌质淡黯，苔白腻（彩图 3-9-8），属寒湿凝滞。
○舌质红，苔黄腻，属湿热瘀阻。
○舌质淡，苔薄白（彩图 3-9-9），属气血虚弱。
○舌质淡红，苔薄，属肝肾亏虚。

【中医疗法】
○名方验方 膈下逐瘀汤：当归 9g，川芎 6g，赤芍 12g，桃仁 10g，红花 9g，枳壳 18g，延胡索 9g，五灵脂 9g（包煎），牡丹皮 12g，乌药 9g，香附 15g，炙甘草 6g。上药水煎分服，每日 1 剂。具有理气活血、祛瘀止痛的功效。主治痛经，证属气滞血瘀者。

加减：肝郁较甚、胸胁乳房痛甚者，加醋柴胡 6g、炒青皮 6g（后下）、竹叶 12g，以疏肝理气止痛；肝郁化热，症见口干、口苦，月经持续时间长，色黯质稠，舌红苔黄，脉弦数者，加栀子 12g、夏枯草 12g、黄芩 12g，以疏肝清热；痛经剧烈，伴恶心呕吐，苔厚腻，脉滑者，为肝气夹冲气犯胃，加竹茹 12g、生姜 6g、法半夏 12g，以平冲降逆止呕；痛连肛门，兼前阴坠胀者，加醋柴胡 6g、川楝子 12g、熟大黄 9g，以理气行滞止痛；肝郁伐脾，症见胸闷、食少者，可加炒白术 15g、白茯苓 15g、炒陈皮 6g，以健脾。

○名方验方 温经止痛汤：吴茱萸 3g，小茴香 6g（包煎，后下），桂枝 5g，当归 10g，川芎 6g，白芍 12g，干姜 5g，法半夏 10g，炒香附 15g，台乌药 9g，延胡索 10g，炙甘草 6g。上药水煎分服，每日 1 剂。具有温经散寒、化瘀止痛的功效。主治痛经，证属寒凝血瘀型者。

加减：月经量过少，色瘀黯者，可加桃仁 12g、鸡血藤 30g，以活血通经；腰痛、身痛甚者，加独活 15g、桑寄生 18g、巴戟天 15g，以补肾气，散寒湿；气滞偏盛，冷痛作胀者，加台乌药 9g、香附 12g，以温通行气；虚寒所致痛经，症见经行下腹绵绵作痛，喜暖喜按，月经量少，色淡质稀，畏寒肢冷，腰骶冷痛，面色淡白，舌质淡，脉沉细。治宜温经养血止痛，上方可加肉桂 1.5g（焗服）、熟附子 9g（先煎），以加强温经散寒之力；若阳虚内寒，痛甚而厥，症见手足不温，或冷汗淋漓，为寒邪凝闭，阳气失宣之象，可加人参 15g（炖服）、熟附子 12g（先煎）、焦艾叶 12g，以温经散寒，回阳救逆。

○名方验方　清热调血汤加减：黄芩 12g，龙胆草 10g，佩兰 12g（后下），薏苡仁 30g，茵陈蒿 15g，生蒲黄 6g（包煎），五灵脂 6g（包煎），丹参 15g，赤芍 12g，牡丹皮 12g，厚朴 10g，延胡索 12g。上药水煎分服，每日 1 剂。具有清热除湿、化瘀止痛的功效。主治痛经，证属湿热瘀互结型者。

加减：月经过多，或经期延长者，酌加益母草 18g，血余炭 12g，生地榆、槐花各 15g，以凉血止血；腰骶胀痛者，可加桑寄生 18g、秦艽 15g，以祛湿通络止痛；平时带下量多，色黄质稠，气臭者，可酌加生黄柏 15g、忍冬藤 30g、败酱草 20g，以加强清热解毒利湿之力；热盛而致口干，腹胀痛，大便干结者，可加虎杖 20g、枳实 15g，以泻热存阴。

○名方验方　甘麦大枣汤加味：炙甘草 9g，浮小麦 15g，大枣 5 枚，当归 12g，炒白芍 12g，炒枣仁 12g，茯神 15g。上药水煎分服，每日 1 剂。主治痛经，症见经前或经行第 1~2 日腹痛难忍，经量少、色暗淡，并见烦躁不安，神志不宁，甚则悲伤欲哭，频频打哈欠又心烦不寐，舌质淡红、苔薄白、脉弦滑者。

○饮食疗法　黑豆米酒鸡蛋汤：黑豆 60g，鸡蛋 2 枚，米酒 120mL。将黑豆、鸡蛋同煮，蛋熟后去壳再煮，煮至豆熟后加入米酒，食蛋饮汤，每日 1 剂。适用于肝肾亏虚型痛经。

○饮食疗法　黑豆大枣汤：黑豆 100g，大枣 50g。加水适量，煮成粥状，再加红糖 20g 调服，为 1 剂量。每次月经来潮前 3 日开始服用，每日 1 剂，连服 10 剂为 1 个疗程。适用于气血亏虚，胞宫失养型痛经。

○敷脐疗法　归芎茱萸散：当归、川芎、吴茱萸各适量，共研细末，加白酒和凡士林调成膏状，于经前 3 日开始敷于脐部，经至敷于关元穴处。具有疏通经络、祛寒止痛的功效。适用于痛经。

经前期紧张综合征

经前期紧张综合征是指妇女在行经前（黄体期）反复周期性出现影响日常生活、工作和躯体、精神以及行为方面改变的综合征，如烦躁易怒、精神紧张、神经过敏、头晕、头痛、失眠、乳房胀痛、水肿、泄泻、身痛、发热、口舌糜烂、大便下血等症状，严重者影响生活质量，待月经来潮后症状即自然消失。

该病属中医学经行头痛、经行乳房胀痛、经行发热、经行身痛、经行泄泻、经行水肿等范畴。《中医妇科学》将该病称为"月经前后诸证"。认为肝、脾、肾功能失调，气血、经络受阻是导致该病发生的重要因素。

【望舌诊病】

○舌质红或紫黯，属肝郁气滞。

○舌质淡，苔白滑（彩图 3-9-10），属脾肾阳虚。

○舌质淡，苔薄，属心脾气虚。

○舌质红，苔白（彩图 3-9-11），属瘀血阻滞。

【中医疗法】

○名方验方　柴胡疏肝散加味：醋柴胡 10g，炒枳壳 12g，炒香附 10g，酒川芎 10g，炒白芍 12g，全当归 15g，川楝子 10g，路路通 10g，炒陈皮 6g，炙甘草 6g。上药水煎分服，每日 1 剂。具有疏肝理气、活血通络的功效。主治经行乳胀，证属肝郁气滞型者。

加减：乳房内有结块者，可加莪术 12g、炮穿山甲 10g（先煎），以散结通络；口苦口干，头晕心烦，舌边尖红，苔黄者，去川芎，加牡丹皮 10g、栀子 10g、夏枯草 10g，以清热平肝。

○名方验方　参苓白术散：党参 20g，炒白术 15g，茯苓 15g，炒扁豆 15g，莲子肉 15g，怀山药 15g，桔梗 10g，薏苡仁 15g，缩砂仁 3g（后下），大枣 5 枚。上药水煎分服，每日 1 剂。具有健脾益气、淡渗利水的功效。主治经行泄泻，证属脾虚型者。

加减：若腹痛即泻，泻后痛止，为脾虚肝木乘之，应扶脾抑肝，方用痛泻要方，药取炒陈皮 6g、防风 10g、炒白术 15g、炒白芍 12g。

○名方验方　八珍汤加减：炙黄芪 30g，潞党参 30g，炒白芍 15g，熟地黄 15g，柏子仁 15g，阿胶 12g（烊化），制何首乌 30g，川芎 9g，当归 15g，茯神 12g。上药水煎分服，每日 1 剂。具有养血益气、经行头痛的功效。主治经行头痛，证属血虚型者。

加减：头晕、头痛甚者，加枸杞子 15g、桑葚子 30g，以益肾生精化血；心悸失眠、多梦者，加百合 15g、麦门冬 15g、辽五味子 9g（打碎）。

○名方验方　通窍活血汤加减：赤芍 15g，川芎 12g，桃仁 12g，红花 12g，牛膝 15g，荆芥穗 9g（后下），香白芷 12g（后下），白菊花 9g。上药水煎分服，每日 1 剂。具有活血化瘀、通络止痛的功效。主治经行头痛，证属血瘀型者。

加减：头胀痛，胸胁胀满、口苦心烦者，加炒香附 12g、牡丹皮 12g、山栀子 9g、醋柴胡 9g；痛如锥刺者，加炒地龙 12g、全蝎 9g。

○名方验方　疏肝解郁汤：醋柴胡 10g，当归 9g，茯苓 15g，郁金 15g，夜交藤 15g，全瓜蒌 15g，金铃子 9g，素馨花 5g，丹参 15g。上药水煎分服，每日 1 剂。主治经行头痛。

加减：乳房胀痛不能近衣者，加生麦芽、青皮（后下）、王不留行子；口干口苦、情绪不宁、心烦易怒、舌质红、脉弦数者，加牡丹皮、山栀子，以清热平肝；经前头痛明显者，加石决明（先煎）、钩藤（后下）、珍珠母（先煎），以平肝镇痛；心神不宁者，加北五味子（打碎）、大枣、炒酸枣仁、生牡蛎（先煎）、柏子仁，以宁心安神。

○饮食疗法　参枣糯米饭：党参 25g，大枣 50g，糯米 250g，白糖果 100g。党参、大枣同煮取汁 50g，将大枣放在碗底，上放糯米蒸成饭，熟后加白糖果搅匀后服食。适用于经行泄泻、水肿者。

○饮食疗法　橘叶山药白芍露：橘叶 30g，怀山药 30g，白芍 15g，白砂糖 30g。将橘叶、白芍放入锅内，加水适量，煎汤去渣备用。温水浸泡怀山药 1 小时，放入搅拌机中搅拌成湿粉状，与橘叶、白芍汤同放入锅内加入白砂糖煮沸后即可食用。适用于经行情志异常、乳房胀痛者。

○药茶疗法　核桃山楂菊花茶：核桃仁 125g，山楂 60g，白菊花 15g，白糖果 150g。共煎汁 1000mL，代茶水频饮。适用于经行眩晕、头痛者。

○药茶疗法　郁金马蹄茅根饮：郁金 12g，马蹄 60g，白茅根 30g，冰糖 30g。将郁金、马蹄、白茅根同放入锅内，加水 1000mL，用中火煮 30 分钟，加入冰糖溶化即成，可频频饮服。适用于肝经郁热型经前期紧张综合征。

○贴敷疗法　丁香胡椒末：丁香、胡椒各等份，共研细末，以水调和制成小饼，贴敷于脐部，24 小时更换 1 次，连续使用 3~4 次。具有温阳化湿的功效。主治脾肾两虚型经行泄泻。

围绝经期综合征

一般妇女在 45~55 岁，卵巢功能逐渐衰退直至完全消失，即从生殖年龄过渡到失去生殖功能的时期，这一段过渡时期称为围绝经期。在围绝经期，月经自然停止来潮，称为绝经。部分妇女在自然绝经前后或因其他原因丧失了卵巢的功能以后，出现一系列以自主神经功能失调为主的综合征，称为围绝经期综合征。临床主要表现为：病刚初起出现月经紊乱，时多时少，时有时无，最后完全绝经；自觉头晕耳鸣，潮热出汗，烦躁易怒，精神疲惫，心悸失眠，血压波动，乳腺萎缩，皮肤粗糙，四肢麻木，外阴瘙痒，甚至情志失常等；部分患者还伴见尿频、尿急、食欲不振等症状。

妇女进入围绝经期后，卵巢功能开始衰退，雌激素的分泌逐渐减少，当减少到不能刺激子宫内膜时，月经停止来潮，逐渐进入围绝经期。在卵巢分泌激素逐渐减少的同时，正常丘脑下部、脑垂体和卵巢之间的平衡关系发生了改变，因而产生了丘脑下部和脑垂体功能亢进的现象，表现为促性腺激素分泌增多，以及自主神经功能紊乱，从而产生围绝经期综合征。围绝经期综合征症状的发生与程度的轻重，除与上述因素有密切关系外，还与个人的体质、健康状况，社会、家庭的外部环境，患者本人的精神、神经因素密切相关。

本病属中医学绝经前后诸证、脏躁等范畴，由肾阴不足，阳失潜藏或肾阳虚衰，经脉失养所引发。

【望舌诊病】

○舌质红，苔少或无，属肝肾阴虚。

○舌质淡，舌边或有齿痕纹，苔薄白，属脾肾阳虚。

○舌质紫黯，舌面或有瘀点、瘀斑，苔薄白（彩图 3-9-12），属肾虚夹瘀。

【中医疗法】

○名方验方　清热固经汤加减：黄芩 12g，生地黄 15g，麦门冬 12g，地骨皮 15g，地榆 12g，阿胶 12g（烊化），陈棕炭 6g，牡蛎 20g（先煎），炙龟甲 12g（先煎），茜草根 15g。上药水煎分服，每日 1 剂。具有滋肾养阴、清热止血的功效。主治围绝经期月经失调，证属阴虚内热型者。

加减：出血量多如崩者，加紫珠草 30g、乌贼骨 10g，以增强止血之功；病久血不止，气血亏耗，症见面色苍白，气短倦卧，头晕心悸，血色淡而质清者，可加炙黄芪 15g、土炒白术 12g、制何首乌 15g，以补脾益气，收敛止血；若进一步出现烦躁，口渴，血色淡暗，防止成为气阴两虚之证，宜重加太子参 20g、玄参 20g，麦门冬和生地黄加至各 30g，以固气填阴，扶正补血。

○名方验方　补肾固血汤加减；党参 15g，炒白术 12g，鹿角霜 9g（先煎），盐菟丝子 20g（包煎），人参 9g（炖服），川续断 12g，阿胶 15g（烊化），盐杜仲 20g，血余炭 10g。上药水煎分服，每日 1 剂。具有温肾助阳、益气止血的功效。主治围绝经期月经失调，证属肾阳虚型者。

加减：面浮肢肿者，加茯苓 30g、猪苓 20g、炒泽泻 15g，以健脾利湿；小便频数者，可加炒益智仁 15g、覆盆子 15g，以温阳固涩；阴道流血淋漓不止者，加焦艾叶 15g、炮姜 10g，以加强温经止血之功。

○名方验方　补肾逐瘀汤：盐杜仲 15g，川续断 12g，熟地黄 12g，田七末 1.5g（冲服），制没药 6g，五灵脂 6g（包煎），阿胶 12g（烊化）。上药水煎分服，每日 1 剂。具有补肾逐瘀止血的功效。主治围绝经期月经失调，证属肾虚夹瘀型者。

加减：若血块多，加血余炭 15g，以加强化瘀止血之功；若下腹刺痛，痛有定处，加炒川楝子 9g、制延胡索 9g，以行气化瘀止痛；若兼气郁而见胸胁胀痛，加郁金 12g、香附 9g，以行气解郁。

○名方验方　罗元恺自拟方：熟附子 6g（先煎），炮姜 5g，炙甘草 9g，党参 30g，炒白术 18g，制首乌 30g，岗稔根 30g。上药水煎，分 2 次服用，每日 1 剂。主治围绝经期综合征，证属脾肾阳虚，症见绝经前月经过多，血块多，面色苍黄晦黯，舌质淡暗，脉沉微弱者。

○饮食疗法　清蒸枸杞甲鱼：甲鱼 1 只，枸杞子 15g。先将甲鱼去内脏洗净，再将枸杞子放入甲鱼腹内，加葱、姜、蒜、盐、糖等调料少许，放锅上清蒸，待熟后食肉饮汤。具有滋补肝肾的功效。用于治疗围绝经期综合征，证属肝肾亏损，阴虚内热，虚劳骨蒸等，可作为补虚食疗之品。

○饮食疗法　枸杞青笋炒肉丝：枸杞子 30g，瘦精肉 100g，青笋 30g，猪油、食盐、味精、酱油、淀粉各适量。先将肉、笋切成丝，枸杞子洗净，将锅烘热，放入猪油烧热，投入肉丝和青笋爆炒至熟，再放入其他配料即可，1 日 1 料。用治围绝经期综合征，证属肝肾阴虚型，症见头晕耳鸣、胸膈烦热、小便不利者。

○饮食疗法　薏苡仁炖鸡：土鸡 1 只，鸡肝、鸡肫、薏苡仁各 50g，香附子 10g（先煎），葱、生姜、胡椒、精盐、芹菜各适量。土鸡肉洗净后切块，放入锅内，薏苡仁洗净去除杂物，也一起放入锅中，加满水，用大火煮至沸腾后，即刻改用小火煮约 1 小时，撇去上层浮渣，将鸡肉取出，撕丝，加入少许米酒、盐、胡椒拌匀后即可服食。将鸡肝、鸡肫切花切片，用热水烫过，香附子（先煎）切成细片，用 2 杯水煮至 1 杯，用布滤过取药汁，再加入鸡肝、鸡肫，用中火煮熟，即可食用。具有调肝健脾利湿的功效，适用于围绝经期神经痛、关节痛。

○药酒疗法　薏苡仁酒：薏苡仁粉 100g，甜酒或其他酒 360g，将薏苡仁粉加甜酒或其他酒，装瓶充分混匀，每日早晚各服 20g。适用于围绝经期多汗等自主神经系统功能失衡者。

○敷脐疗法　地黄萸肉泽苓末：熟地黄 30g，山萸肉、生地黄各 20g，茯苓、泽泻各 25g，牡丹皮、夜交藤各 15g，川续断、人参、桑寄生各 10g。上药共研细末，黄酒适量调成糊膏状，敷于脐部，妥善固定。2 日换药 1 次，10 日为 1 个疗程。

盆腔炎

女性内生殖器及其周围的结缔组织、盆腔腹膜发生炎症时，统称为盆腔炎。炎症可局限于一个部位，也可以几个部位同时发生。临床上可分急性、慢性、结核性等多种。

急性盆腔炎的病原体（常见者为一般化脓性细菌），可借分娩或流产所造成的裂伤及胎盘的剥离面、经期子宫内膜的脱落面，以及生殖器手术的创面侵入内生殖器；少数患者也可由邻近器官的炎症直接蔓延，或由身体其他部位的感染病灶经血液循环传播而来。慢性盆腔炎则常由急性盆腔炎治疗未彻底，或患者体质较差，病程迁延所致。结核性盆腔炎则由结核杆菌所引起。

本病根据其主证的不同，分别属中医学痛经、月经不调、带下病、产后发热、癥瘕等范畴。

【望舌诊病】

●急性盆腔炎

○舌质红，苔干黄或黄厚腻，属热毒炽盛。

○舌质偏红，苔黄厚腻（彩图3-9-13），属湿热下注。

○舌质黯红，或有瘀点、瘀斑，苔薄黄腻，属瘀热互结。

●慢性盆腔炎

○舌质黯红，或有瘀点、瘀斑，苔薄白（彩图3-9-14），属气滞血瘀。

○舌质黯红，或有瘀点、瘀斑，苔白腻，属湿瘀互结。

○舌质淡，苔薄白，属肾阳虚。

○舌质淡或淡红，舌边有齿痕纹，苔薄白，属肾虚肝郁。

【中医疗法】

○名方验方 五味消毒饮合小承气汤加减：金银花15g，蒲公英20g，黄柏12g，大黄10g（后下），姜厚朴15g，炒枳实15g，败酱草30g，虎杖根15g，赤芍药15g，牡丹皮15g。上药水煎分服，每日1~2剂。具有清热解毒利湿的功效。主治盆腔炎，证属热毒壅盛型者。

加减：热盛者，加黄芩12g、连翘15g，以清热解毒；夹湿者，加薏苡仁30g、泽泻15g、车前子15g（包煎），以利湿；下腹痛甚者，加炒香附12g、云木香9g（后下）、制延胡索12g，以理气止痛。

○名方验方 止带方加减：赤芍药15g，牡丹皮15g，紫丹参15g，车前子15g（包煎），盐泽泻15g，山栀子10g，败酱草20g，忍冬藤20g，生大黄10g（后下），炒枳壳12g。上药水煎分服，每日1剂。具有利湿、活血化瘀的功效。主治盆腔炎，证属湿热瘀结型者。

加减：热盛者，加黄芩12g、黄柏12g，以清热；下腹痛甚者，加炒香附12g、制延胡索12g，以理止痛；妇科检查有炎症包块者，加京三棱10g、温莪术10g，以活血消癥。

○名方验方 盆腔炎方加减：当归12g，赤芍15g，牡丹皮12g，丹参20g，香附12g，云木香9g（后下），枳壳12g，车前子15g（包煎），败酱草15g，毛冬青15g。上药水煎分服，每日1剂。具有活血化瘀、理气止痛的功效。主治盆腔炎，证属气滞血瘀型者。

加减：下腹痛较甚者，加制延胡索12g、台乌药12g，以理气止痛；寒瘀小腹冷痛者，加桂枝10g、小茴香6g（包煎），以温经散寒；湿盛带下量多者，加绵草薢15g、薏苡仁

30g、泽泻15g，以清热利湿。

○名方验方 清宫饮：金银花、连翘、蒲公英、薏苡仁各20g，生甘草、黄柏、滑石粉、牡丹皮、苍术、茯苓、车前子（包煎）各15g，龙胆10g。上药水煎分服，每日1剂。适用于盆腔炎，证属热毒壅盛型及湿热瘀结型者。

○饮食疗法 大黄鸡蛋煎：生大黄15g，鸡蛋5枚。生大黄研细末，分成5小包。鸡蛋外壳敲1个洞，去蛋清适量，装入生大黄末3g，煮熟服用。每次月经净后每晚临睡前服1枚药蛋，连服5枚为1个疗程。适用于盆腔炎，证属瘀阻型者。

○饮食疗法 公英地丁当归红糖汤：蒲公英15g，紫花地丁15g，当归6g，红糖适量。将前3味药同入锅内，煎煮去渣取药汁，加入红糖适量煮沸，分2次服用，每日1剂，5~7日为1个疗程。具有清热解毒、活血消炎的功效。适用于盆腔炎，证属湿热瘀结型者。

○中药灌肠疗法 红藤败酱灌肠汤：红藤30g，败酱草30g，蒲公英30g，鸭跖草30g，紫花地丁30g。上药加水适量煎汤至100mL，用14号导尿管或小儿肛管，插入肛门15cm以上处，用30分钟灌肠完毕，灌完后卧床30分钟，每日做保留灌肠1次。适用于盆腔炎各证型。

注意：妇女经期暂停。

○中药灌肠疗法 清热化瘀灌肠方：红藤15g，败酱草15g，鱼腥草15g，蒲公英15g，炙乳香6g，炙没药6g，三棱5g，莪术5g，牡丹皮3g。上药加水浓煎至100mL，做保留灌肠，每日1次。主治急、慢性盆腔炎。

○中药贴敷疗法 盆腔炎外敷膏：当归、白芍、红花各500g，生地黄、益母草各240g，川芎、牛膝、牡丹皮、桂枝、黄柏、黄芩、刘寄奴、生蒲黄、桃仁各120g，郁金、艾叶、炙乳香、炙没药、血竭各90g，冰片45g，香油5000g，广丹3500g，除乳香、没药、血竭、冰片、广丹外，其余药物放入香油内浸泡2小时，置火上煎熬、炸枯后，滤渣，再加入乳香、没药、血竭、冰片，溶化再滤，在锅内煎熬，滴水成珠时加入广丹。嘱患者取平卧位，用温水擦净小腹部（将药膏加温化开），先涂香油，再将药膏趁热敷上（以不烫伤皮肤为度），凉后再换上热药膏，反复4次（约1小时），热敷后再用1张药膏留贴腹部。1日贴1次，10次为1个疗程。适用于慢性盆腔炎各证型。

○热敷疗法 炒大青盐或醋拌坎离砂：炒大青盐500g或醋拌坎离砂500g，用布包后敷于下腹部。适用于急、慢性盆腔炎。

乳腺增生病

乳腺增生病，又称慢性囊性乳腺病，简称慢性乳腺病，俗称乳房小叶增生病，是指乳腺间质或小叶实质发生非炎症性的、散在的、结节样良性增生病变。常见于25~40岁的妇女。一般来讲，青春期多为乳房小叶增生，哺乳后期多为乳腺导管增生，围绝经期多为乳房囊性增生。

发病原因目前尚未完全明确，可能与卵巢功能失调，黄体素分泌减少，雌激素相对增多，两者间造成不平衡等有关。主要的病理改变为乳腺管和腺泡的囊性扩张、上皮增生。有人认为少数者可发生恶变，故把它看成是癌前期病变，临床应予高度警惕。

本病属中医学乳癖等范畴。

【望舌诊病】

○舌质淡，苔薄白，属肝郁气结或肝肾阴虚。

○舌质淡，舌体胖嫩，苔白腻（彩图3-9-15），属痰浊凝结。

【中医疗法】

○名方验方　柴胡疏肝散加减：醋柴胡9g，炒青皮10g（后下），炒陈皮9g，炒香附9g，制延胡索12g，炒川楝子12g，白茯苓12g，炒白芍12g，温郁金12g，海藻12g，莪术12g，益母草15g。上药水煎分服，每日1剂。具有疏肝理气、散结止痛的功效。主治乳腺增生病，证属肝郁气滞型者。

加减：肝郁化热，口干口苦，心烦易怒者，加夏枯草12g、山栀子10g，以清肝泄热；乳房胀痛明显者，加炙乳香、炙没药各4.5g，炙乳香善透窍以理气，炙没药善化瘀以理血，二药合用以加强宣通脏腑、通经止痛之效；伴痛经者，加五灵脂12g（包煎）、蒲黄9g（包煎），以祛瘀通经止痛；乳头溢液者，加牡丹皮12g、山栀子12g、制女贞子12g（后下）、墨旱莲12g，以凉血养阴清热；少寐眠差者，加夜交藤30g、合欢皮12g，以镇静安神。

○名方验方　血府逐瘀汤合逍遥蒌贝散加减：醋柴胡6g，紫丹参12g，温郁金12g，京三棱10g，蓬莪术12g，当归尾10g，白茯苓15g，浙贝母15g，山慈姑12g，生牡蛎30g（先煎）。上药水煎分服，每日1剂。具有化痰散结、活血祛瘀的功效。主治乳腺增生病，证属痰瘀互结型者。

加减：胸闷、咳痰者，加瓜蒌皮12g、橘叶10g、桔梗12g，以宽胸快膈化痰；食少纳呆者，加陈皮6g、神曲15g，以健脾消滞开胃；肿块硬韧难消者，加炮山甲10g（先煎）、全蝎5g、炒水蛭6g、昆布12g、海藻12g、白芥子10g（包煎），以加强软坚散结之力。其中炮山甲性善走窜，引药直赶达病所，通经达络，以行气破血、软坚消核；全蝎、水蛭破血逐瘀、消散瘀结，力专效宏；白芥子辛通走散，行气豁痰，能消皮里膜外之痰。月经量少者，加桃仁10g、红花6g，以活血通经；月经量多属气虚不摄血者，加党参15g、黄芪20g，益气固摄；属阴虚内热迫血妄行者，加生地黄12g、墨旱莲12g，或用固经丸，以滋阴清热、凉血止血；月经不畅、有血块者，加三七末3g（冲服），以活血祛瘀。

○名方验方　乳癖消减汤：炒白芍、白茯苓各15g，醋柴胡12g，炒香附10g，炒王不留行子10g，蜈蚣6条（不去头足），当归12g，白芥子6g（包煎），炙乳香、炙没药各10g，丝瓜络10g。上药水煎分服，每日1剂。主治乳腺囊性增生病（乳癖）。

加减：经期前及经期疼痛明显加重者，以赤芍易白芍，另加怀牛膝9g，三七参5g（研末，冲服）；体瘦多怒，夜眠不安，多梦口苦，舌红少津，脉弦者，宜加滋阴补血安神之生地黄12g、焦枣仁15g；疼痛不甚，而包块历时1~2年难消，且正气不衰，体质颇壮者，去王不留行子，加炮山甲（先煎）、三棱、莪术各6g。

○饮食疗法　冬瓜薏苡仁汤：冬瓜200g，薏苡仁30g。加水适量，煎汤代茶水饮服，每日或隔日1次。冬瓜、薏苡仁可加盐或加少量白糖调味后服食，适用于乳腺增生病伴水肿者。

○饮食疗法　杜仲煲黄鳝：杜仲60g，黄鳝3条，去内脏洗净。加清水适量煲汤，以油、盐、黄酒少许调味，饮汤食肉。适用于乳腺增生病伴腰酸、头晕者。

○敷脐疗法　公英香归麝香散：蒲公英、木香、当归、白芷、薄荷、栀子各30g，紫花地丁、瓜蒌、黄芪、郁金各18g，麝香4g，上药共研细末，装瓶备用。用时，先用75%乙醇（酒精）将肚脐清洗干净，取药末0.4g，置于脐内，上放一消毒棉球，外用长宽各4cm的胶布固封。每隔3日换药1次，8次为1个疗程，一般治疗3个疗程。

不孕症

女子结婚后，夫妇同居3年以上，配偶生殖功能正常，夫妇性生活正常，未避孕而又未妊娠者，称为不孕症。若婚后从未妊娠的，称为原发性不孕；若曾妊娠过，以后3年以上未避孕而不再怀孕的，称为继发性不孕。

引起不孕症的原因较为复杂，主要是由于内分泌功能失调、排卵功能障碍、生殖器官炎症、肿瘤、子宫内膜异位症、免疫异常和子宫发育不良等原因，引起女性卵子发育、排卵、受精、种子或男性生精、输精中的任何一个环节发生障碍而造成。

中医学称不孕症为不孕。其原发性不孕，又称为全不产或无子；其继发性不孕，又称为断绪。

【望舌诊病】

○舌质淡，苔薄白，属肾阳虚或气血虚弱。

○舌质偏红，苔少或无（彩图3-9-16），属肾阴虚。

○舌质正常或黯红，苔薄白，属肝气郁结。

○舌质黯，舌边有紫斑，属气滞血瘀。

○舌质淡黯，苔白（彩图3-9-17），属寒凝血瘀。

○舌质红，苔黄腻，属瘀热互结。

○舌质淡黯，苔薄白，属气虚血瘀。

○舌质红，苔黄厚腻，属湿热互结。

○舌质淡，苔白腻，属痰湿互结。

【中医疗法】

○名方验方　右归丸（《景岳全书》）合二仙汤加减：熟附子6g（先煎），肉桂0.5g（焗服），熟地黄15g，当归9g，枸杞子15g，鹿角霜15g（先煎），巴戟天9g，人参12g（炖服），肉苁蓉15g，怀山药15g，炒益智仁9g，仙茅15g，淫羊藿9g。上药水煎分服，每日1剂。具有温肾暖宫、益冲种子的功效。主治不孕症，证属肾阳虚型者。

加减：兼脾虚者，加党参15g、炒白术12g、炙甘草6g、炙黄芪15g，以健脾益气；肾虚痰湿者，加制胆南星6g、炒苍术12g、炒陈皮6g。

○名方验方　左归丸合二至丸加减：熟地黄30g，枸杞子15g，山茱萸15g，鹿角胶15g（烊化），龟甲胶15g（烊化），盐菟丝子20g（包煎），紫河车9g（研末，吞服），怀山药15g，制女贞子20g（后下），墨旱莲15g。上药水煎分服，每日1剂。具有滋肾益精、益冲种子的功效。主治不孕症，证属肾阴虚型者。

加减：肾阴虚有热者，加知母12g、黄柏15g；肝肾阴虚者，加肥玉竹15g、北沙参15g、桑葚子15g；肾阴阳俱虚者，加熟附子10g（先煎）、巴戟天15g、人参15g（炖服）、炒益智仁12g，以阴阳双补。

○名方验方　毓麟珠加减：全当归9g，酒川芎6g，熟地黄30g，炒白芍12g，潞党参

20g、炒白术 12g、白茯苓 15g、炙甘草 6g、鹿角霜 15g（先煎）、盐菟丝子 15g（包煎）、盐杜仲 12g、制首乌 20g、鸡血藤 30g、制黄精 15g。上药水煎分服，每日 1 剂。具有益气养血、调经种子的功效。主治不孕症，证属气血虚弱型者。

加减：夜寐欠佳者，加夜交藤 15g、炒酸枣仁 15g；胃纳差者，去熟地黄，加春砂仁 6g（后下）、怀山药 15g。

○名方验方　苍附导痰丸：白茯苓 15g、法半夏 10g、炒陈皮 10g、炙甘草 6g、炒苍术 12g、胆南星 10g、炒香附 10g、炒枳壳 15g、生姜 3 片、炒神曲 15g。上药水煎分服，每日 1 剂。具有健脾燥湿、化痰种子的功效。主治不孕症，证属痰湿型者。

加减：呕恶胸满甚者，加姜厚朴 10g、炒枳壳 12g、竹茹 9g，以宽中降逆化痰；心悸甚者，加炙远志，以化痰宁心安神；痰瘀互结成癥者，加昆布、海藻、三棱、莪术，以软坚化痰消癥。

○饮食疗法　鸡煮益母草：鸡 1 只（黑骨白毛者佳）、益母草 500g（分成 4 份，一酒、一醋、一姜汁、一川芎汁各浸透炒干）。将制好的益母草，放入鸡膛内，用清汤煮，鸡淡吃，或用酒送下亦可。鸡骨并药渣焙干为末，加当归身 120g、续断 60g、生姜 18g 为末，炼蜜为丸，每丸重 9g。每日早、中、晚各服 1 丸。主治久不受孕者。

○饮食疗法　红花孕育蛋：鸡蛋 1 枚，打一小口，放入藏红花 15g，搅匀蒸熟即成，月经来潮的下一日开始服红花孕育蛋，1 日吃 1 枚，连吃 9 枚。然后等下一个月经来潮的下一日再开始服用，持续服用 3~4 个月经周期。主治不孕症，证属气虚夹瘀型者。

○药酒疗法　鹿茸酒：鹿茸 3g、怀山药 30g、白酒 500mL。将鹿茸、山药切片，装入纱布袋内，扎紧口子，放入酒罐内，再倒入白酒，盖上盖子，浸没 7 日即成，每次取服 10mL，每日 2 次。适用于不孕症，证属宫寒型者。

○药酒疗法　当归远志酒：全当归、炙远志各 150g、好甜酒 1500mL。将全当归细切碎后与远志和匀，以白布袋贮净器内，用酒浸泡，密封。7 日后可开取，去渣备用。每晚温饮，随量饮服，不可间断。酒用尽，依法再制。具有活血通经、调和气血的功效。适用于妇女不孕症，症见经水不调，或气血不足型者。

○中药灌肠疗法　灌肠Ⅰ号方：忍冬藤 15g、马鞭草 15g、生甘草 9g。上药加水适量，煎药汁 100mL，于月经干净后的第 3 日开始灌肠，时间为睡前，大便排空后灌入，最好保留半小时，至天亮更佳，灌肠时肛管深达 12cm 为宜，连用 10 日，3 个月为 1 个疗程。适用于慢性附件炎、术后盆腔粘连、输卵管欠通畅等所致的不孕症。

○敷脐药灸疗法　灵脂白芷麝香散：五灵脂、白芷、食盐各 6g、麝香 0.3g，面粉适量。先将面粉加水揉成条状，绕敷脐部四周，药研细末，取适量填敷脐孔内，加艾炷施灸，待有温热感时停灸。3 日药灸 1 次，10 次为 1 个疗程。适用于不孕症。

子宫肌瘤

子宫肌瘤是女性生殖器官中最常见的一种良性肿瘤，也是人体中最常见的肿瘤之一，主要由子宫平滑肌细胞增生而成。其间有少量纤维结缔组织，但并非是肌瘤的基本组成部分，故又称为子宫平滑肌瘤。子宫肌瘤多见于 30~50 岁的妇女，以 40~50 岁发生率最高，占 51.2%~60.0%，20 岁以下少见，绝经后肌瘤可逐渐萎缩。

　　该病属中医学石瘕、癥瘕等范畴，但因其症状、体征不同，部分患者出血较多或淋漓不净，又归属于崩漏范畴。

【望舌诊病】

○舌苔薄，舌边有瘀点或瘀斑（彩图 3-9-18），属气滞血瘀。

○舌质淡紫，苔薄白而润，属寒湿凝滞。

○舌胖质紫，苔白腻，属痰湿瘀阻。

○舌质红，苔黄腻（彩图 3-9-19），属湿热夹瘀。

○舌质红，苔薄，属阴虚内热。

【中医疗法】

○名方验方　大黄䗪虫丸：熟大黄 300g，䗪虫 30g（炒），水蛭 60g（制），虻虫 45g（去翅足炒），蛴螬 45g（炒），干漆 30g（煅），桃仁 120g，杏仁 120g（炒），黄芩 60g，生地黄 300g，白芍 120g，甘草 90g。口服，水蜜丸每次 3g，小蜜丸每次 3~6g，大蜜丸每次 1~2 丸。每丸重 3g，1 日 1~2 次。具有活血化瘀、消癥散结的功效。主治子宫肌瘤，证属瘀血内停，郁而化热型者。

　　加减：瘀血积久常易郁而化热，冲任受灼，迫血妄行，故常见经来量多或淋漓日久不净，故宜在逐瘀中加入凉血止血之品，大黄、黄芩能清热凉血止血，干地黄滋阴养血，吴鞠通云，"地黄去积聚而补阴"，阴足则其聚可散，其流可畅。

　　本方剂虫药过多，虑其过于峻猛，临证时可去虻虫、蛴螬及气味难闻之干漆；月经过多者，可酌加炒蒲黄、炒五灵脂、三七粉等，以化瘀止血；出血日久，气随血伤而出现气阴两虚之象者，可加生脉散（人参、麦门冬、五味子）之属，以益气养阴。

○名方验方　血府逐瘀汤合失笑散：桃仁 12g，川红花 9g，当归 9g，生地黄 9g，川芎 5g，赤芍 6g，怀牛膝 9g，桔梗 5g，醋柴胡 3g，炒枳壳 6g，炙甘草 3g，酒炒五灵脂 6g，炒蒲黄 6g（包煎）。上药水煎分服，每日 1 剂。具有疏肝行气、活血化瘀的功效。主治子宫肌瘤，证属气滞血瘀型者。

　　加减：疼痛剧烈者，加制延胡索、炙乳香、炙没药。

○名方验方　开郁二陈汤合消瘰丸：陈皮、茯苓、苍术、香附、川芎各 2.5g，法半夏、青皮、莪术、槟榔各 2g，甘草、木香各 1g，生姜、玄参、牡蛎、浙贝母各 120g。上药依法制成丸剂，每丸重 6g，每次 1~2 丸，每日 2 次，用温开水送服。

　　加减：为加强化痰软坚散结之效，可加鳖甲、夏枯草，《本经》曰：夏枯草主寒热瘰疬、鼠瘘、头疮，破癥散瘿结气。祛痰利湿可加薏苡仁，有健脾渗湿之功，以杜生痰之源，且药性平和，使诸药攻不伤正。亦可加山楂既活血消癥，又能开胃消食。

○名方验方　活血软坚散结汤：丹参，赤芍，炒五灵脂（包煎），生蒲黄（包煎），当归，夏枯草，穿山甲（代，先煎），莪术，生山楂，黄芪，香附等（原方未注明剂量）。上药水煎分服，每日 1 剂。主治子宫肌瘤，证属血瘀型者。

　　加减：气虚明显者，加党参、怀山药、炒白术；血虚明显者，加炒白芍、制何首乌；阴津不足者，加石斛、麦门冬、生地黄；气滞者，加炒台乌药、炒川楝子；热瘀者，加贯众，凌霄花；寒凝者，加桂枝、鸡血藤；肾虚者，加川续断、桑寄生、盐菟丝子（包煎）；痰凝者，加海藻、制南星、法半夏。

○饮食疗法　消瘤蛋：鸡蛋 2 枚，壁虎 5 只，莪术 9g。以上 3 味加水 400mL 共煮，待蛋熟后剥皮再煮，弃药食蛋，每晚服用 1 次。具有破瘀消癥的功效。适用于子宫肌瘤，证属气滞血瘀型，症见少腹时痛，经多色黯有块，腹有结块者。

○饮食疗法　化瘕蛇鱼羹：白蛇肉 250g，青鱼 250g。以上 2 味洗净，加水 1000mL，加调料适量共煮，食肉喝汤，每日 1 次。具有益气活血破瘀的功效。适用于子宫肌瘤，证属气虚血瘀型，症见腹内有瘕聚，经行量多，腹胀疲乏，食少便溏等。

○药茶疗法　二鲜饮：鲜藕 20g（切片），鲜白茅根 120g（切碎），加水适量共煮汁，代茶水饮服，不拘时间，频频饮之。具有滋阴凉血、祛瘀止血的功效。适用于子宫肌瘤，证属血热瘀阻，迫血妄行型者。

○药酒疗法　牛膝酒：牛膝 1000g，白酒 1500mL。密封浸泡数日，量力饮服。具有破血消癥的功效。主治子宫肌瘤，症见腹中癥块，痛如针刺者。

○中药贴敷疗法　大黄、芒硝各 100g，香附 200g，伴米醋适量，炒热后外敷下腹部，每日 1 次，以凉为度。具有理气活血、软坚散结的功效。适用于各型子宫肌瘤。

○中药贴脐疗法　水蛭、丹参、蒲黄、赤芍、红花、川芎、片姜黄各等份，共研细末，备用。用时，取药末 20g，加 60 度白酒适量调匀，做成药饼，固定于脐部，2 日换药 1 次，15 次为 1 个疗程。

子宫内膜异位症

子宫内膜异位症，简称"内异症"，系指有生长功能的子宫内膜组织出现在子宫腔被覆黏膜以外的身体其他部位。在卵巢激素的变化影响下发生周期性出血，伴周围纤维组织增生和粘连形成。绝大多数子宫内膜异位症在盆腔内生殖器官和其邻近器官的腹膜面，临床上常称之为"盆腔子宫内膜异位症"；子宫内膜出现于子宫肌层时，则称为"子宫腺肌症"，即既往所称的"内在性子宫内膜异位症"。现多认为二者在病因、流行病学特征和症状方面均有区别，已将子宫腺肌症划分为一种独立的子宫疾病。

该病属中医学痛经、癥瘕、无子以及月经不调等范畴，因多种原因造成"离经之血"当行不行，当泻不泻，停滞于体内而成为瘀血。"瘀"是产生子宫内膜异位症系列症状及体征的主要原因。瘀阻胞宫、胞脉、胞络不通，不通则痛；瘀阻冲任导致不孕或月经失调；瘀滞日久，积聚而成癥瘕；血瘀气滞，变生临床诸多证候。

【望舌诊病】

○舌质紫黯有瘀点、瘀斑（彩图 3-9-20），属气滞血瘀。

○舌质紫黯，苔薄白，属寒凝血瘀。

○舌质紫黯，舌边尖有瘀斑、瘀点，苔黄腻（彩图 3-9-21），属湿热瘀结。

○舌质黯，或舌边尖有瘀斑、瘀点，苔白滑或白腻，属痰瘀互结。

○舌质淡黯，舌边有齿痕纹，苔薄白，属气虚血瘀。

○舌质黯滞或有瘀点，苔薄白，属肾虚血瘀。

【中医疗法】

○名方验方　膈下逐瘀汤：炒枳壳 12g，台乌药 12g，炒香附 15g，当归尾 12g，酒川芎 6g，赤芍药 15g，光桃仁 12g，川红花 10g，牡丹皮 12g，制延胡索 15g，炒五灵脂 10g（包煎)，炙甘草6g。上药水煎分服，每日1剂。具有理气活血、逐瘀止痛的功效。主治子宫内膜异位症，证属气滞血瘀型者。

加减：经量多伴血块者，去桃仁、红花，加蒲黄（包煎）、三七末（冲服）、益母草，以加强化瘀止血之力；兼口干口苦，心烦易怒，舌质红、苔黄者，为肝郁化热之象，当佐以清泄肝热，上方加山栀子、夏枯草；痛甚而伴作呕者，可加法半夏、白芍，以柔肝和胃止痛。

○名方验方　少腹逐瘀汤：当归12g，川芎9g，赤芍15g，炒五灵脂9g（包煎），蒲黄9g（包煎），延胡索15g，炙没药9g，肉桂1.5g（焗服），小茴香6g（包煎），干姜6g。上药水煎分服，每日1剂。具有温经散寒、活血祛瘀止痛的功效。主治子宫内膜异位症，证属寒凝血瘀型者。

加减：痛甚、恶心呕吐者，加吴茱萸、焦艾叶，以温经散寒止痛；对于子宫内膜异位症，证属寒凝血滞型者，平时之调理可选用温经汤（《妇人良方大全》）：人参、当归、川芎、肉桂、牛膝、牡丹皮、白芍药、甘草。该方具有温经行滞、行血活血之功效。

○名方验方　举元煎合失笑散加味：人参15g（炖服），炙黄芪15g，炒白术12g，炙甘草6g，炒蒲黄9g（包煎），炒五灵脂9g（包煎），三七末1.5g（冲服）。上药水煎分服，每日1剂。具有益气活血、去瘀止痛的功效。主治子宫内膜异位症，证属气虚血瘀型者。

加减：兼肾虚，症见腰腿酸软者，加川续断、桑寄生，以补肝肾、强筋骨。

○饮食疗法　鸡蛋芎酒饮：鸡蛋2枚，川芎9g，黄酒适量。将前2味加水约600mL同煮，蛋熟去壳后再煮片刻，酌加黄酒食蛋饮汤。每于经前3日开始服用，每日1剂，连服5日为1个疗程。具有行气活血的功效。适用于子宫内膜异位症，证属气滞血瘀型者。

○饮食疗法　桃仁粳米红糖粥：桃仁15g，粳米50g，红糖适量。先将桃仁捣烂，加水浸泡，研汁去渣，与粳米同入锅内，加水500mL，用文火煮成稀薄粥即成。早、晚各服1次，隔日1次。具有活血化瘀的功效。适用于各型子宫内膜异位症患者。

○药茶疗法　芎归芍糖茶：川芎、当归各10g，赤芍15g，炙甘草12g，红茶6g，红糖适量。水煎去渣，取药汁当茶水饮服，每日1剂。平素经常饮用（经期亦可少量饮服），具有活血化瘀止痛的功效。适用于子宫内膜异位症。

○隔姜灸法　取神阙、关元、三阴交穴，用中等大艾炷灸5~7壮。隔日1次。主治寒凝血瘀型子宫内膜异位症。

第十节　男科疾病

慢性前列腺炎

前列腺炎有急、慢性之分。慢性前列腺炎是指前列腺非特异性感染所致的慢性炎症性疾病，是泌尿外科和中医男科的常见病。慢性前列腺炎少数是由急性转变而来的，但绝大部分患者未曾经过急性阶段，是直接由细菌或其他微生物（如支原体等）感染而引起的慢性炎症。常伴有精囊炎，亦称为前列腺精囊炎。

慢性前列腺炎从病因上可分为细菌性慢性前列腺炎和前列腺病两类。细菌性慢性前列腺炎主要由细菌引起，尿液中可查到致病菌，感染途径与急性前列腺炎相同。前列腺病可由病毒、结石、致敏原等所致，前列腺慢性充血亦为重要致病因素。性生活过度频繁或节制或中断，慢性便秘等，都是引起前列腺慢性充血的主要原因。前列腺慢性充血后引起前列腺分泌物长期郁积、腺体平滑肌张力减退，从而导致前列腺的慢性炎症产生。

本病属中医学淋证、白浊、精浊等范畴。

【望舌诊病】

○舌质红，苔薄黄或黄腻（彩图 3-10-1），属湿热下注。

○舌质紫黯，或有瘀点、瘀斑，苔白，属气滞血瘀。

○舌质红，苔少或无，属肝肾阴虚。

○舌质淡，苔薄白，属肾阳虚。

○舌质淡红，苔薄白或厚滑（彩图 3-10-2），属湿浊下注。

○舌质红，苔薄黄，属相火偏盛。

○舌质淡，舌体胖嫩，苔薄白，属阳虚衰惫。

【中医疗法】

○名方验方　二紫车前金沙汤：紫花地丁草、紫参、车前草各 15g，海金沙 30g（包煎）。上药水煎，分 2 次服用，每日 1 剂，连服数日。具有清热利湿、解毒消肿的功效。主治慢性前列腺炎。

○名方验方　栀子泽泻汤合导赤散加味：山栀子 12g，泽泻 24g，生地黄 12g，竹叶 9g，关木通 12g，生甘草 6g，滑石粉 30g，广木香 6g（后下），炒王不留行子 12g，怀牛膝 10g，琥珀末 1.5g（冲服）。上药水煎分服，每日 1 剂。具有清热利湿、凉血泻火的功效。主治慢性前列腺炎，证属湿热下注型者。

加减：小便不畅者，加金钱草 20g，以加强利水通淋之力；小便黄浊，舌苔黄厚，脉滑数者，去生地黄，加苍术 10g、黄柏 12g、薏苡仁 20g，以增强化湿清热之功。

○名方验方　失笑散合金铃子散加味：炒五灵脂 12g（包煎），生蒲黄 9g（包煎），炒川楝子 12g，制延胡索 12g，怀牛膝 10g，生甘草 6g，蒲公英 30g，温郁金 12g，生地黄 12g，竹叶 6g。上药水煎分服，每日 1 剂。具有活血祛瘀、行气止痛的功效。主治慢性前列腺炎，证属气滞血瘀型者。

加减：若并见小便黄浊，或尿频尿痛，舌质红、苔黄腻，脉滑数之湿热下注型，去川楝子、生地黄，加滑石粉 30g、炒苍术 6g、车前子 12g（包煎），以利湿清热；若见舌红苔黄，口干口苦等热象明显，可加冬桑叶 12g、败酱草 20g，以加强清热之力。

○名方验方　升清降浊汤：北柴胡 9g，升麻 6g，桔梗 9g，茯苓 10g，猪苓 10g，泽泻 10g，车前子 10g（包煎），关木通 10g。上药水煎分服，每日 1 剂。主治慢性前列腺炎，症见小便难出，或淋漓不尽，或尿末白浊，或尿通道灼热疼痛，或睾丸坠胀，腹痛。舌苔白，脉弦者。

加减：湿热型者，加炒苍术、黄柏、金银花、蚕沙各 10g；瘀滞型者，加紫丹参 12g、炒王不留行子 8g、赤芍 6g、琥珀末 5g（冲服）、当归尾 9g；肾虚型者，去车前子、关木通、猪苓，加枸杞子 12g、盐菟丝子 9g（包煎）、山茱萸、覆盆子各 10g。

○饮食疗法　小豆鲫鱼粥：鲫鱼 1 条（约 250g），赤小豆 50g。先煮鱼取汁备用；另水煮赤小豆做粥，临熟时入鱼汁调匀，晨起作早餐服食。鲫鱼、赤小豆均具行水消肿、利小便之功效，故相合为粥服食，可用于治疗湿浊下注之白浊证。

○饮食疗法　丝瓜米糖粥：鲜嫩丝瓜 1 条，白米 50g，白糖适量。如常法煮米做粥，未熟时放入鲜丝瓜（洗净后切成小段），候粥熟去丝瓜，加白糖搅匀，可作早餐服食。丝瓜甘凉，具有清热利湿解毒的功效，可用于治疗湿热型之白浊证。

○饮食疗法　荷叶汁：鲜荷叶不拘多少。用纱布绞汁，加白糖调味后，每服 30~50mL，日服 2 次。本方单用荷叶一味，苦涩性平，擅长外发清阳，涩精利水。《本草纲目》载其有"涩精浊"的功用。《医林纂要》载其："苦涩之味，实以泻心肝而清金固水，故能去瘀，保精……"用治因肾虚失藏，小便清长或频数，尿后有精丝流出，排尿不痛，或兼有面色少华，头晕目眩，腰酸肢冷等症。

○坐浴疗法　菊参齿苋败酱汤：野菊花、苦参、马齿苋、败酱草各 30g，延胡索 15g，当归 12g，槟榔 10g。上药加水煎煮，得煎液 1200~1500mL，每晚坐浴 30 分钟，每剂药可用 2~3 日。适用于慢性前列腺炎。

○敷脐疗法　麝香胡椒末：麝香 1.5g，胡椒 7 粒，分别研细末备用。先将麝香倒入脐内，再将胡椒末盖于其上，外以圆形白纸覆盖，胶布固定。3 日换药 1 次，10 次为 1 个疗程。适用于慢性前列腺炎。

前列腺增生病

前列腺增生病，又称前列腺肥大症，是中老年男性的一种常见病、多发病。其发病率随其年龄增长而渐见增加，大多发生在 50~70 岁。本病是 50 岁以上男性膀胱出口部（颈部）梗阻的最常见原因。由于腺体增生而引起尿路梗阻，以致影响了膀胱、输尿管和肾脏的功能。

本病病因目前尚未完全明了。较为一致的认识为，是由于老年时期，因内分泌性激素平衡失调等一系列综合因素所致。

本病属中医学癃闭等范畴。

【望舌诊病】

○舌质红，苔黄腻（彩图 3-10-3），属湿热下注。

○舌质淡，苔薄白，属中气不足。

○舌质淡，苔白腻（彩图 3-10-4），属肾阳虚衰。

○舌质紫黯，或有瘀点、瘀斑，属尿路瘀阻。

○舌质红，苔少，属肾阴亏损。

○舌质红，苔薄黄，属肺热壅盛。

○舌质红，苔黄腻，属肝郁气滞。

○舌质淡红，苔薄白，属肾气不充。

○舌质红而少津，舌根苔黄腻，属阴虚火旺。

【中医疗法】

○名方验方　八正散加减：关木通 12g，车前子 10g（包煎），瞿麦 12g，萹蓄 12g，熟大黄 6g，山栀子 12g，滑石粉 20g（包煎），生地黄 15g，竹叶 10g，生甘草 6g。上药水煎分服，每日1剂。具有清热利湿通淋的功效。主治前列腺增生病，证属湿热下注型者。

加减：小腹胀满、大便秘结甚者，加槟榔12g，枳实12g，以行气导滞；少腹挛急、尿急尿痛者，加广木香9g（后下）、琥珀末3g（冲服）、台乌药15g，以行气活血通淋；舌苔黄厚者，加炒苍术9g，黄柏12g，以清化湿热。

○名方验方　补中益气汤合春泽汤加减：潞党参15g，生白术12g，白茯苓15g，生黄芪15g，升麻6g，北柴胡6g，猪苓15g，盐泽泻12g，嫩桂枝10g。上药水煎分服，每日1剂。具有升清降浊、化气利水的功效。主治前列腺增生病，证属中气不足型者。

加减：脾胃气虚，兼见腹胀、嗳气，或呕吐腹泻，舌苔白腻者，可加法半夏12g、广木香6g（后下）、春砂仁12g（后下），以行气降逆；尿涩痛者，加车前子10g（包煎）、琥珀末3g（冲服），以利湿热。

○名方验方　济生肾气丸加减：肉桂3g（焗服），熟附子9g（先煎），熟地黄15g，山茱萸15g，怀山药12g，白茯苓12g，盐泽泻12g，怀牛膝12g，车前子10g（包煎），炒益智仁15g。上药水煎分服，每日1剂。具有温补肾阳、化气行水的功效。主治前列腺增生病，证属肾阳虚衰型者。

加减：脾虚失运、纳少倦怠者，加潞党参15g、炒白术12g，以健脾益气；尿频明显者，加覆盆子15g、桑螵蛸15g，以固肾涩尿。

○名方验方　疏肝散结汤：醋柴胡9g，怀牛膝9g，当归尾9g，赤芍药9g，紫丹参9g，生牡蛎20g（先煎），海藻12g，昆布12g，海浮石12g（先煎），玄参12g，浙贝母9g，夏枯草12g，肾精子5粒（包吞）。上药水煎分服，每日1剂。具有疏肝理气、软坚散结、活血化瘀的功效。主治前列腺增生病，证属痰瘀凝滞型者。

○饮食疗法　胡桃白糖酥：胡桃肉500g，白糖500g。白糖置于锅中，加水少许，用小火煎熬至用铲挑成丝状而不粘手时停火，趁热加入麻油炸酥的胡桃仁，调匀，倒于盒中，待稍冷，压平切块即可。可用治尿道阻塞，点滴而下，或时通时堵，小腹胀痛，舌紫黯或有瘀斑，脉涩或细数。

○饮食疗法　补肾羹：羊肾1对，葱白、生姜各10g，冬葵子500g。羊肾去筋膜切细，加葱白、生姜，加水适量煮熟，调入食盐、味精，加炒香冬葵子。主治癃闭，证属肾气不充型，面白无华，腰膝酸软，舌质淡，脉沉细。

○中药敷脐疗法　胡椒细辛末：白胡椒、细辛各15g，共研细末备用。用时取药末3g，置于脐部，外用麝香风湿膏覆盖，封固。3日换药1次，10次为1个疗程，然后停药休息2日，继续下1个疗程的治疗。适用于前列腺增生病，症见小便淋沥难解而无湿热者。

○中药熏洗坐浴疗法　大黄芒硝汤：大黄、芒硝、益母草、天花粉、车前草、泽兰、艾叶各12g，白芷、桂枝、生姜各10g。上药加水煎汤取液，置于盆内，先熏后洗再坐浴臀部。每日2次，7日为1个疗程。

附睾炎

附睾炎是致病菌侵入附睾而引起的炎症性病症，是阴囊最常见的感染性疾病。临床按其发病特点常有急、慢性之分；按其感染性质不同，有非特异性与特异性（如结核性附睾炎等）之别。

急性附睾炎以附睾迅速肿大、疼痛，且向同侧腹股沟放射为特征，常伴有恶寒发热、头痛头昏、全身关节酸痛等全身性症状；慢性附睾炎多由急性转变而成，也有缓慢起病者，其主要症状为阴囊坠胀、酸痛，附睾尾部或头部有硬节。

该病属中医学子痈等范畴。多因房事不洁，外感温热秽毒，或跌扑闪挫，肾子受损，经络阻隔，气血凝滞，瘀久化热而发；或因外感六淫或过食辛辣，湿热内生，经络阻隔，气血凝滞而发生。

【望舌诊病】

●急性附睾炎

○舌质红，苔黄腻，属湿热下注。

○舌质淡或有瘀斑，苔薄白或腻（彩图 3-10-5），属气滞痰凝。

●慢性附睾炎

○舌质淡红，苔白润（彩图 3-10-6），属寒湿凝滞。

○舌质红，苔薄白，属肝气郁结。

○舌质淡，苔白，属肾阳亏虚。

【中医疗法】

○名方验方　龙胆泻肝汤加减：龙胆 10g，黄芩 12g，山栀子 9g，北柴胡 9g，当归 9g，生地黄 15g，车前子 15g（包煎），泽泻 15g，关木通 15g，生甘草 4g，赤芍 15g。上药水煎分服，每日 1 剂。具有清热利湿、解毒消肿的功效。主治急性附睾炎，证属湿热下注型者。

加减：热重者，加金银花 15g、蒲公英 15g，以加强清热解毒之效；疼痛甚者，加炒川楝子 12g、制延胡索 12g，以行气止痛。

○名方验方　仙方活命饮加减：金银花 15g，当归 9g，赤芍 15g，香白芷 9g（后下），浙贝母 15g，穿山甲 10g（代，先煎），皂角刺 20g，天花粉 30g，炙没药 6g，防风 6g，生甘草 6g，怀牛膝 9g。上药水煎分服，每日 1 剂。具有清火解毒、消肿溃坚的功效。主治急性附睾炎，证属毒火壅盛型者。

加减：如红肿痛甚、热毒重者，加蒲公英 18g、野菊花 15g，以加强清热解毒之功；痛不甚者，减炙没药；血热者，加紫丹参 15g，以凉血解毒；大热、大渴伤津者，去香白芷，以防阴津更伤，重用天花粉并加玄参 15g，以清热生津。

○名方验方　滋阴除湿汤加减：川芎 9g，当归 10g，白芍 15g，熟地黄 20g，北柴胡 9g，黄芩 10g，陈皮 9g，知母 5g，浙贝母 12g，泽泻 15g，生甘草 4g，地骨皮 12g。上药水煎分服，每日 1 剂。具有益气养阴、清热除湿的功效。主治急性附睾炎，证属脓出毒泄型者。

加减：热象不显者，去黄芩，以防苦寒化燥伤阴。

○名方验方　复方酢浆草合剂：鲜酢浆草 100g，松节油 15mL，上药加水 1500mL，煎至 600mL，分 3 次服用，每日 1 剂。主治急性附睾炎。

○饮食疗法　合欢花蒸猪肝：合欢花 10~12g，猪肝 100~150g，食盐少许。将合欢花加清水泡浸 4~6 小时。将猪肝切成小片，加食盐少许，同放于碟中隔水蒸熟，食肝，每日 1 剂。用治急性附睾炎，症见睾丸肿胀，阴囊红肿，小腹、胸胁胀痛，情绪急躁，伴头晕，耳鸣，舌苔薄黄，脉弦等。

○饮食疗法　小茴香粳米粥：小茴香 10~15g，粳米 100g。先煎小茴香取药汁，去渣后，入粳米煮为粥；或取小茴香 3~5g，研成细末，调入粥中同煮，每日分 2 次热服。用治急性附睾炎，症见睾丸疼痛较甚，腹部坠胀，遇寒更甚，得热则减，胸胁胀痛，胃寒呕吐，舌苔薄白，脉弦紧等。

○饮食疗法　龙眼核末冲黄酒：龙眼核 500g，洗净，焙干研细末备用。用时，每次取 10g，用黄酒冲服，日服 3 次。主治附睾炎慢性期，症见附睾可触及结节，隐痛，舌质淡红、苔白，脉沉者。

○药茶疗法　绿豆衣双花茶：绿豆衣 10g，金银花 15g。以水煎后，代茶水饮服，每日 1 剂。适用于慢性附睾炎，症见睾丸、附睾疼痛，牵及少腹，腹股沟，阴囊红肿，口干，便秘，舌红苔黄，脉弦或弦数者。

○药酒疗法　巴戟地黄枸杞酒：巴戟天 60g，熟地黄 45g，枸杞子 30g，制附子 20g（先煎），甘菊花 60g，花椒 30g，醇酒 500mL。上药捣碎，置于干净瓶内，醇酒浸泡，密封 5 日后开取，弃药渣饮服。每次空腹饮服 10~20mL，每日早、晚各饮 1 次。适用于慢性附睾炎。

○药酒疗法　熟地香杞酒：熟地黄 250g，沉香 3g，枸杞子 120g，白酒 300mL。将前 3 味药置于洁净的瓶内，用白酒浸泡，密封 7 日后，弃药渣饮服。随量饮服，每日 1 次。适用于慢性附睾炎，症见睾丸疼痛，但不剧烈，眩晕耳鸣，腰痛酸软，形体消瘦，五心烦热，盗汗，遗精，舌红少苔，脉细数等。

○中药浸洗、坐浴疗法　二马败酱鱼腥汤：马鞭草、马齿苋、败酱草、鱼腥草各 30g，水煎，候温浸洗并湿敷局部。适用于附睾炎急性期，症见附睾疼痛明显，阴囊红肿者。慢性者，取葱白节、当归各 30g，水煎后坐浴。

○中药贴敷疗法　青黛大黄末：青黛、大黄末各适量，水调匀后贴敷于患处。具有清热解毒的功效。主治急性附睾炎。

精囊炎

精囊炎是男性常见感染性疾病之一。临床上分为急性精囊炎和慢性精囊炎两种，前者较为少见，而后者则多见。发病年龄大多在 20~40 岁。精囊炎的主要临床表现为血精，可伴见尿频、尿急、尿涩、会阴部不适等症状，常与前列腺炎并存。近年来本病的发病率有上升的趋势。

该病属中医学血精证范畴。中医学认为，精藏于精室，为肾所主。精室出血，其主要病因病机为热入精室，损伤血络，迫血妄行，血随精出；或为瘀血败精内停，阻滞血络，血不循经；或为脾肾气虚，不能统摄血液，血精同出。

【望舌诊病】

○舌质红，苔黄腻，属下焦湿热。

○舌质红而少津，苔少或无（彩图 3-10-7），属阴虚火旺。

○舌质淡胖，苔白，属脾肾两虚。

○舌质黯或有瘀点、瘀斑，属瘀血内结。

【中医疗法】

○名方验方　龙胆泻肝汤加减：龙胆 15g，山栀子 9g，滑石粉 15g，北柴胡 9g，生黄柏 15g，车前子 15g（包煎），泽泻 15g，小蓟 12g，仙鹤草 15g，生地黄 15g。上药水煎分服，每日1剂。具有清热利湿、凉血止血的功效。主治精囊炎，证属下焦湿热型者。

加减：尿痛明显者，加瞿麦30g、关木通15g，以通淋止痛；会阴疼痛明显者，加蒲公英15g、败酱草15g，以清热解毒，另加赤芍15g，以活血祛瘀。

○名方验方　知柏地黄丸加减：盐黄柏12g，肥知母15g，牡丹皮10g，生地黄15g，山茱萸12g，墨旱莲15g，赤芍药15g，紫草15g，白茅根30g，盐泽泻10g，生甘草4g。上药水煎分服，每日1剂。具有滋阴降火、宁络止血的功效。主治精囊炎，证属阴虚火旺型者。

加减：口干舌燥者，加石斛12g、玄参12g，以滋养胃阴；遗精盗汗者，加辽五味子6g（打碎），以固涩敛汗。

○名方验方　四君子汤加减：潞党参20g，炙黄芪30g，盐杜仲12g（包煎），熟地黄15g，炒白术15g，怀山药15g，阿胶10g（烊化），盐菟丝子12g（包煎），侧柏炭15g，怀牛膝12g，炙甘草4g，藕节炭12g。上药水煎分服，每日1剂。具有健脾益肾、补气止血的功效。主治精囊炎，证属脾肾两虚型者。

加减：气虚下陷者，可加升麻6g、柴胡6g，以升阳固摄；症见头晕眼花、肾精亏损者，可加鹿茸3g（炖服）、紫河车15g（研末，吞服），以填精补髓而固肾。

○饮食疗法　马兰莲子汤：鲜马兰头20g，鲜白茅根120g，莲子（去心）12g，白糖适量。先将马兰头、鲜茅根加清水适量，火煮取汁，再加水发莲子、红枣、清水适量，用文火煮1小时左右，食时加白糖调味，饮汤食莲子、红枣。用于治疗血精，证属下焦湿热型者。

○饮食疗法　桃仁粳米粥：桃仁10g，粳米50g，白糖适量。先将桃仁洗净，除去皮尖，捣烂如泥备用。粳米淘洗干净，放在铝锅内，加清水适量，用中火煮开后，再用文火慢煮，待粥将成时，再加入桃仁泥、白糖各适量，稍煮1~2分钟，沸即可服食。用于治疗血精，证属瘀血阻络型者。

○梅花针疗法　在夹脊部位，行扣刺法，以出血为度。具有清热凉血的功效。主治精囊炎。

精索静脉曲张

精索内蔓状静脉丛扩张、伸长和迂曲称为精索静脉曲张，是男性常见病之一。该种患者中有相当一部分人可引起睾丸、附睾形态结构的改变和功能障碍，影响精液的质量，成为男性不育的重要原因。

精索静脉曲张分为原发性和继发性两种。原发性者，由于解剖因素或本身静脉瓣薄弱引起精索静脉曲张；继发性者，由于其他病变压迫影响精索静脉回流所导致。精索静脉曲张主要发生在左侧，双侧性静脉曲张为1%~25%，单纯右侧者少见。

该病属中医学筋瘤等范畴。中医学认为，本病的发生与肝肾虚亏、气滞血瘀、外感寒湿、饮食不节、外伤等因素有关。

【望舌诊病】

○舌质淡，苔薄（彩图3-10-8），属肝肾虚亏。

○舌质黯，或有瘀点、瘀斑，属瘀血阻络。

○舌质淡红，苔白或白厚（彩图3-10-9），属寒湿阻络。

○舌质红，苔黄腻，属瘀热阻络。

【中医疗法】

○名方验方　水蛭蜈蚣汤：水蛭12g，蜈蚣2条，三棱、莪术、怀牛膝各10g，熟大黄12g，炙乳香6g，川楝子、荔枝核、皂角刺各15g。上药水煎分服，每日1剂。主治精索静脉曲张，证属血瘀阻络型者。

加减：久病致虚者，加黄芪、党参、当归。

○名方验方　右归丸加味：熟地黄30g，怀山药12g，山茱萸10g，枸杞子12g，盐菟丝子20g（包煎），鹿角胶10g（烊化），当归尾6g，盐杜仲12g，肉桂3g（焗服），熟附子6g（先煎），紫丹参18g，鸡血藤30g。上药水煎分服，每日1剂。具有补益肝肾、理气通络的功效。主治精索静脉曲张，证属肝肾虚亏型者。

加减：偏于肝肾阴虚，舌嫩红少苔者，去熟附子、肉桂，加制女贞子12g（后下）、醋鳖甲12g（先煎），以滋养肾阴。

○名方验方　甘姜苓术汤合桂枝茯苓丸：炙甘草10g，干姜12g，白茯苓20g，生白术10g，嫩桂枝10g，牡丹皮10g，光桃仁10g，赤芍药10g。上药水煎分服，每日1剂。具有散寒祛湿、温经通络的功效。主治精索静脉曲张，证属寒湿阻络型者。

○名方验方　通精煎：丹参15g，蓬莪术15g，怀牛膝15g，全当归10g，光桃仁10g，北柴胡10g，生牡蛎30g（先煎），生黄芪20g。上药水煎，分2次空腹时服用，每日1剂。适用于精索静脉曲张合并不育症，证属瘀血阻络型者。

加减：兼睾丸偏坠、胀痛不舒、脉弦等肝经郁滞者，加橘叶、橘核各10g，荔枝核15g，小茴香10g（包煎）；阴囊湿痒、小便黄赤、舌苔黄腻等湿热者，加车前子15g（包煎）、肥知母10g、生黄柏10g；阴囊下坠不收、神疲肢倦、脉细等气虚者，加潞党参10g、炒白术10g；形寒肢冷、睾丸处阴冷、脉沉迟等阳虚者，加熟附子10g（先煎）、嫩桂枝10g；口干舌红、五心烦热、脉细数等阴虚者，加生地黄15g、生白芍10g、炙鳖甲10g（先煎）。

○饮食疗法　鱼鳔胶糯米粥：鱼鳔胶30g，糯米50g。先用糯米煮粥，半熟时加入鱼鳔胶，一起煮熟后服食。每隔2日服1次，连服10次为1个疗程。具有补肾填精的功效，适用于精索静脉曲张手术后仍精子少、活力低者。

○饮食疗法　银耳鹿胶冰糖汤：银耳30g，鹿胶7.5g，冰糖15g。将银耳用温水泡发，去杂质，加水适量煎煮，待银耳熟透后，加入鹿角胶、冰糖，使之烊化搅匀即成。具有补肾填精的功效，适用于精索静脉曲张手术后仍精子活力低下者。

○中药湿敷疗法　归花参汤：当归、红花、丹参各15g，水煎候温，用毛巾浸湿外敷于患处，每日1~2次，每剂药可用2~3日。主治轻度精索静脉曲张。

○中药熏洗疗法　芪参鸡血藤汤：黄芪、丹参、鸡血藤各30g，小茴香（包煎）、红花、羌活各10g。上药水煎，先熏后洗患处，每次30分钟，每日2次。1剂药可用2~3日。主治精索静脉曲张。

睾丸鞘膜积液

　　睾丸鞘膜积液，是指因围绕睾丸的鞘膜腔内液体积聚超过正常量而形成的病变，也是较常见的男性疾病。据其病因分为原发性（特发性）睾丸鞘膜积液和继发性（症状性）睾丸鞘膜积液两种。原发性睾丸鞘膜积液原因未完全明了，病程进展缓慢，病理检查常见鞘膜呈慢性炎症反应，可能与慢性损伤、炎症有关，还可能与先天因素有关，如鞘膜腔淋巴管系统存在缺陷等。继发性睾丸鞘膜积液则有原发性疾病，如急性睾丸炎、附睾炎、精索炎等，刺激鞘膜渗出增加，造成积液。阴囊手术损伤淋巴管造成的回流障碍，以及高热、心功能不全、腹水等，表现为急性鞘膜积液；慢性继发性积液常见于慢性睾丸炎、附睾炎、梅毒、结核病、睾丸肿瘤等病症患者，造成鞘膜分泌增加而形成积液。在我国南方地区，可见由丝虫病或血吸虫病阻塞淋巴回流引起的鞘膜积液。

该病属中医学"水疝"等范畴。认为多因水湿下注、积聚阴囊而成。脾肾为制水之脏，脾主运化，肾主水，肝之疏泄也与水湿运行有关，故本病多与脾、肾、肝等脏器有关。其病因、病机常与感受寒湿、湿热下注、脏器虚损、脾虚不运、肝经气滞、跌扑损伤、感染疫虫等有关。

【望舌诊病】

○舌质淡红，苔白或白厚（彩图 3-10-10），属寒湿凝聚。

○舌质红，苔黄或黄腻，属湿热蕴结。

○舌质淡，苔薄，属肾虚水停或脾虚水困。

○舌质淡红，苔薄白或薄黄（彩图 3-10-11），属气郁水停。

○舌质黯，有瘀点、瘀斑，属血瘀阻络。

○舌质淡红，苔白或白厚，属虫积阻络。

【中医疗法】

○名方验方　水疝汤：肉桂 2.4g（焗服），当归 6g，赤芍 6g，红花 6g，小茴香 6g（包煎），橘核 6g，广木香 2.4g（后下），牵牛子 3g，台乌药 3g，炙甘草 3g，怀牛膝 6g，桂枝 6g，槟榔 3g。上药水煎分服，每日 1 剂。具有温肾散寒、利水散结的功效。主治睾丸鞘膜积液，证属寒湿凝聚型者。

加减：寒邪较盛，手足不温者，可加制附子 10g（先煎）、干姜 10g，以温补脾肾之阳；湿邪较盛，身重便溏者，可加姜厚朴 10g、大腹皮 12g，以下气化湿；有化热征象者，可去肉桂、当归、小茴香，加蒲公英 15g、白茯苓 20g，以清热化湿。

○名方验方　大分清饮：白茯苓 15g，炒泽泻 12g，关木通 10g，猪苓 8g，山栀子 8g，车前子 8g（包煎），炒枳壳 8g。上药水煎分服，每日 1 剂。具有清热利湿的功效。主治睾丸鞘膜积液，证属湿热蕴结型者。

加减：热较盛者，可加黄柏 12g、龙胆 9g，以加强清热利湿；湿较盛者，可加绵茵陈 15g、薏苡仁 20g，以健脾渗湿。

○名方验方　济生肾气丸：制附子 10g（先煎），白茯苓 20g，炒泽泻 10g，山茱萸 15g，怀山药 18g，牡丹皮 12g，嫩桂枝 10g，怀牛膝 12g，熟地黄 12g，车前子 20g（包煎）。上药水煎分服，每日 1 剂。具有温肾利水的功效。主治睾丸鞘膜积液，证属肾虚水停型者。

加减：临床应用时可加入盐菟丝子 20g（包煎）、仙茅 10g，以加强温补肾阳之力；水肿明显者，还可加入猪苓 10g、通草 10g、炒扁豆 30g，以加强利水之功。

○饮食疗法　莲房猪膀胱汤：莲房 1 只，猪膀胱 1 具。加水 4 碗，煎至 1 碗，饮汤食猪膀胱，隔日 1 次，一般连服 4 日，小儿分次服用。具有利水渗湿的功效，适用于各型鞘膜积液。

○饮食疗法　枳壳鸡蛋汤：枳壳 60g，鸡蛋 2 枚。先加水适量煎枳壳，去渣取汁，然后将鸡蛋整个放入药汁内煮熟，剥去鸡蛋壳，加食盐少许再煮片刻，食蛋喝汤，每日 1 次。具有行气散滞的功效，适用于水疝，证属肝郁气滞型者。

○中药泡洗疗法　车前子荔枝核汤：车前子 30g，荔枝核 15g。上药加水适量煎煮，趁热先熏，待温时泡洗阴囊，每次 20 分钟，每日 1 次。主治睾丸鞘膜积液。

早　泄

早泄，又称射精过早症，是射精障碍的一种类型，是男性性功能障碍的原因之一。一般来说，早泄是指射精发生在阴茎进入阴道之前、正当进入阴道时或进入阴道后不久而言。

早泄一般表现为以下几种类型：一是习惯性早泄。表现为性欲旺盛，阴茎勃起有力，交媾愿望迫切，但届时表现得心有余而力不足，一触即泄，难以自控，这种情况多见于 40 岁以下的青年或中年人。二是老年性早泄。随着年龄的增长，性功能日趋减弱，这种衰减是自然性的。45 岁以后出现这种情况较多，即无论从性欲上，还是在阴茎勃起的程度上都显得不足，并出现早泄。三是在身体或精神上仓促应付或过度疲劳的情况下发生的早泄，这时身心疲惫，性欲降低，勉强交媾也会发生早泄。

早泄分原发性早泄和继发性早泄两种。原发性早泄是指自从首次性生活开始即有早泄；继发性早泄是指过去曾有过正常射精功能的男子，以后逐渐出现早泄。

该病属中医学鸡精等范畴。认为早泄的发生与心、脾、肝、肾等脏腑的功能失调有密切的关系。精液的藏摄和疏泄与人体脏腑经络有着密切的关系，它有赖于心、肝、脾、肾等脏器的共同作用。精液的疏泄与肾、肝、心相关，以肾虚为本。

【望舌诊病】

○舌质红，苔黄腻，属肝经湿热。

○舌质红，苔少（彩图 3-10-12），属阴虚阳亢。

○舌质淡，苔白（彩图 3-10-13），属肾气不固或心脾虚损。

【中医疗法】

○名方验方　龙胆泻肝汤加减：龙胆 12g，黄芩 10g，山栀子 10g，枸杞子 12g，关木通 12g，车前子 15g（包煎），当归 8g，生地黄 12g，北柴胡 10g，泽泻 12g，生甘草 6g。上药水煎分服，每日 1 剂。具有清泻肝经湿热的功效。主治早泄，证属肝经湿热型者。

加减：心烦口苦甚者，用黄连 6g 易黄芩，以加强泻心火之力；伴有小便淋浊涩痛者，加蒲公英 18g、鹿衔草 10g，以加强清热通淋之功。

○名方验方　知柏地黄丸加减：生地黄 15g，山萸肉 10g，怀山药 12g，肥知母 10g，生黄柏 12g，炒泽泻 10g，牡丹皮 10g，土茯苓 15g，沙苑子 10g（包煎），炙金樱子肉 12g，龙骨 30g（先煎），牡蛎 30g（先煎）。上药水煎分服，每日 1 剂。具有滋阴潜阳的功效。主治早泄，证属阴虚阳亢型者。

加减：入夜难寐者，加百合 10g、合欢皮 10g，以安神定志。

○名方验方　金匮肾气丸加减：熟附子 6g（先煎），肉桂 3g（焗服），生地黄 15g，山茱萸 10g，白茯苓 12g，怀山药 12g，牡丹皮 12g，炒泽泻 12g，桑螵蛸 10g，炙金樱子肉 10g，北五味子 10g（打碎）。上药水煎分服，每日 1 剂。具有益肾固精的功效。主治早泄，证属肾气不固型者。

加减：腰膝酸软甚者，加盐杜仲 10g、怀牛膝 15g，以补肾强腰健骨。

○饮食疗法　车前草煲猪小肚：鲜车前草 60g~90g，猪小肚（猪膀胱）200g。将猪小肚切成小块加水适量，与车前草煲汤，加食盐适量搅匀后服食，食猪小肚喝汤。具有清利湿热的功效，适用于早泄，证属湿热蕴结下焦型者。

○饮食疗法　雀莵盆杞粳米粥：麻雀 5 只，盐莵丝子 30~45g，覆盆子 10~15g，枸杞子 20~30g，粳米 100g。先将麻雀去毛及内脏，洗净取黄酒少许炒熟。用砂锅煎盐莵丝子、覆盆子、枸杞子，去除药渣，其汤与雀肉、粳米同煮成粥，熟时加入少许盐、葱、姜调味，随意服食。具有壮阳益精、补肾养肝的功效，适用于遗精、早泄，证属肾气不足型者。

○药酒疗法　枸杞酒：枸杞子 60g，白酒 500g。将枸杞子洗净，泡入酒中密封，浸泡 7 日以上即成，每晚睡前饮 1 小盅。具有补虚益精、温阳散寒的功效，适用于遗精、早泄，证属阴阳两虚型者。

○药酒疗法　固精酒：山茱萸、炙金樱子、五倍子、辽五味子（打碎）、刺猬皮、覆盆子、胡桃肉、大枣各 20g，浸入 1000mL 白酒中，密封置于阴暗处 1~2 周。可于性交前饮服 40~50mL，每晚佐餐用 25mL。适用于早泄。

○中药熏洗、浸泡疗法　五倍子液：五倍子 20g，用文火煎煮 30 分钟，再加温开水适量，趁热熏洗阴部数分钟，待药液转温后浸泡龟头 5~10 分钟，每晚 1 次，15~20 日为 1 个疗程，一般治疗 1~2 个疗程，使龟头敏感性降低。

不射精症

不射精症是指成年男子在性交活动中阴茎能够正常勃起，且性交能持续足够的时间，但不能在阴道内射精的病症。

不射精症亦称射精障碍。但严格来说，后者除了不能射精外，还包括早泄及逆行射精等病症。

男子的性交活动主要包括以下 5 个过程，即性欲——阴茎勃起——性交——性高潮——射精。一般来说，射精是男子性交达到高潮后的必然过程，也是性交活动趋于完成的最重要的标志。如此一个过程的缺失，则男子既不能充分获得性交的快感，亦不能达到使女人怀孕的目的，从而使性交活动功败垂成。

该病属中医学精不泄、精闭等范畴。认为射精活动是在心神的主持下由多个脏器参与并协调完成的一个复杂过程。其中心主君火，肝、肾主筋，亦主相火，相火与君火的相互作用使阴茎勃起，达到一定程度，在君火的指令下宗筋发生一系列排泌活动，精室开启，生殖之精通过精道急剧排出，性交过程完成。如在此过程中某脏腑或器官发生病变，均可导致射精活动失败。

【望舌诊病】

●实证

○舌质淡红或黯红，苔白（彩图 3-10-14），属肝郁气滞。

○舌质红，苔黄腻，属肝火扰心。

○舌质紫黯，舌边有瘀点或瘀斑，属精道瘀阻。

○舌质略红，苔黄腻或黄白相间，属湿热下注。

●虚证

○舌质淡，苔薄白（彩图 3-10-15），属心脾两虚。

○舌质淡，苔白或水滑，属肾精亏虚。

○舌体瘦小，舌质红，苔少或无，属阴虚火旺。

○舌质淡，舌体胖，苔白，属命门火衰。

【中医疗法】

○名方验方　柴胡疏肝散加减：醋柴胡 10g，炒白芍 15g，全当归 10g，炒枳实 10g，温郁金 10g，紫苏梗 6g，炒香附 10g，玫瑰花 6g，路路通 6g，白茯苓 15g，炮山甲 10g（代，先煎），炙甘草 6g。上药水煎分服，每日 1 剂。具有疏肝解郁、理气行滞的功效。主治不射精症实证，证属肝郁气滞型者。

加减：肝郁气滞兼有脾虚者，可选用逍遥散加减；肝郁日久，有化热趋势者，应在上方基础上加用黄芩、栀子、夏枯草、龙胆、刺蒺藜等药，以清泄郁热；肝郁日久，由气及血，伴见瘀血阻滞征象者，加用桃仁、红花、赤芍、牛膝、苏木、地龙等活血化瘀、通络散滞药；病程日久，忧郁伤神，失眠多梦者，可在上方基础上加用法半夏、夏枯草、炒枣仁、夜交藤等，以调和阴阳，安神定志。

○名方验方　龙胆泻肝汤化裁：醋柴胡 10g，川黄连 10g，山栀子 10g，炒白芍 12g，龙胆 10g，关木通 6g，盐泽泻 12g，生地黄 15g，温郁金 10g，生甘草 10g。上药水煎分服，每日 1 剂。具有疏肝泻火、坚阴解郁的功效。主治不射精症实证，证属肝火扰心型者。

加减：方中龙胆、关木通二味药大苦大寒，易伤胃气，应中病即止，不可长期大量使用。心火偏重，伴烦躁、心悸、不寐者，宜在上方基础上加用莲子心、白茯苓、炒枣仁清心安神，以交通心肾；若有肝胆湿热下注，阻滞精室者，可加用知母、黄柏、萆薢等，以清利下焦湿热；肝火日久，耗伤肾阴者，可合用滋水清肝饮加减。

○名方验方　归脾丸加减：炙黄芪 30g，全当归 10g，炒白术 10g，龙眼肉 10g，炒枣仁 15g，紫丹参 30g，紫河车 10g（研末，吞服），盐菟丝子 10g（包煎），制女贞子 10g（后下），广木香 6g（后下），茯神 12g，炙甘草 6g，大枣 10 枚。上药水煎分服，每日 1 剂。具有补益心脾、养血填精的功效。主治不射精症虚证，证属心脾两虚型者。

加减：本型患者较易合并湿邪，常见舌苔白腻，胸脘痞闷等症，可在上方基础上加用薏苡仁、炒苍术、春缩砂仁（后下）等，以化湿燥脾，标本同治；本型患者在益气养血，补益心脾的同时，佐以补肾固精之品亦属重要，盖精血同源，精旺则血充，血充则精盛。

○名方验方　五子衍宗丸加减：盐菟丝子 15g（包煎），枸杞子 10g，辽五味子 6g（打碎），覆盆子 10g，炙金樱子肉 15g，淫羊藿 10g，紫河车 10g（研末吞服），苏芡实 20g，制女贞子 10g（后下），车前子 10g（包煎），烫蜈蚣 1 条，制首乌 20g。上药水煎分服，每日 1 剂。具有益肾填精、固本充源的功效。主治不射精症虚证，证属肾精亏虚型者。

加减：肾阴不足明显者，可加用炙龟甲（先煎）、熟地黄、山茱萸，以大补真阴；伴肾阳亏虚者，加用韭菜子（包煎）、仙茅、淫羊藿、肉桂（焗服），以补元阳、壮命火；兼有肝气郁闭者，加醋柴胡、制香附、温郁金、炒王不留行子，以疏肝理气，解郁畅怀；兼见下焦湿热者，加用炒黄柏、石韦片、绵萆薢、土茯苓，以清热利湿。

○饮食疗法　桑葚粳米粥：桑葚子50g（鲜品用100g），水泡洗净，粳米250g，共煮为粥，分次服食，每日1剂。适用于不射精症，证属心脾两虚，肾精亏虚型者。

○饮食疗法　山药莲子粳米粥：怀山药30g（鲜品用100g），莲子肉15g，粳米120g，加水适量，煮为粥，分次服食，每日1剂。适用于不射精症，证属心脾气虚，阴虚火旺型者。

○推拿按摩疗法　每日睡前用热水洗足后，用手掌摩擦涌泉穴（双足心前端），可顺时针方向、逆时针方向交替进行，以摩擦生热为度。

缩　阳

缩阳，又称"阴缩""阳缩"，是指男子阴茎、睾丸和阴囊内缩，伴少腹拘急疼痛为主要表现的一种病症。大多突然发病，但也有缓慢发生的。多见于青壮年，偶发于儿童及老年人。

中医认为该病多因寒凝厥阴或湿热之邪侵犯肝经所引发，亦有因阴虚内热所致者，与足厥阴肝经、督脉和肝肾两脏关系密切。

【望舌诊病】

○舌体胖大，苔薄，属肾阳衰微。

○舌质淡或紫黯，苔白（彩图3-10-16），属寒滞肝脉。

○舌质红，苔黄，属湿热下注。

○舌质红，苔少或无（彩图3-10-17），属阴虚火旺。

【中医疗法】

○名方验方　右归丸加减：熟附子10g（先煎），山茱萸10g，盐杜仲10g，熟地黄10g，台乌药12g，怀山药15g，枸杞子12g，鹿角胶10g（烊化），盐菟丝子10g（包煎），小茴香6g（包煎、后下）。上药水煎分服，每日1剂。具有温补肾阳的功效。主治缩阳，证属肾阳衰微型者。

加减：如兼有外寒，可加吴茱萸9g、炙麻黄6g，以温经散寒；大便泄泻者，去熟地黄，加肉豆蔻9g，以温中止泻；出冷汗、不省人事、四肢厥冷、亡阳虚脱者，加肉桂6g（焗服）、干姜4.5g，党参30g，以回阳救逆。

○名方验方　暖肝煎加味：肉桂3g（焗服），台乌药10g，小茴香10g（包煎），沉香6g（后下），炒川楝子15g，橘核12g，枸杞子5g，当归12g，吴茱萸6g，生姜10g，茯苓12g。上药水煎分服，每日1剂。具有温经逐寒、行气止痛的功效。主治缩阳，证属寒滞肝脉型者。

加减：如外寒较重，可加重吴茱萸至9~12g，并加麻黄6g，以驱散寒邪；阴缩抽痛较重，可加炒白芍15g，炒木瓜12g，以缓急止痛。

○名方验方　龙胆泻肝汤加减：龙胆10g，栀子10g，黄芩10g，柴胡10g，生地黄10g，车前子10g（包煎），木通10g，当归10g，白芍20g，甘草6g，泽泻12g。上药水煎分服，每日1剂。具有清热利湿的功效。主治缩阳，证属湿热下注。

加减：阴器抽痛较重，加小茴香9g、荔枝核12g，以理气止痛。

○饮食疗法 生姜饮：生姜适量，切片，加白糖适量，用开水泡后频服。适用于缩阳，证属寒滞肝脉型，症见少腹拘急者。

○饮食疗法 核桃韭子煎：核桃仁1枚，炒韭子6g（包煎）。用水煎后，加黄酒饮服。每日加用核桃仁1枚，加至20日，周而复始，用于治疗缩阳，证属阴寒内盛型者。

○灸法 灸中封穴50壮，或灸下满穴50壮，以温中散寒。适用于缩阳，证属下焦虚寒型者。

○煨熨疗法 铁砂适量与白醋少许混匀后，煨熨气海穴。具有散寒、活血、止痛的功效。可再加入麻黄、川乌、草乌、肉桂、丁香、小茴香以温经散寒；加入炙乳香、炙没药、制马钱子，以行瘀活血，通络止痛。

男性更年期综合征

男性更年期综合征是指男子从中年向老年过渡时期，由于机体逐渐衰老，内分泌功能逐渐减退（尤以性腺功能变化最为明显），从而引起体内一系列平衡失调，使神经系统功能及精神活动稳定性减弱，而出现的以自主神经功能紊乱、精神、心理障碍和性功能改变为主要症状的综合征。

该病属中医学虚劳、心悸、不寐、郁证等范畴。中医学认为，男人步入更年期，由于肾气逐渐衰少，精血日趋不足，导致肾的阴阳失调。由于肾阴、肾阳是各脏器阴阳之根本，肾阴、肾阳的失调进而导致各脏器功能紊乱，从而形成了男性更年期综合征的病理基础。

【望舌诊病】

○舌质红，苔少（彩图3-10-18），属阴虚内热。

○舌质淡，苔白，属肾阳亏虚或肾气不足或心脾两虚。

○舌质淡，苔薄或无，属肾阴阳两虚。

○舌质淡红，苔少或无（彩图3-10-19），属肾精亏虚。

○舌质红，苔薄黄，属心肾不交。

○舌质淡，苔薄白，属肝郁脾虚。

【中医疗法】

○名方验方 知柏地黄汤加减：肥知母10g，盐黄柏15g，生地黄20g、熟地黄20g，怀山药15g，山茱萸10g，牡丹皮10g，生龟甲15g（先煎），辽五味子10g，麦门冬15g。上药水煎分服，每日1剂。具有滋阴降火的功效。主治男性更年期综合征，证属阴虚内热型者。

加减：盗汗者，加地骨皮15g，龙骨、牡蛎各20g（均先煎），以滋阴敛汗；阳痿、早泄明显者，加制巴戟天、炙金樱子肉、盐菟丝子（包煎），以固肾气。

○名方验方 右归丸加减：熟地黄20g，怀山药15g，山茱萸10g，枸杞子10g，鹿角胶5g（烊化），盐菟丝子15g（包煎），盐杜仲10g，全当归10g，肉桂5g（焗服），熟附子5g（先煎）。上药水煎分服，每日1剂。具有温补肾阳的功效。主治男性更年期综合征，证属肾阳亏虚型者。

加减：小便清长者，加炙金樱子肉、苏芡实，以固肾缩尿；大便稀溏者，加炒白术、人参（炖服）、肉豆蔻，以温肾补脾，振奋脾阳；阳痿早泄明显者，加制巴戟天、炙金樱子肉、苏芡实，以壮阳固肾。

○名方验方 二仙汤加减：淫羊藿 15g，仙茅 15g，制巴戟天 10g，当归 10g，知母 10g，制黄柏 10g。上药水煎分服，每日 1 剂。具有调补肾阴肾阳的功效。主治男性更年期综合征，证属肾阴阳两虚型者。

加减：便溏腹泻者，加炒白术、人参（炖服）、茯苓，以健脾涩肠止泻；腰痛明显者，加盐杜仲、烫狗脊，以壮肾补腰。

○饮食疗法 黄精山药炖鸡：制黄精 15g～30g，怀山药 100～200g，鸡肉 1 只或半只。将鸡肉洗净切块，与上药同入盘中，隔水炖熟，调味后分 2 次服食，隔日 1 剂，连服数剂。适用于男性更年期综合征，证属肾阴虚型者。

○饮食疗法 首乌枸杞大枣煮鸡蛋：制何首乌 20g，枸杞子 20g，大枣 10 枚，鸡蛋 2 枚。上料加水适量同煮，蛋熟后去壳再煮，将水煮至 1 碗，去药渣调味后，饮汤食蛋。每日 1 次，连服 15～30 日。适用于男性更年期综合征，证属肝肾阴虚型者。

○药茶疗法 附子白菊决明子汤：熟附子 6g（先煎），白菊花 9g，决明子 15g。上药加水适量，煎煮后当茶水频频饮服。每日 1 剂。适用于男性更年期综合征，证属肾虚型者。

○按摩推拿疗法 ①肾阴虚：患者坐位，医者用双手拇指点按肝俞、肾俞穴；施以五指拿推法，点按头维、百会、风池穴；施以揉拿手三阴法，点按曲池、内关穴。嘱患者仰卧位，施以提拿足三阴法，点按阴陵泉、太溪、涌泉穴。②肾阳虚：患者坐位，医者用双手拇指点按肾俞穴。施以一指托天法，点按手三里、阳池、神门穴。

阳 痿

阳痿是由于男子阴茎的勃起机制障碍，因而性交时不能勃起，或勃起的硬度不够，不能与女子进行性交活动的一种疾病。

西医学认为，阴茎的勃起是一个极为复杂的心理、生理过程，需要诸多因素的协调与配合，如正常的激素分泌、健全的神经反射、血循环协调运动及阴茎正常的解剖结构等。

中医学认为，阴茎生于前阴，为宗筋所聚。幼年男子阴茎短小，虽偶有勃起，但不具备性交能力；从青春期开始，随着肾气的充盛，在天癸的激发下，人类的内外生殖器及第二性征开始发育，男子阴茎亦渐趋长大，始有了性交的欲望及能力。

阴茎的勃起是由一系列脏腑、经络及气血津液相互协调作用的结果。

【望舌诊病】

○舌质偏黯或正常，苔薄白（彩图 3-10-20），属肝气郁结。

○舌质红，苔黄腻，属肝经湿热。

○舌质淡，苔薄白，属心脾两虚或肾阳衰微。

○舌质嫩红，苔薄黄（彩图 3-10-21），属阴虚火旺。

○舌质黯或有瘀点、瘀斑，属瘀血阻络。

○舌质黯淡，苔白腻，属寒滞肝脉。

○舌质略淡，苔白，属惊恐伤肾。

【中医疗法】

○名方验方 沈氏达郁汤化裁：醋柴胡 9g，升麻 6g，制香附 9g，炒白芍 12g，橘叶 9g，刺蒺藜 9g，川芎 5g，当归 2g，蜈蚣 2 条，炙甘草 6g。上药水煎分服，每日 1 剂。具有舒肝解郁、理气和血的功效。主治阳痿，证属肝气郁结型者。

加减：情志抑郁较重，胸闷不舒者，可加合欢皮 15g、石菖蒲 9g，以舒肝解郁；兼见血行不畅者，可加丹参 15g、桃仁 9g，以活血化瘀；肾阳不足者，可加制巴戟天 12g、盐菟丝子 9g，以温肾助阳；肝郁化火者，可去升麻，加牡丹皮 12g、山栀子 12g，以清肝凉血；肝郁及脾者，可加生白术 12g、党参 12g，以健脾益气。

○名方验方　龙胆泻肝汤化裁：龙胆 12g，山栀子 9g，黄柏 9g，柴胡 9g，白芍 15g，当归 12g，牡丹皮 12g，萆薢 12g，泽泻 15g，荔枝核 9g，白茅根 15g。上药水煎分服，每日 1 剂。具有清利湿热、疏肝振痿的功效。主治阳痿，证属肝经湿热型者。

加减：湿热不重者，可适减龙胆、山栀子及黄柏的剂量；小便不畅，尿急、尿频明显者，加萹蓄 12g、瞿麦 15g，以清利水道；少腹抽痛者，加制延胡索 9g、炒川楝子 9g、制吴茱萸 6g，以理气缓肝；尿血者，加侧柏叶 12g、生地黄 15g，以凉血止血；腰痛重者，加川续断 15g、盐杜仲 15g，以强腰壮肾。

○名方验方　归脾汤化裁：人参 9g（炖服），炙黄芪 15g，炒白术 15g，白茯苓 15g，炒陈皮 6g，炒枣仁 9g，广木香 9g（后下），龙眼肉 15g，炙甘草 9g，生姜 3g，大枣 5 枚。上药水煎分服，每日 1 剂。具有健脾养心、安神定志的功效。主治阳痿，证属心脾两虚型者。

加减：腹胀者，去黄芪，加炒槟榔 12g，以行气导滞；脾虚便溏者，加莲子肉 12g、怀山药 12g，以健脾益气，涩肠止泻；气虚下陷者，加升麻 6g、北柴胡 6g，以升阳举陷；脾虚及肾，肾阳亏虚者，加肉苁蓉 12g、淫羊藿 9g、枸杞子 15g，以益肾壮阳；心阴不足，心火亢盛者，去黄芪、白术，加炒白芍 12g、川黄连 6g，以敛阴清火。

○名方验方　调肝振痿汤：刺蒺藜，柴胡，枳实，白芍，当归，牛膝，蜈蚣（原方未注明剂量）。上药水煎分服，每日 1 剂。具有舒肝解郁、和血振痿的功效。主治阳痿，证属肝郁型者。

加减：肝气郁结者，加郁金、香附、九香虫；肝气横逆者，加石决明（先煎）、牡蛎（先煎）、羚羊角粉（冲服）；肝经湿热者，加龙胆、泽泻、车前子（包煎）、蛇床子（包煎）；瘀血阻络者，加炒水蛭、炒地龙、赤芍、路路通；痰郁阻络者，加白僵蚕、露蜂房；命门火衰者，加盐菟丝子、肉苁蓉、淫羊藿、紫梢花；肝肾阴虚者，加生地黄、山茱萸、枸杞子；寒滞肝脉者，加制吴茱萸、丁香（后下）、肉桂；惊恐伤肾者，加炙远志、石菖蒲、茯神、琥珀（冲服）；肝血虚者，加熟地黄、紫河车（研末吞服）；脾胃气虚者，加生黄芪、潞党参。

○饮食疗法　桃仁佛手煲鸡蛋：桃仁 12g，佛手 20g，鸡蛋 2 枚。加水同煮，蛋熟后去壳，取蛋再煮 15 分钟，食蛋饮汤。隔日 1 次，连用半个月。具有疏肝解郁、活血化瘀、补精益气及交通肝肾的功效，对肝郁肾虚型阳痿较为适宜。

○饮食疗法　香附米炖猪尾巴：香附米 20g，猪尾巴 1~2 条（去毛洗净），加水适量同煮。沸后用文火炖至猪尾熟烂，弃香附米，加入调味品，饮汤食肉。可连续服用 2~3 次。香附米行气解郁，猪尾巴益肾填精，起阳道。相伍为用，可以疏肝益肾。适用于阳痿。

○饮食疗法　韭菜炒虾米：韭菜 100g，鲜小虾 50g，调料适量。同炒熟佐餐用，每周 3~4 次。韭菜性温，虾米壮阳，二物佐餐，对肾阳不足型阳痿有良好的辅助治疗作用。

○药茶疗法　白茅根夏枯草茶：鲜白茅根 30g（干者 15g），夏枯草 15g，红花 6g。上药加水适量煎后，代茶水频饮，每日 1 剂。白茅根甘寒清热通利，善解下焦湿热；夏枯草平肝清热，红花活血化瘀。三药合用，适用于阳痿，证属肝经湿热夹瘀型者。

○药茶疗法　枣仁枸杞茶：酸枣仁 15g，枸杞子 30g，茶叶适量。上料用纱袋包裹，用沸水冲泡，当茶水饮服。酸枣仁安神宁志，枸杞子补肾填精。共用有安神补肾之效，对惊恐伤肾型阳痿有辅助治疗作用。

○药酒疗法　淫羊藿 30g，白酒 500mL 浸泡，浸泡 7 日后饮服，久服效佳。

遗　精

遗精是指在非性活动时精液自行泄出的一种症状，又有梦遗和滑精之分。有梦而遗精的，称为梦遗；无梦而遗精，甚至清醒时精液自流的，称为滑精。

严格来说，梦遗也是一种性活动。青春期后未婚或已婚者，或婚后夫妻分居，每月梦遗 1~2 次，则属正常的生理现象，不属病态。精液在体内贮存了一定时间后，往往借助梦中的性生活或在性欲冲动时不自觉地排出于体外，但亦有许多青年男人极少梦遗，此是因为精液在体内被吸收了的缘故，亦属正常现象。只有在梦遗过频，或清醒时精液自流，并有头昏，精神萎靡不振，腰腿酸软，失眠等，或在色情思维及与异性的一般接触时出现遗精，才属病态。

该病属中医学失精、遗精、精时自下等范畴。认为本病的发生，多由阴虚火旺，肾虚不固，劳伤心脾，湿热下注，扰动精室所致。

【望舌诊病】

○舌质红，苔少（彩图 3-10-22），属肾气虚损，精关不固。

○舌质红，苔薄，属阴虚火旺，心肾不交。

○舌质淡，苔薄（彩图 3-10-23），属心脾劳伤，气不摄精。

○舌质淡红，苔黄腻，属湿热下注，痰火内蕴。

【中医疗法】

○名方验方　金锁固精丸加减：龙骨 50g（先煎），牡蛎 50g（先煎），芡实 25g，莲须 20g，沙苑子 20g（包煎），制北五味子 15g（打碎），盐菟丝子 20g（包煎）。上药水煎分服，每日 1 剂。具有补肾益气、涩精止遗的功效。主治遗精，证属肾气虚损，精关不固型者。

加减：证偏阴虚者，又当以六味地黄丸或知柏地黄丸加味治疗；证偏肾阳虚者，则宜金匮肾气丸加减。

○名方验方　三才封髓丹合交泰丸加减：生地黄 15g，天门冬 12g，麦门冬 12g，山茱萸 10g，黄连 6g，肉桂 6g（焗服），人参 10g（炖服），盐黄柏 10g，炙甘草 6g。上药水煎分服，每日 1 剂。具有滋阴降火、交通心肾的功效。主治遗精，证属阴虚火旺，心肾不交型者。

加减：虚火、实火并见者，加龙胆、山栀子、黄芩、关木通等药，以泻火坚阴；阴虚兼夹湿热者，合猪苓汤加减。

○名方验方　妙香散加减：党参 9g，黄芪 9g，山药 24g，茯苓 9g，远志 9g，朱砂 6g

（研末，冲服），广木香 3g（后下），桔梗 9g，炙甘草 6g。上药水煎分服，每日 1 剂。具有调补心脾、益气固精的功效。主治遗精，证属心脾劳伤，气不摄精型者。

加减：或可选用归脾汤及补中益气汤等交替应用。胸脘痞闷，舌苔白腻等湿邪留滞中焦证者，可在上方基础上加用薏苡仁、炒苍术、春砂仁（后下），以化湿燥脾，标本同治。

○饮食疗法　金樱子煮鲫鱼：鲫鱼 250g，金樱子 30g，油、盐、姜、葱各适量。将鲫鱼去肠脏留鳞，洗净，与金樱子共入锅内，加清水适量煮汤，再加油、盐、姜、葱等调味品少许。待熟后，食鱼饮汤，每日 1 剂。适用于遗精，证属肾气虚损、精关不固型者。

○饮食疗法　鹿角胶生姜大米粥：鹿角胶 15～20g，生姜 10g，大米 100g。先煮大米做粥，待沸后入鹿角胶、生姜，煮为稀粥服食。可作早、晚餐食用，每日 1 剂，连服 15～20日。适用于遗精，证属肾气虚损、精关不固型者。

○灸法　主穴取关元、志室、三阴交穴。配穴，失眠配加大陵、神门穴。施以温和灸法，每穴灸 20～30 分钟。每日 1 次，10 次为 1 个疗程。适用于遗精。

男性不育症

育龄男女同居 2 年以上，性生活正常，未采取避孕措施，女方未生育，其责任在男方者，称为"男性不育症"。

男子不育是很多疾病或因素所造成的不良结果。根据精子情况可分为绝对不育（无精症）和相对不育（少精症）；根据发病过程可分为原发性不育（双方婚后从未使女方受孕）和继发性不育（女方曾有生育或受孕）。

该病属中医学无子、绝育、男子艰嗣等范畴。中医学认为，肾藏精，主发育和生殖。肾脏精气的盛衰直接决定人体的生长、发育及衰老，亦直接影响性功能和生殖功能。肾气充盛促使"天癸"的成熟，男子则表现为"精气溢泻"，能和阴阳而有子。另外，生殖之精虽由肾中精气所化，但与五脏之精密切相关，所以五脏协调，精气充盛，藏泄适宜，气化有度，是维持性功能和生殖功能的重要因素，而五脏失调，精气衰少，气化障碍均可导致男性不育。

【望舌诊病】

○舌质红，苔少或无，属肾阴亏虚。

○舌质淡胖，苔薄白而润（彩图 3-10-24），属肾阳不足。

○舌质淡，苔少，属气血亏虚。

○舌质淡，苔薄白（彩图 3-10-25），属脾肾两虚。

○舌质红，苔黄腻，属湿热下注。

○舌体胖大，苔白腻，属痰浊凝滞。

○舌质紫黯，或有瘀点、瘀斑，属瘀血阻滞。

○舌质淡红，舌边有齿痕纹，苔薄白，属寒凝肝脉。

【中医疗法】

○名方验方　五子衍宗丸合左归饮加减：盐菟丝子 15g（包煎），枸杞子 15g，覆盆子 15g，熟地黄 15g，山茱萸 10g，北五味子 10g（打碎），怀山药 10g，白茯苓 10g，车前子 20g（包煎），炙甘草 3g。上药水煎分服，每日 1 剂。具有滋阴补肾、填精种子的功效。主治男子不育症，证属肾阴亏虚型者。

加减：遗精早泄者，加牡蛎（先煎）、龙骨（先煎）、北五味子（打碎）、芡实，以固涩精气；精子数量少，成活率低者，加党参、麦门冬、制首乌，以健脾补肾、生养精气；死精不育者，可合陈氏补肾活精汤（熟地黄，肉苁蓉，淫羊藿，仙茅，制首乌，枸杞子），以补肾填精；精液不液化者，合陈氏补肾活精生液汤（玄参、麦门冬、天门冬、生地黄、熟地黄、枸杞子、知母、泽泻），以益肾生精；阴虚火二旺者，加知母、黄柏、墨旱莲、牡丹皮，以养阴清热；肾精亏损明显者，加黄精、鹿角胶（烊化）、紫河车（焙干，研末，吞服），以大补元阴；肾阴不足兼有湿热者，宜补肾益精，清热利湿，方用知柏地黄丸加苍术、车前子（包煎）、萆薢、土茯苓等。阴虚火旺，热灼脉络，血随精出者，宜滋阴泻火，凉血止血，方用知柏地黄丸加白茅根、地榆炭等。

○名方验方　金匮肾气丸合五子衍宗丸加减：肉苁蓉10g，仙茅10g，淫羊藿10g，熟附子10g（先煎），肉桂10g（焗服），山茱萸10g，怀山药10g，北五味子10g（打碎），覆盆子10g，熟地黄15g，盐菟丝子15g（包煎），枸杞子15g。上药水煎分服，每日1剂。具有益肾温阳、补精的功效。主治男子不育症，证属肾阳不足型者。

加减：性欲淡漠、阳痿精薄者，加阳起石（先煎）、韭菜子（包煎），以补肾壮阳；精子成活率在50%以下或死精不育者，加陈氏温肾活精汤［鹿鞭、枸杞子、淫羊藿、巴戟天、熟附子（先煎）、肉桂（焗服）］，以益肾生精；精液不化者，加干姜、肉桂，以温肾、助气化；精液中混有白细胞者，加椿根白皮、碧玉散（包煎），以清其热；遗精早泄者，加莲须、龙骨（先煎）、芡实，以加强固涩闭藏；不射精者，加紫石英（先煎）、炒王不留行子；腰酸冷痛者，加人参（炖服）、川续断，以补肝肾、壮筋骨；五更泄泻者，加肉豆蔻、人参（炖服）、制吴茱萸，以补肾止泄。经现代药理研究发现：蛇床子、淫羊藿、仙茅、人参、枸杞子、山药、巴戟天、露蜂房等补肾壮阳药均有雄激素样作用，能促进性器官功能，使精子生成，对本病的疗效颇佳。

○名方验方　八珍生精汤加减：潞党参10g，炒白术10g，白茯苓10g，炒白芍10g，全当归10g，阿胶10g（烊化），炙黄芪15g，熟地黄5g，盐菟丝子15g（包煎），枸杞子15g，制黄精15g，紫河车15g（焙干，研末，吞服），炙甘草3g。上药水煎分服，每日1剂。具有益气健脾、养血生精的功效。主治男子不育症，证属气血亏虚型者。

加减：精子活动率减少者，加淫羊藿、巴戟天，以补肾阳、增活力；精液清稀者，重用黄芪、白术、加红参（炖服），以益气生精；精液量少及精子数少者，加怀山药、制首乌、制女贞子（后下），以补肾生精；不射精者，加石菖蒲、炙远志、茯神、蜈蚣，以通精道、开下窍；失血者，加墨旱莲、制女贞子（后下），以养阴止血；精液不液化者，加乌梅、诃子、生甘草，以酸甘化阴；失眠多梦者，加炒枣仁、炙远志、合欢皮，以安神立志；心悸不宁者，加柏子仁、紫丹参、白茯苓，以养心宁神。

○饮食疗法　桂圆红枣汤：桂圆（龙眼肉）、红枣各30g，瘦肉30g，加水适量蒸汤，调味服食。适用于男子不育症，证属气血两虚型者。

○饮食疗法　赤小豆薏米粥：赤小豆、薏苡仁各等份，煮粥服食。具有健脾利湿、养血益精的功效，适用于男子不育症，证属下焦湿热型者。

○药酒疗法　公鸡殖酒合剂：将鲜公鸡殖、淫羊藿、夜交藤、仙茅、路路通、龙眼肉等制成公鸡殖酒合剂服用。适用于精子异常症。

○灸法 主穴取关元、神阙、肾俞、命门、三阴交穴。配穴：无精子或死精子配加足三里穴；精子异常，配加大敦、八髎、曲骨、中极、大赫穴。施以温和灸法，每穴灸 20～30 分钟。每日 1 次，10 次为 1 个疗程。主治精子缺乏症所致的男性不育症。

阴茎异常勃起

阴茎异常勃起是指在无性欲刺激的情况下，阴茎痛性、持续长时间的勃起，这种痛性勃起可持续 6 小时甚至更长时间，给患者造成极大的痛苦。本病可发生于任何年龄，但以青壮年多见，常与某些特定病因有关。其临床特点为：发病突然，阴茎海绵体持续性勃起、肿胀，伴疼痛，发病后一般不会自行缓解，病人常不能自行排尿或排尿困难。

该病属中医学纵挺不收、阳强、强中病、阳强不倒等范畴。中医学认为，该病乃宗筋受损所致，其病因可分虚实两端：虚者多因房事过度，肾阴亏损，阴虚阳亢，或妄用壮阳之品消灼肾阴，宗筋失制；实者多因湿热下注，或跌扑损伤，以致瘀血停积阴部而致成。

【望舌诊病】

○舌质红，苔黄或黄腻（彩图 3-10-26），属肝胆湿热。

○舌质红，苔少，属阴虚阳亢。

○舌质紫黯，或有瘀点、瘀斑（彩图 3-10-27），属茎络瘀阻。

○舌质淡或略紫，苔白腻，属痰瘀互阻。

【中医疗法】

○名方验方 龙胆泻肝汤加减：龙胆 15g，山栀子 10g，生黄芩 10g，车前子 30g（包煎），炒泽泻 20g，关木通 10g，赤芍药 5g，当归尾 10g，酒川芎 10g，生地黄 10g，牡丹皮 10g，光桃仁 I5g，生甘草节 6g。上药水煎分服，每日 1 剂。具有清泻肝胆湿热、凉血化瘀通络的功效。主治阴茎异常勃起，证属肝胆湿热型者。

加减：若小便不通，加石菖蒲 15g、郁金 10g，以除湿豁痰通络；若肿胀明显，加穿山甲 15g（代，先煎）、制乳香 6g、制没药 6g、牛膝 15g、炒王不留行子 10g，以活血软坚通络；大便干，加生大黄 10g、芦荟 10g，以清热凉血通便。

○名方验方 知柏地黄汤加减：知母 10g，盐黄柏 10g，生地黄 15g，山茱萸 10g，茯苓 10g，玄参 15g，泽泻 10g，牡丹皮 10g，赤芍 15g，泽兰 10g，当归 10g，牛膝 15g，制龟甲 15g（先煎），鳖甲 30g（先煎）。上药水煎分服，每日 1 剂。具有滋阴泻火、活血软坚的功效，适用于证属阴虚阳亢型者。

加减：伴有面色无华，疲乏无力，口干口渴者，加太子参 30g、麦门冬 30g、五味子 10g（打碎），以益气养阴。

○名方验方 桃仁四物汤加减：桃仁 10g，红花 10g，川芎 10g，当归 10g，赤芍 15g，生地黄 10g，苏木 10g，泽兰 5g，牛膝 15g，制乳香 6g，制没药 6g，生大黄 10g，川楝子 15g，枳壳 10g，生水蛭末 5g（冲服）。上药水煎分服，每日 1 剂。具有化瘀通络、消肿止痛的功效。适用于茎络瘀阻。

加减：小便不出者，加石菖蒲 15g、郁金 15g、穿山甲 10g（代，先煎）、王不留行子 10g，以除湿痰，软坚通络，通利小便；紫胀瘀血明显者，加鳖甲 20g、䗪虫 10g、莪术

20g，以活血软坚消瘀。

○饮食疗法　猪肚丸：猪肚 1 具，黄连、粟米各 150g，天花粉、白茯苓各 120g，肥知母 90g，麦门冬 60g。后 6 味药共研研末，纳入洗净的猪肚内同蒸，以猪肚熟烂为度，稍加蜜捣为丸，如梧桐子大。每服 30 丸，用米汤送下。适用于阳强，证属胃阴不足，虚火亢盛型者。

○饮食疗法　豆蒜粳米粥：黑豆 120g，紫皮大蒜 2 头，粳米 200g。加水适量，同煮为粥，分次服食，每日 1 剂。具有活血解毒消肿的功效。适用于阳强。

○药茶疗法　甘草黑豆汤：生甘草 60g，黑豆 200g，加水适量，煎汤代茶水饮服，不拘时间。各类型阳强患者，均可服用。

○药茶疗法　泽泻茶：泽泻 15g，水煎代茶水饮用，每日 1 剂。具有渗利湿热的功效。适用于阳强。

○涂搽疗法　五倍子末调鲜丝瓜汁：五倍子末 30g，用鲜丝瓜汁适量调匀，涂搽于阴茎部，外用纱布包缠，每日 2 次。适用于阳强。

第十一节　运动系统疾病

颈椎病

颈椎病，是由于颈椎及其周围软组织，如椎间盘、后纵韧带、黄韧带、脊髓鞘膜等发生病理改变，使颈神经根、脊髓、椎动脉及交感神经受到压迫或刺激所引起的相关症候的统称。由于出现的症状和体征多种多样，故又将本病称为颈椎综合征、颈肩综合征等。

本病的发病机制，大多认为与颈部慢性、长期反复劳损（如反复落枕、姿势不良等）、头、颈部外伤（颈椎或椎间盘损伤），颈椎或颈椎间盘慢性退行性病变、炎症（尤其是咽喉部炎症）以及畸形等诸多因素有关。

本病大多发生于 40 岁以上的中老年人，男性发病率略高于女性。起病缓慢，根据其病变部位、临床症状及体征，一般可分为神经根型、脊髓型、椎动脉型、颈型（局部型）、交感神经型、混合型等多种类型。

中医学对本病尚缺乏专门的认识，只散见于痹证、痿证、头痛、眩晕、项强、项筋急、项肩痛、臂厥等范畴之中。

【望舌诊病】

○舌质淡黯，有瘀点、瘀斑，苔白腻（彩图 3-11-1），属痰瘀交阻。

○舌质淡红，苔白腻，属湿火流筋。

○舌质淡，苔少或无（彩图 3-11-2），属气血不足。

○舌质淡，舌体胖，苔白腻，属阳虚痰阻。

○舌质红绛，苔少或无，属肝肾阳虚。

○舌质红，苔黄腻，属痰火上扰。

○舌质淡或黯，舌体胖大，舌边或有齿痕纹，苔薄白，属风寒痹阻。

○舌质紫红或紫黯，舌面或有瘀点、瘀斑，苔薄白，属气滞血瘀。

○舌质红，舌体瘦小，苔少或无，属肝肾阴亏。

○舌质正常，苔薄白或白腻，属太阳经腧不利。

【中医疗法】

○名方验方　身痛逐瘀汤加减：桃仁 9g，红花 9g，当归 9g，五灵脂 6g（包煎），地龙 6g，川芎 6g，香附 3g，羌活 3g，秦艽 3g，牛膝 9g，蜈蚣 6g，全蝎 6g。上药水煎分服，每日 1 剂。具有活血化瘀、祛痰通络的功效。主治颈椎病，证属痰瘀交阻型者。

加减：该方活血化瘀和化痰通络力颇强，专用于痰瘀交阻型疼痛较剧，体质较强者。若体质稍弱但痰瘀之邪较盛，疼痛较甚，仍可使用该方剂，因其力专而强，可取得良效，但易伤元气，应中病即止，待疼痛缓解后减去红花、五灵脂、蜈蚣，加党参 20g、鸡血藤 15g，以益气养血。

注意：体质较弱，面色无华，脉微者，皆慎用。

○名方验方　清肝利湿汤：羚羊角 15g（先煎），龙胆 12g，绵茵陈 24g，山栀子 12g，生黄柏 12g，蚕沙 15g，生薏苡仁 30g，滑石粉 30g（包煎），光桃仁 9g，姜黄 12g，炒桑枝 21g。上药水煎分服，每日 1 剂。具有清热利湿、舒筋活络的功效。主治颈椎病，证属湿火流筋型者。

加减：便秘者，加生大黄（后下），以通大便；胃脘胀痛者，去龙胆、蚕沙，加姜厚朴 10g、炒枳壳 10g，以行气止痛。

○名方验方　黄芪桂枝五物汤加减：生黄芪 24g，嫩桂枝 10g，全当归 12g，干姜 3g，香白芷 12g（后下），炒白芍 25g。上药水煎分服，每日 1 剂。具有益气养血、活血通络的功效。主治颈椎病，证属气血不足型者。

加减：偏于气虚者，加大黄芪用量至 60g；偏于阳虚者，加熟附子 10g（先煎）；痛甚者，加片姜黄 6g、威灵仙 6g、防风 6g，以祛风通络；偏于血虚者，加制首乌 20g、川芎 10g、鸡血藤 15g，以养血；肝肾阴虚者，加桑寄生 15g、盐杜仲 12g、怀牛膝 12g、天门冬 12g、山茱萸 12g，以益肝肾强筋骨。

○名方验方　颈椎消晕饮：川天麻 16g（后下），双钩藤 12g（后下），蔓荆子 12g，全当归 9g，酒川芎 9g，炒白芍 12g，制首乌 12g，紫丹参 12g，白菊花 12g，青葙子 12g，生龙骨 12g（先煎），生牡蛎 15g（先煎），石决明 20g（先煎），制延胡索 12g，片姜黄 12g，盐杜仲 15g，桑寄生 12g。上药水煎分服，每日 1 剂。主治颈椎病椎动脉型，证属肝肾不足、阴虚阳亢型者。

加减：呕吐者，加用竹茹 12g、姜半夏 12g；烦躁不安者，加用琥珀 1.5g（研末，冲服）；小便黄赤者，加车前子 12g（包煎）、白茯苓 12g。

○饮食疗法　枸杞杜仲炖鹌鹑：枸杞子 10g，盐杜仲 20g，鹌鹑 1 只（100～150g）。将鹌鹑吊死后（不放血），放入 75℃ 热水中烫湿去毛，斩去爪尖，剖开去内脏（只保留心、肝脏），洗净，将中药材及鹌鹑置于炖盅内，注入冷开水 250mL，用武火煮沸 15 分钟后，改用文火炖 90 分钟至鹌鹑熟烂，食时放盐调味，饮汤食肉。具有养阴益气、肝肾同补、强壮筋骨、清热除痹的功效。常用于关节热痹、颈腰腿酸痛、颈椎病头晕目眩、高血压、老年体弱、病后体虚的患者。

○饮食疗法　天麻龙眼山药鱼头汤：天麻 10g，龙眼肉 15g，山药 20g，松鱼（大头鱼）

1个（重约250g），生姜3片。天麻、龙眼肉、山药同入砂锅内，加入清水800mL，用武火煮沸30分钟；将鱼头去鳃洗净，对半剖开备用。将3mL花生油放入铁锅内烧热起锅，放入生姜爆香，将鱼头放入慢火煎5分钟至表面呈金黄色，加清水1000mL，改用武火煮沸30分钟，汤即呈奶白色。再将预先煮好的鱼头汤汇入砂锅的药汤中，煮沸后用文火再慢煮30分钟致鱼头熟烂即可，食时加盐调味，饮汤食肉。适用于肝肾不足、心脾两虚所致之头晕目眩、肢体麻木、心悸失眠多梦者。对交感型、椎动脉型颈椎病及耳源性眩晕的患者有一定疗效。

○热熨疗法 吴茱萸、盐菟丝子、莱菔子、紫苏子各60g，粗盐1000g，共炒热用布包裹后热敷于颈部，每日2次。

腰椎间盘突出症

腰椎间盘突出症，又称"腰椎纤维环破裂症"或"腰椎椎核脱出症"，简称"腰突症"，是由于腰椎间盘发生退行性之后，在遭受外力的作用下，引起脊椎内外平衡失调，造成纤维环破裂，髓核突出，刺激或压迫了神经根、血管或脊椎等组织，以致产生腰痛，且伴有坐骨神经放射性疼痛等症状为特征的一种疾病。多发于20~40岁的青壮年。男多于女，男女之间的比例为10∶1~30∶1。

西医学认为，引起该病的原因，主要是由于腰椎间盘本身发生了退行性改变，再加上某些外因，如外伤、慢性劳损，或遭受风、寒、湿邪外侵等多种不利因素共同作用，以致椎间盘纤维环破裂，髓核突出，压迫了马尾神经或神经根而产生疼痛症状。

该病属中医学腰痛、腰腿痛、痹证等范畴。多以慢性劳损，或闪挫跌扑扭伤经脉或风寒湿等外邪侵袭为诱因，肝肾亏损，筋脉失养为根本病因，导致腰腿部经脉气血阻滞，气滞血瘀，络脉阻塞而致病。

【望舌诊病】
○舌质淡红或黯红，苔薄白或白腻（彩图3-11-3），属风湿痹阻。
○舌质淡胖，苔白腻（彩图3-11-4），属寒湿痹阻。
○舌质红，苔黄腻，属湿热痹阻。
○舌质紫黯，或有瘀点、瘀斑，苔薄白或薄黄，属气滞血瘀。
○舌质淡而胖嫩，苔白滑，属肾阳虚衰。
○舌质红而少津，苔少，属肝肾阴虚。

【中医疗法】
○名方验方 独活寄生汤加减：独活15g，桑寄生30g，盐杜仲24g，怀牛膝15g，潞党参24g，当归12g，熟地黄24g，炒白芍15g，酒川芎9g，嫩桂枝15g，白茯苓20g，北细辛6g，北防风10g，秦艽15g，蜈蚣3条，乌梢蛇30g。上药水煎分服，每日1剂。具有祛风除湿、蠲痹止痛的功效。主治腰椎间盘突出症，证属风湿痹阻型者。

加减：该方剂具有祛风除湿、散寒温经通络兼有补肾扶正的功效。腰腿疼痛沉着者，宜加淫羊藿15g、豨莶草15g、川草薢20g，以加强祛风除湿定痛之效；腰痛牵及腿痛、游走不定者，可加全蝎6g，以搜风剔络，行痹止痛；兼腰膝酸软，头晕目眩者，可加肉苁蓉15g、巴戟天15g、鹿角胶12g（烊化），以增强补肝肾壮阳之力。

○名方验方　附子汤加减：熟附子 15g（先煎），嫩桂枝 26g，生白术 15g，生黄芪 30g，炒白芍 15g，盐杜仲 20g，烫狗脊 15g，白茯苓 18g，鹿角霜 15g（先煎），全当归 15g，仙茅 15g，乌梢蛇 20g。上药水煎分服，每日 1 剂。具有温经散寒、祛湿通络的功效。主治腰椎间盘突出症，证属寒湿痹阻型者。

加减：面白无华，气短乏力，脉沉细者，加潞党参 20g、枸杞子 15g、制首乌 30g，以补益气血；下肢痹痛剧烈者，加蜈蚣 3 条、血竭 6g（冲服），以通络止痛。

○名方验方　清火利湿汤：羚羊角 15g（先煎），龙胆 12g，山栀子 12g，生黄柏 15g，车前草 24g，茵陈蒿 24g，薏苡仁 30g，防己 21g，炒桑枝 30g，光桃仁 10g，炒苍术 12g，蚕沙 15g，关木通 12g。上药水煎分服，每日 1 剂。具有清利湿热、通络止痛的功效。主治腰椎间盘突出症，证属湿热痹阻型者。

加减：苔黄腻厚者，加白蔻仁 10g（后下）、滑石粉 30g、竹茹 20g，以加强芳香化湿之力；腿痹痛甚者，加蜈蚣 3 条、乌梢蛇 20g，以通络止痛。

○名方验方　腰突症汤：鸡血藤 30g，全当归 15g，赤芍药 30g，光桃仁 12g，川红花 9g，桑寄生 15g，川牛膝 2g，泽兰叶 15g，台乌药 9g，穿山甲 9g（代，先煎），路路通 15g，炙甘草 4g。上药水煎分服，每日 1 剂。主治腰突症。

加减：

（1）血瘀型：症见腰腿疼痛，痛处不移，疼痛拒按，腰僵腿硬，活动受限，舌质紫、舌上有瘀斑，脉弦紧或涩者，加制延胡索 12g、三七末 6g（冲服）、炒青皮 9g（后下），以活血化瘀，解痉止痛。

（2）痰湿型：症见腰腿疼痛，转侧不利，静卧疼痛不减，食欲欠佳，舌体胖，苔白厚或白腻，脉弦滑者，加白芥子 12g（包煎）、萆薢 15g，以化痰利湿，活血通络。

（3）气虚型：症见腰腿疼痛，径足麻木，面色不华，神疲乏力，舌质淡、苔薄白，脉弱而无力者，加生黄芪 30g、炒白术 15g，以益气活血，逐瘀通络。

（4）肾气亏虚型：症见腰腿疼痛，足膝无力，遇劳更甚，甚至肌肉瘦削，舌质淡、苔薄白，脉沉细者，加炒杜仲 12g、骨碎补 12g、川续断 12g，以补肾壮腰，活血通络。

（5）肝肾不足型：症见腰腿疼痛，腰膝酸软，倦怠乏力，心烦，耳鸣，舌质淡红、甚少或无苔，脉细弱或细弦者，加山茱萸 30g、枸杞子 30g、淳木瓜 12g，以补益肝肾，舒筋舌络。

○饮食疗法　祛瘀生新汤：三七 12g，生地黄 30g，大枣 4 枚，瘦猪肉 300g（2 碗）。取精瘦肉去残余筋膜、脂肪后，洗净，三七切片，将中药材及精瘦肉同置于砂锅内，加清水 1200mL，先用武火煮沸 15 分钟后，改用文火煎煮约 60 分钟至瘦肉熟烂，加食盐少许调味，饮汤食肉，每日 1 剂。三七能止血散瘀，消肿定痛；生地黄清热凉血，养阴生津；大枣补脾和胃。三药组成，用于腰部扭挫伤致腰椎间盘突出症患者以及体内有瘀、积瘀化热、胃纳不佳的患者，具有祛瘀生新的功效，且三药味甘，配以补肾液、充胃汁之瘦猪肉，味道鲜美，乐为患者接受。

○饮食疗法　三七大枣炖田鸡：三七 15g，大枣 4 枚，田鸡（青蛙）2 只（200~400g）。选肥田鸡（每只 100~200g），去皮、头及内脏，洗净后对半切开备用，三七切片，大枣去核。将中药材及田鸡肉同置于炖盅内，注入清水 500mL。先用武火煮沸 20 分钟后，改用文火慢炖 90 分钟左右即成。食时放精盐少许调味，饮汤食肉，每日 1 剂。三七止血散瘀、消肿止痛；大枣补脾和中、益气生津；田鸡能滋阴补虚、清热利、解毒消痈。三者合用，可用于腰椎间盘突出症，术后发热、纳差的患者。

加减：体虚畏寒者，可加用生姜 2~4 片，以驱其寒。

○饮食疗法 当归生姜羊肉汤：当归 30g，生姜 30g，羊肉 500g，红枣 10 枚。当归、生姜用清水洗净后顺切成大片，羊肉（去骨）剔去筋膜油脂，入沸水焯去血水后，捞出晾凉，切成块状，将羊肉及中药材置于砂锅内，加入清水 2000mL，先用武火煮沸 15 分钟后，捞去浮沫，改用文火慢煮 90 分钟至羊肉熟烂，加精盐少许调味后服食，饮汤食肉。当归养血活血；生姜健胃和中、温经散寒；红枣养血补血调味；羊肉不仅营养成分丰富，而且补益气、温中通经之力较佳，特别适宜于阳气虚衰者。该方剂选配各药，有相得益彰之效，为《伤寒论》名方，对于肝肾不足、阳气亏虚、复感风寒所致之腹中冷宿、痛经、腰膝冷痹疼痛者，疗效确切。现代药理研究，该方剂口服对实验动物有明显的面耐寒和抗疲劳疗效。故体虚怕冷者，冬令服用可增强御寒能力，防止冻疮发生。

○热熨疗法 吴茱萸、白芥子、莱菔子、菟丝子各 60g，生盐 1000g。上药混匀后置于锅内炒热，至生盐变黄色为止，用布包好，热熨于患处。施治时应注意热度，避免烫伤，若过热可裹上数层布垫，反复使用，每日 3~4 次。

腰椎退行性变

腰椎退行性变，又称为腰椎肥大性关节炎、腰椎骨关节炎、腰椎畸形性骨关节炎、腰椎骨质增生症等多种名称，是人至中年以后发生的一种慢性退行性病变。本病是腰椎关节软骨部分损伤后，继发附近软骨增生、骨化而形成的关节病变。

据发病的原因，本病可分原发性和继发性两种。原发性腰椎退行性变，多因为关节软骨中硫酸软骨素的含量随其年龄的增长而减少，导致支撑的胶原纤维分解，关节软骨退化而形成；继发性腰椎退行性变，多见于青年人，是由于外伤、感染、畸形、局部缺血，继之以机械性刺激等诸多因素，使关节软骨发生病理性损害而引起的。

本病属中医学腰痛、痹证等范畴。

【望舌诊病】

○舌质淡，苔白润，属肾阳虚弱。

○舌尖嫩红，或舌边有齿痕纹，舌根苔薄白（彩图 3-11-5），属肾阴亏虚。

○舌质淡，苔白腻（彩图 3-11-6），属风寒湿盛。

○舌质红，苔黄腻，属湿热。

○舌质淡或黯红，全舌（尤其是舌根处）有瘀点、瘀斑，苔薄白或少苔，属气滞血瘀。

○舌质淡或淡红，舌体瘦小，苔薄白，属肾虚。

【中医疗法】

○名方验方 甘姜苓术汤加减：干姜 12g，炙甘草 9g，白术 15g，茯苓 20g，杜仲 12g，独活 12g，狗脊 20g，牛膝 15g。上药水煎分服，每日 1 剂。具有散寒行湿、温经通络的功效。主治寒湿腰痛，证属寒湿闭阻，滞碍气血，经脉不利型者。

加减：若寒邪偏胜，腰部冷痛，拘急不舒，可加熟附片 10g（先煎）、细辛 3g，以温经散寒；若湿邪偏胜，腰痛重着，苔厚腻，可加苍术 10g，薏苡仁 20g，以燥湿散邪；年高体弱或久病不愈，肝肾虚损，气血亏虚，而兼见腰膝酸软无力，脉沉弱等症，宜独活寄生汤 [独活 9g，桑寄生、杜仲、牛膝、细辛、秦艽、茯苓、桂心、防风、川芎、人参、甘草、当归、白芍药、生地黄各 6g。上药㕮咀，以水 1L，煎到 300mL，去滓。温服，每日 2 次。（《千金要方》）] 加附子（先煎）。

○名方验方 四妙丸加减：炒苍术 12g，生黄柏 12g，薏苡仁 30g，忍冬藤 20g，川草薢 20g，淳木瓜 10g，防己 10g，海桐皮 15g，怀牛膝 15g，生甘草 6g。上药水煎分服，每日 1 剂。具有清热利湿、舒筋止痛的功效。主治湿热腰痛，证属湿热壅遏，经气不畅，筋脉不舒型者。

加减：热象偏重，舌质红、口渴、小便短赤，脉弦数，加栀子 10g、泽泻 15g，以助清利湿热；湿热之邪，蕴蓄日久，或热邪偏盛，耗伤阴津，腰痛伴咽干、手足心热，治当以清利湿热为主，佐以滋补肾阴，酌加女贞子 15g（后下）、墨旱莲 15g，选用药物要注意滋阴而不恋湿；湿热之邪留恋不去，腰痛兼有肾亏者，可选用既能清热利湿，又有补肾健腰的七味苍柏散 [苍术、黄柏、杜仲、人参、川芎、当归、白术各 3g。水煎，去滓；温服，每日 2 次。（《医学入门》）]。

○名方验方 身痛逐瘀汤加减：全当归 12g，酒川芎 10g，光桃仁 10g，川红花 10g，土鳖虫 10g，炒香附 10g，炙没药 10g，五灵脂 10g（包煎），炒地龙 10g，怀牛膝 15g。上药水煎分服，每日 1 剂。具有活血化瘀、通络止痛的功效。主治瘀血腰痛，证属气滞血瘀，气血运行不畅，阻滞经脉型者。

加减：兼有风湿者，肢体困重，阴雨天加重，加独活 10g、秦艽 10g、烫狗脊 10g；腰痛日久肾虚者，兼见腰膝酸软无力，眩晕、耳鸣，小便频数，加桑寄生 15g、制杜仲 10g、川续断 10g、炒熟地黄 12g；腰痛引胁，胸胁胀痛不适，加制柴胡 10g、郁金 10g；有跌扑、扭伤、挫闪病史，加制乳香 10g、炒青皮 10g（后下），行气活血止痛；瘀血明显，腰痛入夜更甚，加全蝎 5g、蜈蚣 5g、白花蛇舌草 10g，以通络止痛。

○涂熨疗法 活蚯蚓数条，加白糖适量，使其化为黏液，涂抹于患处，覆以干净白纸，外包白布，再用热水袋加热水至适当温度，并反复加热，直至黏液当烫干为止。每日涂熨 2 次。

膝关节骨关节炎

膝关节骨关节炎是指关节软骨出现原发性或继发性退行性改变，并伴有软骨下骨质增生，从而使关节逐渐被破坏及产生畸形，影响膝关节功能的一种退行性疾病。病变的整个过程不仅影响到膝关节软骨，还涉及整个关节，包括软骨下骨、韧带、关节囊、滑膜及关节周围肌肉。它开始表现为膝关节软骨生化代谢的异常，进而出现结构上的损害，产生纤维化、缝隙、溃疡及整个关节面的缺损，导致关节疼痛和功能丧失。

该病属中医学痹证、骨痹、膝痹等范畴。认为退行性膝关节病的病因、病机为"本痿标痹"。以肝肾不足，精血亏损为本；以感受风、寒、湿热，气滞血瘀为标。

【望舌诊病】
○舌质淡，苔白（彩图 3-11-7），属肝肾不足。

○舌质淡，苔白润（彩图 3-11-8），属气血虚寒。

○舌质红，苔黄腻，属湿热下注。

○舌质淡红，苔薄白腻，属风寒湿痹。

【中医疗法】

○名方验方　右归饮加减：鹿角胶 12g（烊化），熟地黄 30g，当归 12g，锁阳 12g，巴戟天 15g，怀牛膝 18g，盐杜仲 18g，炒白术 15g，乌梢蛇 20g，山茱萸 10g，桑寄生 30g，熟附子（先煎）15g（先煎），骨碎补 15g，炙黄芪 30g。上药水煎分服，每日 1 剂。具有补气血，益肝肾，温经通络的功效。主治膝关节骨关节炎，证属肝肾不足型者。

加减：若头目眩晕、耳聋耳鸣者，则减去巴戟天、锁阳，加枸杞子 12g；若纳呆便溏者，加怀山药 12g、白茯苓 30g、炒扁豆 24g。

○名方验方　邓晋丰验方：鹿角霜 15g（先煎），熟地黄 21g，全当归 15g，盐杜仲 18g，炒白术 18g，熟附子（先煎）15g（先煎），炙黄芪 24g，潞党参 18g，炒白芍 12g，淫羊藿叶 15g，春砂仁 10g（后下）。上药水煎分服，每日 1 剂。具有补益气血，温经壮阳的功效。主治膝关节骨关节炎，证属气血虚寒型者。

加减：纳呆便溏者，去熟地黄、白芍，加茯苓 18g、陈皮 10g，以健脾利湿；痛甚者，加地鳖虫 12g、全蝎 9g、乌梢蛇 15g，以通络止痛。

○名方验方　独活寄生汤加减：桑寄生 21g，独活 12g，怀牛膝 18g，全当归 12g，熟地黄 24g，炒白芍 15g，嫩桂枝 12g，乌梢蛇 30g，两面针 10g，熟附子（先煎）15g（先煎），烫狗脊 20g，仙茅 18g，淫羊藿 15g，北细辛 3g。上药水煎分服，每日 1 剂。具有祛风胜湿，温经通络的功效。主治膝关节骨关节炎，证属风寒湿痹型者。

加减：

（1）风邪偏盛者（行痹），膝痛游走不定者，加防风 10g、威灵仙 10g，以祛风。

（2）寒邪偏盛者（痛痹），膝痛较剧烈，得热痛减，遇寒加重者，加制川乌 10g、炙麻黄 9g，以温阳镇痛。

（3）湿邪偏盛者（着痹），膝痛酸沉重者，以肿胀为主者，加防己 10g、苍术 10g、草薢 18g、秦艽 15g，以加强祛湿之力。正虚不甚者，可减狗脊、仙茅、淫羊藿。

○饮食疗法　防风葱白粳米粥：防风 10~15g，葱白 2 茎，粳米 60g。取防风、葱白洗净。加清水适量，用文火煎取药汁，去渣。并取粳米煮粥，待粥将熟时加入药汁，共煮成稀粥服食。日服 1 次。适用于风、寒、湿邪偏胜型关节痛。

○饮食疗法　川乌姜蜜粳米粥：生川乌 3~5g，生姜汁 10 滴，蜂蜜 3 匙，粳米 30g。将生川乌洗净，晾干，去皮尖，捣碎研末。用时先将粳米加清水适量煮粥，煮沸后加川乌末，用文火煮至稀粥即成，再加入生姜汁、蜂蜜搅匀。空腹时温食。日服 1 剂。适用于风、寒、湿邪偏胜型关节痛。

○饮食疗法　参风桃米猪肾粥：人参 3g，防风 3g，猪肾 1 对，核桃肉 6g，葱白 2 根，粳米 200g。将猪肾洗净，去膜切片，人参、防风、葱白洗净，与淘净的核桃肉、粳米加清水适量，煮成粥，随量服食。每日 1 剂。适用于气血不足型关节痛。

○熏洗疗法　生川乌、生草乌、桂枝、大黄、鸡骨香、两面针、当归尾各 30g。上药加水煎沸 30 分钟后，先熏后洗患处，每次 20 分钟，每日 2~3 次，5~7 日为 1 个疗程。适用于膝关节骨性关节炎。

股骨头缺血性坏死

　　股骨头缺血性坏死，是指由于多种原因造成股骨头邻近关节面组织的血液供应被破坏，从而引起股骨头坏死。在其负重面上日久便会发生区域性的关节面塌陷、变形，最后造成髋关节的严重残疾。由于创伤、药物滥用、酗酒等因素的影响，股骨头缺血性坏死近年来的发生率有逐年上升的趋势。

　　该病属中医学骨蚀、髋骨痛、骨痹、骨痿等范畴。中医学认为，与气血瘀滞、肝肾亏虚、湿热痰火、肝火留筋等因素有关。

【望舌诊病】

○舌质略黯，苔少（彩图3-11-9），属气血瘀滞。

○舌质淡，苔薄白，属肝肾亏虚。

○舌质红，苔黄厚（彩图3-11-10），属湿热痰火。

○舌质红，苔黄燥，属肝火留筋。

【中医疗法】

○名方验方　骨一验方：光桃仁10g，红花8g，五灵脂10g（包煎），薏苡仁20g，怀牛膝15g，盐杜仲20g，独活15g，广木香10g（后下），三七10g（先煎）。上药水煎分服，每日1剂。具有活血祛瘀、行气止痛的功效。主治股骨头缺血性坏死，证属气血瘀滞型者。

　　加减：胃肠有热者，加川黄连10g、山栀子12g，以泻热通便，促使气血运行。

○名方验方　大补阴丸加减：熟地黄30g，山茱萸12g，白茯苓30g，枸杞子30g，盐菟丝子20g（包煎），制龟甲30g（先煎），肥知母12g，盐黄柏12g。上药水煎分服，每日1剂。具有滋补肝肾、强壮筋骨的功效。主治股骨头缺血性坏死，证属肝肾亏虚型者。

　　加减：盗汗，自汗者，可加北五味子10g（打碎）、麦门冬15g，以滋阴止汗；五心烦热者，加土龙骨10g（先煎），以益阴退虚热。

○名方验方　保和汤加减：青连翘10g，生山楂10g，炒神曲12g，白茯苓20g，制半夏15g，炒莱菔子12g，炒陈皮12g。上药水煎分服，每日1剂。具有清热和中化痰的功效。主治股骨头缺血性坏死，证属湿热痰火型者。

　　加减：下肢沉重者，加怀牛膝15g，以引药下行；髋刺痛者，可加用制延胡索15g，以行气止痛。

○饮食疗法　双花炊：金银花500g，生山楂500g，野菊花500g，精制蜂蜜5kg。先将金银花、野菊花、生山楂洗净，加清水30kg，用文火煮沸约30分钟后，滤出药液，然后用文火将蜂蜜加热，炼至色微黄，粘手成丝为度，再将其缓缓倒入滤出的药液内搅拌均匀，待蜂蜜全部溶化后，再用干净纱布两层滤过去渣，冷却即成。每次取服10g，每日1次。具有清热凉血止血的功效。主治股骨头缺血性坏死术后早期，症见局部红肿疼痛、发热，口干，舌苔黄，脉弦数，或兼外伤合并感染者。

○饮食疗法　三七田鸡红枣汤：三七10g，田鸡（青蛙）500g，红枣5枚。田鸡洗净，去皮、内脏、头；三七、红枣（去核）洗净，与田鸡肉一起置于锅内，加清水适量，先用武火煮沸后，再用文火煲1~2小时，调味后服食。具有补气渗湿、活血祛瘀的功效。主治股骨头缺血性坏死术后早期，症见精神疲惫，面色苍白，口干口苦，纳食不香，大便秘结，小便色黄，舌质淡红、苔白，脉弦者。

〇洗浴疗法 ①舒筋洗剂（由威灵仙、透骨草、钩藤、苏木、荆芥等组成），具有舒筋活络、消肿散瘀的功效。主治股骨头缺血性坏死，证属气血瘀滞型。②温经洗剂（由山茱萸、桂枝、丁香等组成），具有温经散寒、祛风止痛的功效。主治股骨头缺血性坏死，证属肝肾亏虚型。③熏洗2号（由大黄、侧柏叶等组成），具有清热祛湿、活血通痹的功效。主治股骨头缺血性坏死，证属湿热痰火型。④通络洗剂（由当归、木瓜、威灵仙、桂枝、独活等组成），具有活血祛风、温经通络的功效。主治股骨头缺血性坏死，证属肝火留筋型。

均每日外洗1~2次，1个月为1个疗程。

〇按摩推拿疗法 患者仰卧位，医者站于患者的患侧，先用掌根揉法分别揉髋部肌群约5分钟，再沿腹股沟自上而下施行掌擦法，以透热为度。而后用拇指在压痛部位施按压法1分钟，并弹拨痛点1分钟，最后做髋关节屈曲、内旋、外旋，摇动15~30次，以加大髋关节的活动度。按摩过程中用力要适中，防止损伤股骨头。每日1次，1个月为1个疗程。主治股骨头缺血性坏死。

骨髓炎

骨髓炎是由化脓性细菌侵入骨、关节，引起化脓性感染的骨、关节病变。其感染途径有三：①身体其他部位的化脓性病灶中的细菌经血液循环播散至骨髓腔，称为血源性骨髓炎。②开放性骨折发生了感染，或骨折手术后出现了感染，称为创伤性骨髓炎。③邻近软组织感染直接蔓延至骨骼，如化脓性指头炎引起骨髓炎，慢性溃疡引起骨髓炎，称为外来性骨髓炎。

该病属中医学骨疽、疽等范畴。其病因、病机与余毒流注、外感六淫、筋骨损伤、七情内伤、饮食不当、房事劳伤等因素有关。上述各种致病因素，虽有的可单独发病，但多数是由几种原因相合而发病的。单纯的骨痈疽，有时可侵犯关节，并发关节流注；单纯的关节流注，有时可累及骨骼而并发骨痈疽。

【望舌诊病】
●急性骨髓炎
〇舌质淡红，苔薄白（彩图3-11-11），属风温内扰。
〇舌质红，苔黄腻，属三焦热盛。
〇舌质红绛而起芒刺，苔干（彩图3-11-12），属营血两燔。
●慢性骨髓炎
〇舌质红，苔黄，属急性发作期。
〇舌质淡，苔薄白，属非急性发作期。

【中医疗法】
〇名方验方 仙方活命饮：金银花25g，香白芷6g（后下），浙贝母6g，北防风6g，赤芍药6g，当归尾6g，生甘草6g，皂角刺10g，炮穿山甲6g（代，先煎），天花粉6g，炙乳香6g，炙没药6g，炒陈皮9g。上药水煎分服，每日1剂。具有疏风、清热、解毒的功效。主治急性骨髓炎初期，证属风温内扰型者。

加减：表证未解仍有头痛、流涕者，可加连翘 12g、荆芥 12g（后下），以疏风解表；伤肢局部肿痛者，可加三七 10g（先煎）、光桃仁 10g，以行气活血止痛。

○名方验方　犀角地黄汤：犀角丝（水牛角代）30g（先煎），生地黄 24g，赤芍药 12g，牡丹皮 9g。上药水煎分服，每日 1 剂。具有清营凉血的功效。适用于急性骨髓炎初期，证属营血两燔型者。

加减：如高热神昏者，可配服安宫牛黄丸、紫雪丹等，以加强清热凉血，开窍解痉之力；伤肢胀痛者，可加三七 10g（先煎）、红花 10g，以行气活血止痛。

○名方验方　五味消毒饮合黄连解毒汤：金银花 20g，野菊花 15g，蒲公英 15g，紫花地丁 15g，紫背天葵 15g，黄连 9g，黄芩 6g，黄柏 6g，栀子 9g。上药水煎分服，每日 1 剂。具有清热止痛的功效。适用于急性骨髓炎脓成前期。

加减：伤肢胀痛剧烈者，可加炮山甲 10g（代，先煎）、川芎 10g、皂角刺 10g，以加强消肿软坚散结之力。

○名方验方　扶正固本方：制巴戟天、川续断、土鳖虫各 12g，鹿角胶 10g（烊化），白芥子 5g（包煎），炮姜 3g，生麻黄 3g，生甘草 10g，熟地黄 8～30g，制附子 15～60g（先煎 1 小时以上）。上药水煎分服，每日 1 剂。具有补益精血、温经散寒、通络止痛的功效。主治慢性化脓性骨髓炎，症见患处蔓肿酸痛，得热则舒，局部皮色紫黯，难溃难腐，或溃后难敛，脓液稀薄，肉芽腐白，或窦道形成，久不愈合，舌淡苔白脉沉迟无力。X 线片显示：骨质不规，增粗，髓腔狭窄，甚至堵塞不通，骨密度增高或有死骨形成。

○饮食疗法　生肌汤：高丽参 20g，西洋参 20g，怀山药 15g，春砂仁 8g，薏苡仁 30g，潞党参 15g，大枣 10g，海马 15g，海龙 15g，生鱼 200g，生姜 3 片。加水 2 碗，炖 4 小时后服食。具有补气益血、敛疮生肌的功效。常用于开放性损伤后期、骨髓炎溃后疮面未愈者。

○饮食疗法　骨髓炎汤：川贝母 12g，潞党参 15g，生黄芪 20g，海雀 30g，薏苡仁 30g，怀山药 20g，大枣 10g，加瘦肉 200g，水 2 碗。炖 4 小时后服食。具有清热化痰、开郁散结的功效。适用于慢性骨髓炎非急性发作期。

○药捻疗法　药捻散：煅石膏 150g，炉甘石 30g，儿茶、血竭、侧柏、黄芩、黄连各 15g。上药共研细末，制成药捻，插入瘘管或窦道深处，作引流用。适用于慢性骨髓炎瘘管或窦道较深，引流不畅者。

骨关节结核

骨关节结核是一种局部表现或继发性病灶，由结核菌侵入骨或关节而引起。绝大多数继发于肺结核或胸膜结核，其余原发病灶在消化道和淋巴结。绝大部分是通过血行传播，少数通过淋巴管由胸膜或淋巴结直接蔓延。

该病属中医学骨痨、流痰等范畴。所谓"骨痨"，因其病发于骨，消耗气血津液，导致形体虚羸，缠绵难愈而得名。成脓之后，其脓腐状若败絮黏痰，且可流窜他处形成寒性脓肿，故又称"流痰"。其病因、病机可概括为"正气虚弱，筋骨局部伤损"两条。

【望舌诊病】

○舌质淡，苔白（彩图 3-11-13），属寒痰凝阻。

○舌质红，苔少或无，属阴虚内热。

○舌质淡，苔少或无（彩图3-11-14），属气血亏损。

【中医疗法】

○名方验方 阳和汤加减：熟地黄30g，鹿角胶10g（烊化），肉桂3g（焗服），生麻黄2g，白芥子6g（包煎），炮姜炭2g，炙甘草3g。上药水煎分服，每日1剂。具有温经散寒、化痰通络的功效。主治骨关节结核，证属寒痰凝阻型者。

加减：脓肿欲溃时，可加黄芪20g、当归15g、皂角刺10g、穿山甲15g（代，先煎），以贯通经络、托里透脓、溃壅破坚。病灶在上肢者，可加炒桑枝30g；病灶在躯干者，可加炒杜仲15g；病灶在下肢者，可加怀牛膝10g，作引经药。纳差者，加焦山楂15g、炒陈皮6g；咳嗽者，加炙款冬花12g。

○名方验方 清骨散加减：银柴胡15g，胡黄连9g，秦艽12g，制鳖甲30g（先煎），地骨皮15g，青蒿6g，知母9g，生甘草3g。上药水煎分服，每日1剂。具有滋阴清热、和营托毒的功效。主治骨关节结核，证属阴虚内热型者。

加减：兼气血不足者，可加当归12g、黄芪20g、桃仁15g、红花6g等，以和营托毒；阴虚劳热者，加白薇15g；合并感染，恶寒发热等全身症状明显者，可加金银花15g、紫花地丁15g等，以清热解毒或用托里消毒散煎服。纳差者，加炒白术15g、焦山楂15g，以健脾胃；疼痛明显者，加炙乳香6g、炙没药6g，以活血止痛。

○名方验方 人参养荣汤加减：炙黄芪15g，潞党参12g，炒白术12g，白茯苓10g，全当归10g，炒白芍12g，熟地黄30g，炙远志10g，肉桂6g（焗服），北五味子10g（打碎），炒陈皮6g，生甘草10g，生姜3片，大枣2枚。上药水煎分服，每日1剂。具有补益气血的功效。主治骨关节结核，证属气血亏损型者。

加减：心悸、失眠者，酌加茯神15g、炒枣仁15g，以养心安神；下肢瘫痪者，酌加鹿角胶15g（烊化）、炙龟甲30g（先煎）、烫狗脊15g、川续断15g，以补肝肾，养精生髓。

○饮食疗法 黄精炖冰糖：制黄精60g，冰糖30g。加清水1碗，放炖盅内隔水炖2小时后饮服。每日1剂。适用于骨与关节结核早期，症见筋骨酸软者。

○饮食疗法 沙参煮鸡蛋：沙参30g，鸡蛋2枚。加清水2碗同煮，再加冰糖或白糖适量调味。饮汤食鸡蛋。适用于骨关节结核，症见消瘦水肿者。

骨质疏松症

骨质疏松症是一种因骨量减少，骨组织显微结构受损，继而引起骨骼脆性增加和骨折危险性增高的系统性骨骼疾病。临床以腰背疼痛、身长缩短、驼背，甚则骨折为主要表现。

根据有无基础性疾病而将骨质疏症松症分为原发性和继发性两类。原发性骨质疏松症约占90%，又可分为绝经后骨质疏松（Ⅰ），老年性骨质疏松（Ⅱ），以及青年特发性骨质疏松；继发性骨质疏松症多因内分泌疾病、各种原因所致的躯体废用、某些遗传性结缔组织病、营养不良等引起破骨细胞活性增强或成骨能力减弱，导致骨吸收的速度快于骨形成的速度，最终使骨量减少，而发生骨质疏松。

【望舌诊病】

○舌质淡，舌体胖大，苔薄（彩图3-11-15），属肾阳虚损。

○舌质红少津，苔少，属肾阴亏损。

○舌质淡，苔少或无，属脾虚血少。

○舌质淡黯或有瘀点、瘀斑（彩图 3-11-16），属气滞血瘀。

【中医疗法】

○名方验方　右归丸：熟地黄 24g，山茱萸 12g，怀山药 12g，枸杞子 12g，盐菟丝子 12g（包煎），炮附子 12g（先煎），盐杜仲 12g，肉桂 3g（焗服），鹿角胶 15g（烊化）。上药水煎分服，每日 1 剂。具有温肾壮阳、强筋健骨的功效。主治骨质疏松症，证属肾阳虚损型者。

加减：阳衰甚者，可加制巴戟天 12g、淫羊藿 15g，以补肾壮阳；大便溏泄者，减熟地黄、当归等滋润滑腻之品，加潞党参 18g、炒白术 12g、薏苡仁 30g，以益气健脾、渗湿止泄；五更泄者，可合用四神丸 6g（人参、肉豆蔻、吴茱萸、五味子、生姜、大枣），以温脾暖肾、固肠止泄；小便不利者，加车前子 12g（包煎）、白茯苓 12g、炒泽泻 15g，以渗湿利尿。

○名方验方　左归丸：熟地黄 24g，山茱萸 12g，制菟丝子 12g（包煎），山药 12g，牛膝 12g，枸杞子 12g，龟甲胶 15g（烊化），鹿角胶 15g（烊化）。上药水煎分服，每日 1 剂。具有滋补肾阴、填精补髓的功效。主治骨质疏松症，证属肾阴亏损型者。

加减：虚火较甚，潮热、口干、咽痛、脉数者，加知母 12g、黄柏 12g、地骨皮 12g，以滋阴泻火；眩晕、耳鸣者，可加牡蛎 30g（先煎）、磁石 30g（先煎），以重镇潜阳；失眠者，合用朱砂安神丸（黄连、朱砂、生地黄、当归身、炙甘草）6g，以降火安神；大便干结者，加生地黄 12g、火麻仁 12g（打碎）、全当归 12g，以滋阴润肠通便。

○名方验方　加味四君子汤合四物汤：潞党参 24g，炙黄芪 24g，白茯苓 12g，全当归 9g，炒扁豆 12g，炒白芍 15g，酒川芎 9g，熟地黄 5g，炒白术 12g，炙甘草 6g。上药水煎分服，每日 1 剂。具有健脾益气、调血养血的功效。主治骨质疏松症，证属脾虚血少型者。

加减：胃脘胀满者，加炒陈皮 6g、春砂仁 6g（后下），以理气和胃；食积停滞者，加炒神曲 12g、炒麦芽 12g、焦山楂 12g、法鸡内金 12g，以消食健胃；血虚甚者，加制首乌 15g、枸杞子 15g、鸡血藤 12g，以补益精血。

○名方验方　痹七方：蕲蛇 20g，当归 20g，全蝎 5g，土鳖虫 15g，炮山甲 7.5g（代，先煎），熟地黄 25g，炒白芍 25g，淫羊藿 15g，秦艽 15g，蜈蚣 2 条。上药水煎分服，每日 1 剂。具有搜风活血通络、补肾强筋壮骨的功效。主治骨质疏松症，症见关节变形严重，关节僵直，手指足趾关节呈梭形，疼痛如锥刺，严重者运动功能丧失，或肌肉萎缩，皮肤枯燥，舌质黯，有瘀斑或有瘀点，脉沉细或沉涩者。

○饮食疗法　归芪蒸鸡：炙黄芪 100g，当归 20g，嫩母鸡 1 只（约 1500g），绍酒 30g，味精 3g，胡椒粉 3g，精盐 3g，葱、姜各适量。全部用料洗净放入锅内，加清水适量，用文火煮 2~3 小时，调味后即可，随量饮服。适用于骨质疏松症，证属脾虚血少型，症见神痿体倦，四肢乏力，面色无华，头晕目眩，纳谷不馨，腹胀便溏等。

○饮食疗法　参芪枣炖鸡肉：党参 30g，黄芪 30g，红枣 5 枚，生姜 3 片，母鸡肉 150g，同置于碗内，加水盖严，隔水炖 2 小时，加食盐少许调味后，食肉饮汤。适用于骨质疏松症，证属脾气虚弱型，症见神疲乏力，腰膝酸软，面色萎黄，少气懒言，腹胀纳少等者。

○热敷疗法　二乌灵仙散：威灵仙、川乌、草乌、透骨草、续断、狗脊各 100g，红花 60g，川椒 60g。上药共研细末备用。用时，每取药末 50~100g，用白醋调匀后装入布袋内，热敷于患处皮肤上，每次 30 分钟。每日 1 次，7~10 次为 1 个疗程。适用于治疗骨质疏松症。

急性腰扭伤

因暴力或活动失调，而导致腰部肌肉、韧带、筋膜、椎间小关节损伤的，称为急性腰扭伤。

急性腰扭伤，大多是在抬重物时，动作不很协调，或弯腰取重物时，用力过猛而突然扭伤下腰部所致。有时轻微的外力，如打哈欠或翻身取物时亦可引起，这是由于一时肌肉活动不协调所产生的。本病如治疗不当或反复再扭伤，则易转为慢性腰肌劳损。

本病属中医学闪腰、瘀腰痛、瘀血腰痛等范畴。

【望舌诊病】

○舌质紫黯或紫红，或有瘀点、瘀斑，苔薄或薄黄（彩图 3-11-17），属气阻血瘀。

○舌质淡，苔薄白，属气滞血络。

【中医疗法】

○名方验方　泽兰汤（《医学心悟》）：泽兰、当归、赤芍、苏木、光桃仁各 9g，牡丹皮、怀牛膝各 6g，红花、三七各 3g，青木香 6g（后下）。上药水煎分服，每日 1 剂。具有活血祛瘀、行气止痛的功效。主治急性腰扭伤。

○名方验方　地龙汤（《医宗金鉴》）：地龙 15g，苏木 12g，麻黄 6g，当归 10g，光桃仁 10g，黄柏 12g，甘草 6g，肉桂 1g（研末，冲服）。上药水煎分服，每日 1 剂。具有舒筋活血、散瘀止痛的功效。主治急性腰扭伤。

○名方验方　林如高验方（《林如高正骨经验荟萃》）：当归、川芎、白芍、生地黄、光桃仁、红花、土鳖虫、血竭、枳壳、香附、木香（后下）等（原方未注明剂量）。上药适量，水煎分服，每日 1 剂。林老采用综合疗法，运用理筋手法、休息制动结合上方服用。具有活血化瘀、理气止痛的功效。主治急性腰扭伤。

加减：兼便秘腹胀，如体质壮实者，可通里攻下，加番泻叶 30g（沸水泡服），或桃仁承气汤加减。

○饮食疗法　复方童便：童便 2 盅，山羊血 20mL，三七粉 3g，红糖 15g，白酒 50mL。抽取山羊静脉血，立即和童便、白酒、三七粉、红糖调和均匀。以上为 1 次用量，每日 1 次，用开水冲服。具有活血消瘀、止痛的功效。适用于急性腰扭伤。

○中药贴敷疗法　透骨草（大戟科植物地构叶的全草）15~30g，加盐少许，捣烂外敷。具有祛风除湿、舒筋活血，散瘀消肿，解毒止痛的功效。

○中药贴敷疗法　姜汁白酒调面粉：姜汁、白酒适量与面粉调匀后，贴敷于患处。专治跌扑伤损，适用于急性腰扭伤。

○中药涂搽疗法　小蒜小麦膏：小蒜、小麦适量，捣烂成稠膏，涂搽于痛处，每日数次。适用于急性腰扭伤。

风湿性关节炎

风湿性关节炎，是一种变态反应性疾病。本病是人体因感受风、寒、湿邪而发生的一种慢性而又反复急性发作的关节炎性疾病。它是风湿热的主要临床表现之一。现在临床上，急性风湿热已较为少见，而非典型风湿热及慢性风湿性关节炎却较为常见。

本病的病因和发病机制目前尚未完全明了。但一般认为与 A 族乙型溶血性链球菌感染有关，但不是由细菌直接引起，而是一种全身性变态反应性疾病。它的发生与人体的抵抗力和反应性有关。

本病属中医学痹证等范畴。

【望舌诊病】

○舌质淡红，苔黄燥或薄黄（彩图 3-11-18），属热邪偏盛。

○舌质红，苔黄腻（彩图 3-11-19），属湿热蕴蒸。

○舌质淡，苔白腻，属寒湿偏盛。

○舌质红，舌体胖，苔薄白，属气阴两虚。

○舌质淡或淡红，苔白滑而腻，属痰湿血瘀。

【中医疗法】

○名方验方　防风汤加减：北防风 10g，嫩桂枝 10g，粉葛根 10g，全当归 12g，白茯苓 15g，干姜 9g，炙甘草 6g，大枣 5 枚。上药水煎分服，每日 1 剂。具有祛风通络、散寒除湿的功效。主治风湿性关节炎，证属风寒湿痹之行痹型者。

加减：腰背酸痛为主者，多与肾气不足有关，加盐杜仲 10g、桑寄生 10g、淫羊藿 10g、巴戟天 10g、川续断 10g，以温补肾气；若见关节肿大，苔薄黄，邪有化热之象者，宜寒热并用，投桂枝芍药知母汤［桂枝 12g，白芍药 9g，甘草 6g，麻黄 6g，生姜 15g，白术 15g，知母 12g，防风 12g，附子 6g（炮，先煎）。用水（700mL，煮取 210mL，去滓。每日分 2 次温服（《金匮要略》）］加减。

○名方验方　薏苡仁汤加减：薏苡仁 20g，炒苍术 10g，炙甘草 6g，羌活 10g，独活 10g，北防风 10g，嫩桂枝 10g，制川乌 10g（先煎），当归 10g，川芎 10g。上药水煎分服，每日 1 剂。具有除湿通络、祛风散寒的功效。主治风湿性关节炎，证属风寒湿痹之着痹型者。

加减：关节肿胀甚者，加萆薢 15g，以利水通络；肌肤麻木不仁者，加海桐皮 15g、豨莶草 10g，以祛风通络；小便不利、水肿者，加茯苓 15g、泽泻 15g、车前子 10g（包煎），以利水祛湿；痰湿盛者，加制半夏 12g、制南星 10g；湿热盛者，加黄柏与苍术，取二妙之功以除湿热。

久痹风寒湿痹偏盛不明显者，可选用蠲痹汤［当归（去土，酒浸 1 宿）、羌活（去芦头）、姜黄、白芍药、黄芪（蜜炙）、防风各 45g（炙），甘草 15g。每次 15g，用水 300mL，生姜 5 片，同煎至 150mL，去滓。温服，不拘时候（《杨氏家藏方》）］作为治疗风寒湿痹基本方，该方具有益气和营、祛风胜湿、通络止痛之功效，临证可根据感受外邪偏盛情况随症加减。

○名方验方　白虎加桂枝汤合宣痹汤加减：生石膏 30g（先煎），知母 10g，黄柏 10g，连翘 10g，桂枝 10g，防己 10g，杏仁 10g，薏苡仁 20g，滑石粉 30g，赤小豆 10g，蚕沙 10g。上药水煎分服，每日 1 剂。具有清热通络、祛风除湿的功效。主治风湿性关节炎，证属风湿热痹型者。

加减：皮肤有红斑者，加牡丹皮 12g、赤芍药 12g、生地黄 12g，以清热凉血、活血化瘀；发热、恶风、咽痛者，加荆芥 10g（后下）、薄荷 10g（后下）、牛蒡子 10g、桔梗 10g，以疏风清热、解毒利咽；热盛伤阴，症见口渴心烦者，加玄参 10g、麦门冬 15g、生地黄 12g，以清热滋阴生津；如热毒炽盛，化火伤津，深入骨节，而见关节红肿、触之灼热，疼痛剧烈如刀割，筋脉拘急抽挛，入夜尤甚，壮热烦渴，舌红少津，脉弦数，宜清热解毒、凉血止痛，可选用五味消毒饮 ［金银花 18g，野菊花、蒲公英、紫花地丁、紫背天葵各 3.6g。用水 400mL，煎至 300mL，加无灰酒 100mL，再煎二三沸，去滓。热服，每日 2 次。盖被取汗（《医宗金鉴》）］合犀黄丸 ［犀黄 0.9g，乳香（去油）、没药（去油）各 30g，麝香 4.5g，黄米饭 30g。诸药除黄米饭外各研细末，和匀，用黄米饭捣烂为丸。忌火烘，晒干。每次 9g，用陈酒送服，临卧时服（《外科全生集》）］。

○饮食疗法　川乌姜汁粳米粥：生川乌 3g，姜汁 2mL，粳米 50g，蜂蜜适量。将生川乌研为细末待用。再将粳米淘洗干净，加适量清水，武火煮沸，加入川乌末，改为文火慢煎 2 小时，加入生姜汁及蜂蜜，搅拌均匀，煮 10 分钟即可服食，每日 1 剂。具有祛风湿、利关节、温经止痛的功效。适用于风寒湿痹、四肢及腰膝疼痛，或四肢不温、痛重难举者。

注意：①川乌有大毒，用量不可过大，不宜久食。②煮粥时间要保证 1～2 小时，以免中毒。③肢体关节疼痛，局部红肿热痛，证属风湿热痹者，不宜食用。④孕妇禁用。

○饮食疗法　雪莲鹿筋汤：干鹿筋 200g，雪莲花 3g，蘑菇片 50g，鸡脚 200g，火腿 25g，绍酒 10mL，高汤、生姜、葱白、盐、味精各适量。先将鹿筋洗净，待发胀后（约 2 日左右），修净筋膜，切成条块置于锅内，加入姜片、葱节、绍酒和水，煨透取出，除去葱、姜，放入坛子内；鸡脚用开水烫透，脱去黄皮，斩去爪尖，拆去大骨，洗净，放入坛内；雪莲花洗净后，用纱布袋松装也放入坛内，上面放蘑菇片、火腿片，加入高汤、绍酒、生姜、葱白，上笼蒸至鹿筋熟软时取出（约 2 小时），滗出原汤，汤中加入味精、食盐，搅匀后倒入坛子内，再蒸 30 分钟即可服食。佐餐或单食均可。具有补肝肾、除寒湿、强筋骨的功效。适用于风湿性关节炎，症见关节疼痛等。

○饮食疗法　三丝蛇羹：毒蛇 3 条，冬笋 100g，鸡胸脯肉 150g，鸡蛋清少许，熟火腿 120g，料酒、精盐、味精、玉米淀粉、奶汤、鸡油、葱、姜、香油、胡椒粉及白兰地酒各适量。将毒蛇剖洗干净，用清水煮熟，冷水浸凉，撕成肉丝；鸡胸脯肉切成细丝，用精盐、料酒、味精腌入味，加少许鸡蛋清，玉米淀粉拌匀，沸水氽熟；冬笋切成细丝，出水，熟火腿切成细丝。汤锅置于火上，加煮蛇的原汤和适量奶汤，沸后下蛇丝、鸡丝、火腿丝、冬笋丝，并用精盐、味精、白兰地酒、胡椒粉调味，玉米粉勾芡，淋少许香油，撒上葱丝、姜丝即成。佐餐服食。具有补益肝肾、驱风除湿的功效。适用于类风湿性关节炎、风湿性关节炎、风湿性心脏病等。

○药茶疗法　菊花山楂茶：生山楂片 20g，白菊花 3g，决明子 15g。生山楂片、白菊花、决明子同入保温瓶，用沸水浸泡 30 分钟即成。频频当茶水饮服，连服 1 个月。具有祛风通痹、活血祛瘀的功效。适用于风湿性关节炎，症见关节疼痛历久不愈、痛处固定、且感心悸、头目眩晕、胸闷不舒、唇甲青紫、舌淡红有瘀点、苔腻、脉虚弱无力者。

○药茶疗法　苦丁茶：枸骨叶（苦丁叶）500g，茶叶 500g。上料晒干，共研为粗末，和匀，加入适量面粉糊作黏合剂，用模具制压制成小块状，每块重约 4g，烘干即成，瓷罐密贮备用。又法：枸骨叶与茶叶各等份，共研为粗末，用滤泡纸袋分装，每袋重 4g。每次取 1 块或 1 袋，用沸水冲泡 10 分钟温服，1 日 2 次。具有舒筋止痛、祛风活血、养阴清热、生津止渴的功效。适用于风湿痹痛、跌打损伤、肺虚咳嗽、咽燥等。

○药酒疗法　公藤麻黄酒：丁公藤 240g，麻黄 10g，桂枝、威灵仙、白芷、青蒿子各 20g，小茴香、防己、羌活、独活、五加皮各 15g，当归尾、栀子、川芎各 12.5g，白酒 2500mL。将药物蒸透，与白酒一起置于容器之中，密封浸泡 45 日以上即可饮服。浸泡期间，隔日振摇 1 次；或密封后置于锅中隔水蒸 2~3 小时，再静置 1 周后即可服用。每次饮服 15mL，每日 2 次。具有祛风湿、止痹痛的功效。适用于风湿痹痛、风邪偏重，症见肌肉、筋骨、关节疼痛、游走不定、痛处肿胀、关节屈伸不利以及肢体麻木等。

○药酒疗法　三藤寄生酒：络石藤、海风藤、鸡血藤、桑寄生各 45g，木瓜 30g，五加皮 15g，白酒 1500mL。将上药切成薄片，装入绢袋，扎紧外口，放入坛内，倒入白酒，加盖密封，置阴凉处。待 21 日后开封，除去药袋，澄清即成。每次饮服 15~25mL，每日 1 或 2 次。具有祛湿舒筋通络的功效。适用于风湿性关节炎及关节疼痛等症。

○中药足浴疗法　复方羌风汤：羌活、防风、土鳖虫（土元）、川芎、木瓜、炒艾叶、五加皮、地龙、当归、伸筋草各 30g。每日 1 剂，水煎取汁足浴，每次 20~30 分钟，每日 2 次，连续 2~3 日。具有活血通络、祛风除湿的功效。适用于风湿性关节炎。

○中药熏洗疗法　半夏乳香散：半夏、当归、炙没药各 20g，炙乳香 18g，红花 30g，制川乌、制草乌各 15g。上药煎汤，先熏后洗患处，每次 30 分钟。每剂药可用 2~3 日。适用于急性风湿性关节炎。

○中药熏洗疗法　姜椒葱白汤：生姜、花椒各 60g，葱白 500g。加水适量，煎煮后放于洁净的盆中，边熏边洗，使患处出汗为度。适用于风湿性腰腿痛。

○中药擦洗疗法　花椒葱蒜汤：花椒、葱根、蒜瓣各少许，加水适量煎汤后，趁热擦洗患部，每日 2~3 次，每剂药可用 2 日。适用于风湿性关节炎引起的关节疼痛。

主要参考文献

［1］彭清华，朱文锋. 中国民间局部诊法［M］. 长沙：湖南科学技术出版社，1995.

［2］李任先. 古今舌诊研究与图谱［M］. 广州：广东科技出版社，1998.

［3］勒士英. 舌下络脉诊法的基础及临床研究［M］. 广州：广东科技出版社，1998.

［4］汪汉，王凤文，汪少林. 舌纹诊病［M］. 北京：中国医药科技出版社，2000.

［5］罗云坚，刘茂才. 专科专病中医临床诊治丛书［M］. 北京：人民卫生出版社，2000.

［6］王季藜，杨拴成. 舌诊源鉴［M］. 北京：人民卫生出版社，2001.

［7］费兆馥，顾亦棣. 望舌识病图谱［M］. 北京：人民卫生出版社，2002.

［8］黄攸立. 中国望诊［M］. 合肥：安徽科学技术出版社，2003.

［9］周幸来，周举，周绩. 中国民间诊病奇术［M］. 北京：人民军医出版社，2005.

［10］严惠芳. 中医诊法研究［M］. 北京：人民军医出版社，2005.

［11］戴豪良. 望舌诊疗图解［M］. 沈阳：辽宁科学技术出版社，2005.

［12］周幸来，周举，周绩. 全息望诊图谱［M］. 南宁：广西科学技术出版社，2006.

［13］曹炳章. 辨舌指南［M］. 裘俭，点校. 福州：福建科学技术出版社，2006.

［14］张恒鸿，赵莺，陆幸吉. 中医望诊彩色图谱［M］. 成都：四川科学技术出版社，2006.

［15］戴豪良. 舌诊研究与临床应用［M］. 上海：上海科学技术出版社，2006.

［16］眭湘宜. 中医舌诊与用药［M］. 太原：山西科学技术出版社，2007.

［17］孙丰雷，张伟. 望舌识病养生［M］. 济南：山东科学技术出版社，2007.

［18］周幸来，祝小敏，周举. 身体的疾病信号——有病早知道、早治疗［M］. 沈阳：辽宁科学技术出版社，2007.

［19］周幸来，周幸秋，孙冰. 舌诊快速入门［M］. 沈阳：辽宁科学技术出版社，2008.

［20］周幸来，郑德良，戴豪良，等. 中医望诊彩色图谱［M］. 沈阳：辽宁科学技术出版社，2008.

［21］李永来. 中华食疗［M］. 北京：线装书局，2008.

［22］竭宝峰，江磊. 中华偏方［M］. 北京：线装书局，2008.

［23］王永炎，鲁兆麟. 中医药学高级丛书·中医内科学（第2版）［M］. 北京：人民卫生出版社，2012.